Schneller und besser denken.
Konzentrierter arbeiten.
Krankheiten vorbeugen.

Ernährung,
Entspannung,
verblüffend
einfaches
Training

BIOHACKING FÜRS GEHIRN

Dr. Kristen Willeumier

Neurowissenschaftlerin

mit Sarah Toland

millemari.

Impressum

BIOHACK YOUR BRAIN: How to Boost Cognitive Health, Performance & Power by Kirsten Willeumier, PhD with Sarah Toland

Published by arrangement with William Morrow, an imprint of HarperCollins Publishers, LLC

Osterseenstraße 10 B, 82393 Iffeldorf.
Web: www.millemari.de Mail: info@millemari.de

Autor: Dr. Kristen Willeumier mit Sarah Toland
Übersetzung: Ulrike Strerath-Bolz, Susanne Guidera
Lektorat: Susanne Guidera
Korrektur: Leonie Zimmermann
Layout: Wolfgang Appun – bora-dtp
Coverdesign: Susanne Guidera, Thomas Käsbohrer

ISBN 978-3-96706-032-4 Paperback
ISBN 978-3-96706-033-1 gebunden mit Schutzumschlag
ISBN 978-3-96706-034-8 eBook

Hinweis

Verlag und Autor haften explizit nicht für in diesem Buch vorgestellte Verhaltensweisen, Beschreibungen oder medizinische und technische Hilfsmittel. Ihre Anwendung, Umsetzung und ihr Gebrauch erfolgt stets auf eigene Gefahr.

Inhalt

Der Gesundheit und dem Wohlbefinden der Menschheit gewidmet.

In liebevoller Erinnerung an meine Eltern, die dafür gesorgt haben, dass ich in einer Umgebung aufwuchs, die Forschergeist, Kreativität, unabhängiges Denken und Wissensdurst förderte.

Mein Vater, ein stolzer Marine und Feuerwehrmann, liebte es, seinem Land und den Menschen zu dienen. Sein letztes Lebensjahrzehnt litt er unter einer neurologischen Erkrankung.

Möge die Erinnerung an seine Stärke und sein Durchhaltevermögen, seinen Mut, Optimismus und Glauben durch dieses Buch weiterleben und bei allen, die es lesen, Herz und Verstand berühren.

Vorwort

Als ich Kristen Willeumier kennenlernte, war ich war auf der Suche nach einer Neurowissenschaftlerin, die etwas von kognitiver Analyse verstand. Bei diesem Forschungsprojekt sollte es darum gehen, Demenz bei Patienten zu erkennen, die noch keine Symptome haben. Sie verfügte über die ideale Qualifikation: ein breites Wissen über Kognition und langjährige Leitungserfahrung als Forscherin an einer Klinik für bildgebende Verfahren bei der Gehirndiagnostik.

Unser Forscherteam umfasste viele großartige Ärzte, Neurowissenschaftler und andere Disziplinen. Aber Kristen war von Anfang an etwas Besonderes. Sie arbeitete mit einer Hingabe, die mir vom ersten Moment an auffiel, und war angetrieben von ihrer Entschlossenheit, Lösungen zu finden, Trotzdem war ich überrascht, als sie Testverfahren in unser Projekt einbrachte, an die nicht einmal die Neuropsychologen, die sie ständig anwandten, gedacht hatten. Ich übrigens auch nicht.

Seit mehr als 40 Jahren forsche ich über das Gehirn und seine Behandlung. Ich habe viele klinische Forschungsprojekte durchgeführt und hatte das Glück, dafür auch Anerkennung zu ernten, nicht zuletzt in Form eines Fotos auf dem Cover der Time Magazine-Ausgabe „Heroes of Medicine“. Sie können sich also vorstellen, wie sehr mich Kristen beeindruckte, als sie einem Veteranen wie mir zeigte, wo es langgeht und wie man das Thema auch anders anpacken könnte.

Kristen setzt sich mit Hingabe für ihre Arbeit ein. Nur wenige Neurowissenschaftler und Neurochirurgen können klar kommunizieren, welche Möglichkeiten es gibt, um kognitive Funktionen zu verbessern. Ihr gelingt das – knapp und empathisch. Sie spricht über das Gehirn in einer Sprache, die jeder versteht.

Diese klare Kommunikation über unser Gehirn wird immer wichtiger. In den letzten zehn Jahren können wir beobachten, dass sich immer mehr Informationen darüber verbreiten, was wir angeblich tun können, um unsere geistige Gesundheit zu fördern. Ständig erscheinen neue Artikel darüber, was gut und was schlecht für unser Gehirn ist – oder sein soll. Wie wir uns ernähren sollten – oder eben nicht.

Ein Großteil dieser Informationen entbehrt jedoch einer guten wissenschaftlichen Grundlage. Wenn Sie im Internet suchen, finden Sie Hunderte von Nahrungsergänzungsmitteln, die allesamt den Anspruch erheben, die kognitiven Funktionen zu verbessern. Doch es gibt nur sehr wenige Forschungsergebnisse, die diese Behauptungen stützen. Wie oft habe ich mir schon gewünscht, ein Handbuch zu besitzen, das ich meinen Patienten geben kann und in dem genau erklärt wird, welche Maßnahmen tatsächlich die Gesundheit des Gehirns fördern.

Mit dem vorliegenden Buch wurde dieser Wunsch erfüllt. Es zeigt, was wir nach Auskunft solider Forschungsergebnisse tatsächlich tun können, um unsere kognitive Gesundheit zu optimieren. Da es sich um einen relativ neuen Forschungszweig handelt, der sich ständig weiterentwickelt, ist es besonders wichtig, sich Rat aus vertrauenswürdigen Quellen zu holen. So wissen wir erst seit Kurzem, dass Ernährung, Bewegung, Achtsamkeit, Schlaf und Stressregulierung eine große Rolle für unsere kognitiven Funktionen spielen – und zwar auf andere Weise, als es etwa in Bezug auf die Herzgesundheit ist. Und wir wissen inzwischen auch, dass bestimmte Veränderungen des Lebensstils den Ausbruch einer Demenz um etwa zehn Jahre hinausschieben können.

Wenn Sie nur 40 Jahre alt werden wollen, wird Ihnen dieses Buch vermutlich keine große Hilfe sein. Wenn Sie aber so lange und so gut wie möglich leben wollen, dann kann dieses Buch erhebliche Auswirkungen auf Ihre geistige Gesundheit und Ihre Lebensqualität haben.

Mit anderen Worten: Sie können Ihr Gehirn verbessern, wenn Sie die richtigen Mittel und Informationen haben. Ich persönlich kann mir niemanden vorstellen, der uns darüber besser Auskunft geben könnte, als Kristen. Sie hat auch mir das ein oder andere beigebracht.

Keith L. Black, M.D., Leiter und Professor an der Abteilung für Neurochirurgie, Cedars-Sinai Medical Center

Prolog:
Im Dienste Ihrer geistigen Gesundheit

Wo auch immer wir uns hinwenden, werden wir mit dem „Evangelium der Gesundheit“ konfrontiert. Die Pharmaindustrie, Bücher, Websites, die Lebensmittel- und Fitnessindustrie, Kliniken und Gesundheitszentren überschlagen sich mit neuen Trends und Lösungsvorschlägen für Gesundheitsprobleme. „Komm in unser Fitnessstudio“, sagen sie, „versuch es mal mit dieser Ernährungsform und/oder jenen Nahrungsergänzungsmitteln, nimm ab, senk deinen Cholesterinspiegel und Blutdruck, tu was für deine Herzgesundheit und gegen dein Krebsrisiko …“ Das alles mündet in einen geradezu ohrenbetäubenden Lärm.

Und bei all dem hören wir bei Weitem zu wenig über unser Gehirn – das Organ, ohne das wir nicht leben können. Das Organ, das unser gesamtes Leben bestimmt.

Schon seit meinem Psychologiestudium am Boston College fasziniert mich das Gehirn. Nach dem Bachelor studierte ich weiter, machte den Master in Physiologie und promovierte in Neurobiologie an der UCLA, der University of California, Los Angeles. Während dieser Zeit habe ich viele Jahre in Forschungslaboren zugebracht und mich mit Neuroendokrinologie, Neurophysiologie und Neurogenetik beschäftigt. Als Fellow des National Institute of Health hatte ich Gelegenheit, meine Forschung bei Konferenzen auf der ganzen Welt zu präsentieren.

Später habe ich auf dem Gebiet der bildgebenden Verfahren gearbeitet und war Forschungsleiterin an den Amen Clinics, einem US-weit anerkannten Forschungsinstitut für Gehirngesundheit. Diese Zeit hat mein Leben verändert – und das Leben vieler anderer Menschen. Denn ich konnte dort einige klinische Studien an Footballspielern durchführen, um herauszufinden, wie viel kognitiven Schaden dieser Sport auslösen kann. Unsere Ergebnisse waren bahnbrechend. Aber was noch wichtiger war: Wir fanden nicht-invasive Möglichkeiten, einige Schädigungen des Gehrins zu behandeln und sogar zu heilen: durch Ernährung, Nahrungsergänzung, Bewegung und kognitives Training.

Später hatte ich das Glück, mit meinem Wissen aus diesen Studien auch meinem Vater helfen zu können. Er ist 2017 nach vielen Jahren mit Symptomen der Parkinsonkrankheit verstorben. Es tat unglaublich weh, mitansehen zu müssen, wie seine Krankheit fortschritt, aber ich konnte mich an die Hoffnung klammern, dass ich Möglichkeiten kannte, ihm seine Lebensqualität so weit wie möglich zu erhalten. Als die Krankheit fortschritt, ermutigte ich ihn, einige Techniken anzuwenden, die wir mit den Footballspielern entwickelt hatten, um ihnen bei der Heilung ihres Gehirns zu helfen. Und tatsächlich verbesserten sich sein Gleichgewichtssinn und seine Beweglichkeit, sodass er sich bis zum Ende seines Lebens einen Teil seiner Unabhängigkeit bewahren konnte. Bis heute bin ich froh, dass er mit diesen Werkzeugen seine letzten Lebensjahre angenehmer und hoffnungsvoller gestalten konnte.

Diese Geschichte steht für die wichtigste Lektion, die ich in meinen mehr als 20 Jahren als Forscherin gelernt habe: Jeder Mensch hat die Möglichkeit, sein Gehirn zu verändern. Egal, wie alt Sie sind oder wie Sie bisher gelebt haben, Verbesserungen sind immer möglich.

Millionen von Amerikanern leiden heute unter kognitiven Problemen. Viele machen für Symptome wie Gedächtnisschwäche, Benommenheit, Konzentrationsschwäche, Ängste und Depressionen körperliche Probleme verantwortlich. Doch die Wurzel all dieser Probleme liegt im Gehirn. Man macht es sich auch zu einfach, wenn man kognitive Probleme als Nebenprodukte von Stress abtut. Auch wenn Stress allgegenwärtig ist, müssen wir es nicht hinnehmen, dass er unsere kognitive Leistungsfähigkeit aus dem Gleis bringt. Es gibt verschiedene wissenschaftlich erprobte Möglichkeiten, die Auswirkungen von Stress aufs Gehirn abzumildern und so die kognitive Kraft wiederherzustellen.

Vielleicht machen Sie sich Sorgen über das Thema Demenz – mit Recht! Die kognitiven Behinderungen, die unter diesem Oberbegriff zusammengefasst werden, betreffen heute etwa zehn Prozent aller Amerikaner über 65 Jahre. Und wir können davon ausgehen, dass sich diese Zahl noch erhöhen wird. Zellveränderungen, die zur Demenz führen, können aber schon Jahrzehnte früher auftreten, selbst in den Dreißigern und Vierzigern, wenn das Gehirn anfängt zu altern. Es wäre also gut, bereits in diesem Alter etwas für Ihr Gehirn zu tun. Doch auch in jedem anderen Alter, denn Veränderungen der Lebensweise helfen in jedem Fall, eine Demenz in späteren Jahren zu vermeiden oder hinauszuzögern.

Wenn Sie eine leichte Gehirnverletzung erlitten haben, zum Beispiel eine Gehirnerschütterung, oder besorgt sind, welche Auswirkungen eine derartige Verletzung auf Ihre Kinder und Enkel haben könnte – vor allem wenn diese Sport treiben –, sollten Sie Ihre Ängste durch Wissen relativieren. Eine Gehirnverletzung ist kein Grund aufzugeben, sondern eine Gelegenheit, um zu lernen, wie viel man mit Ernährung, Bewegung, Nahrungsergänzungsmitteln und Veränderungen des Lebensstils tun kann, um die eigene kognitive Gesundheit wiederherzustellen.

Die Corona-Krise rückt die Fürsorge für unser Gehirn noch weiter in den Vordergrund. Die globale Pandemie löst bei Millionen von Menschen Stress, Ängste und Sorgen aus, sabotiert ihre Stimmung und beeinträchtigt kognitive Funktionen und Gesundheit. Dieses Buch will dabei helfen, dieser Art von Stress, Angst und negativen Gefühlen zu begegnen, um Ihr Gehirn gesund zu machen und Ihre mentale Kraft gegen eine ähnliche Tragödie in der Zukunft zu stärken. Und alles, was Sie hier über die Verbesserung ihrer kognitiven Leistungsfähigkeit erfahren – Ernährung, Sport, eventuelle Nahrungsergänzung –, kräftigt auch Ihr Immunsystem und bereitet Ihren Körper optimal auf die nächsten Herausforderungen vor.

Ich habe dieses Buch geschrieben, um Ihnen zu zeigen: Egal, wie der Gesundheitszustand Ihres Gehirns heute ist, Sie haben die Macht, Ihr Gehirn mit Biohacking zu fördern und seine Funktionen zu verbessern. Selbst wenn Sie Ihre kognitive Gesundheit jahrelang ignoriert haben, können Sie dieses Versprechen wahr machen. Warum ich das weiß? Weil ich es beobachtet habe, immer wieder, selbst bei Menschen, die wahrhaft erschreckende Schäden davongetragen haben. Wenn ein Footballspieler, der jahrelang üble Schläge auf den

Kopf erlitten hat, sein Gehirn in ein paar Monaten zum Besseren verändern kann, dann können Sie das auch.

Dabei ist klar, dass jeder Mensch seinen eigenen Weg gehen muss. Ich möchte Ihnen dabei helfen, herauszufinden, was Sie auf diesem Weg tun können, um die Kraft Ihres Gehirns zu bewahren und zu optimieren. Um zu zeigen, dass das Gehirn keine abstrakte Struktur in Ihrem Kopf ist, will ich zunächst darüber sprechen, wie dieses unglaubliche Organ Ihre Bewegungen lenkt, Ihr Bewusstsein bestimmt und die Mechanismen Ihrer Intelligenz und Persönlichkeit steuert. Kurz gesagt: Ihr Gehirn macht Sie zu dem Menschen, der Sie sind. Einzigartig. Schön. Und mit Leben gesegnet.

1

Ja, Sie können Ihr Gehirn verändern

Ich lebe in Los Angeles – eine Stadt mit warmen Temperaturen, schönen Stränden und fantastischen Autos, die auf palmengesäumten Straßen fahren. Ich stehe gar nicht unbedingt auf Autos, aber wenn man in dieser Sonnenstadt lebt, kann man sich der Autokultur kaum entziehen. Ein Nachmittag auf dem Santa Monica Boulevard, und Sie haben alle Marken gesehen, vom klassischen Cadillac über den alten Aston Martin bis hin zum funkelnagelneuen Tesla, Porsche und Ferrari. Auf der anderen Seite gibt es auch viele Rostlauben in dieser Stadt, Autos, deren Marke, geschweige denn Typ man kaum noch erkennt, weil die Motorhaube zerknautscht ist, der Kofferraum verbeult und der Lack mehrfach übermalt.

Warum ich am Anfang eines Buches über das Gehirn über die Autos von L.A. spreche? Weil es kaum eine bessere Analogie gibt, um zu erklären, wie unser Gehirn funktioniert und warum es so wichtig ist, dass wir gut für dieses Organ sorgen. Ein Auto ist eine komplizierte Maschine mit Hunderten von verschiedenen Bauteilen. Und genauso ist es auch mit dem Organ in unserem Kopf, das praktisch jede Zelle, jeden Gedanken und das Verhalten kontrolliert. Jedes einzelne Bauteil des Gehirns ist wichtig, genau wie die Teile eines Autos. Wenn ein Ventil verstopft, eine Lüftung irgendwo tief im Motor nicht mehr läuft oder eine Pumpe, von der Sie noch nie gehört haben, den Geist aufgibt, dann fährt das Auto nicht mehr richtig. Und genauso verhält es sich mit Ihrem Gehirn.

Jedes Mal, wenn ich mein Haus betrete, fällt mir die Analogie zwischen Auto und Gehirn ein, denn mein Verlobter Mark restauriert in seiner Freizeit Oldtimer. In unserer Garage stehen ständig irgendwelche alte Schönheiten und er hat schon einige Preise gewonnen, die an den Wänden im Flur und im Arbeitszimmer hängen. Von Mark habe ich gelernt – und vom Leben in L.A., dem Königreich der Autos –, dass Menschen, die sich mit Leidenschaft um ihre Autos kümmern, erstaunliche Dinge mit ihnen tun können. Sie sind in der Lage, Fahrzeuge aus den Fünfziger-, Sechziger- und Siebzigerjahren so zu erhalten, dass sie so gut aussehen und laufen wie ein Neuwagen. Das Gegenteil ist aber auch der Fall: Menschen, die sich nicht um ihr Auto kümmern, haben es irgendwann zwangsläufig mit einem Fahrzeug zu tun, das Probleme macht, langsam fährt, nur eine kurze Lebensdauer hat und womöglich nicht verkehrssicher ist.

An dieser Stelle endet die Analogie zwischen Auto und Gehirn. Im Gegensatz zum Auto ist Ihr Gehirn ein lebender, Sauerstoff verbrauchender Supercomputer mit außerordentlich hoher Rechenkapazität. Mehr noch: Es ist ein Teil Ihrer Persönlichkeit. Das heißt aber auch: Wenn Sie sich nicht gut um Ihr Gehirn kümmern, können die Folgen viel schlimmer sein als beim Auto, wo es schlimmstenfalls um eine hohe Werkstattrechnung geht oder um eine Panne auf einer menschenleeren Landstraße. Wenn Sie sich nicht regelmäßig um Ihr Gehirn kümmern, indem Sie sich gesunde Gewohnheiten zulegen, setzen Sie möglicherweise Ihre Fähigkeit aufs Spiel, neue Ideen zu entwickeln, sich zu konzentrieren, neue Informationen zu verarbeiten und all die kleinen Dinge im Kopf zu behalten, die unsere Zeit auf dieser Erde so kostbar machen. Ohne ständige Gehirnpflege – beim Auto wäre jetzt die Rede von Ölwechsel und der Kontrolle von Bremsflüssigkeit, Reifendruck, Filtern und Batterien – wird Ihr Gehirn nicht so lange halten, physisch und mental, und nicht so gut laufen. Und während Sie sich immer noch ein neues Auto kaufen können, wenn Sie Ihr altes zu Schrott fahren, bekommen Sie nie, *niemals* ein neues Gehirn.

Sie müssen also nicht nur mit diesem einen Gehirn ein Leben lang auskommen, es ist außerdem auch noch das wichtigste Organ in Ihrem Körper, wenn es um physische, mentale und emotionale Funktionen geht. Unser Gehirn steuert alles, was wir tun, sowohl unser bewusstes Handeln – was wir sagen, wie wir es sagen, wie wir uns bewegen und ob wir lieber ein Softeis oder einen Salat mögen – als auch die automatischen Funktionen: Herzschlag, Blutdruck, Atmung, Schlafzyklus, Hunger und Durst.

Unser Gehirn interpretiert und übersetzt Sinneseindrücke, es kontrolliert unser Sehen, unser Hören, unser Riechen, Tasten, Schmecken. Es kommuniziert auch direkt mit anderen Körperteilen, indem es Millionen von Botschaften durchs Rückenmark schickt, das zusammen mit dem Gehirn das zentrale Nervensystem bildet. Dieses zentrale Nervensystem sammelt die körperlichen und sinnlichen Informationen und koordiniert physische, mentale und emotionale Aktivitäten im gesamten Körper.

Unser Gehirn ist nicht nur das wichtigste Organ in unserem Körper, sondern auch das komplexeste. Es enthält etwa hundert Milliarden Gehirnzellen, die sogenannten Neuronen, dazu Milliarden von Gliazellen, welche die Neuronen versorgen. Ein einzelnes Neuron kann Tausende von Verbindungen zu anderen Neuronen herstellen. Es nutzt die Lücken, die unter dem Namen Synapsen bekannt sind, um Nachrichten zwischen den Zellen hin und her zu schicken. Dieses unglaubliche Labyrinth von komplizierten Zellen, Leitungen und Signalen summiert sich zu mehr als hundert Billionen Verbindungen in unserem Kopf. Kein Wunder, dass das menschliche Gehirn auch schon als das „komplizierteste Objekt im uns bekannten Universum“ bezeichnet wurde.

Und die gute Nachricht? Ich werde Ihnen helfen, den Code für das Biohacking Ihres Gehirns zu knacken.

Veränderungen im Gehirn herbeizuführen ist nicht so kompliziert, wie es scheint

Das Gehirn ist wahnsinnig kompliziert, aber die Möglichkeiten, es zu verändern, sind bei Weitem einfacher. Es ist wirklich leicht! Nach der Promotion und dem Postdoc-Training fand ich eine Stelle als Forschungsleiterin an den Amen Clinics, wo eine große Vielfalt von physischen, mentalen und emotionalen Störungen behandelt wird. Dazu nutzen die Ärztinnen und Ärzte Informationen aus der Krankengeschichte und Bilder des Gehirns. Ich war überrascht, selbst zu erleben, wie effektiv kleine Veränderungen unserer Alltagsroutine die

Gesundheit des Gehirns verbessern, wenn sie konsequent durchgehalten werden. Dabei geht es um so simple Dinge wie die Entscheidung für bestimmte Lebensmittel, bestimmte Arten der Bewegung, eine veränderte Haltung zu Alltagssituationen und bestimmte Abläufe, die so einfach sind, dass sie jedes Kind nach Abschluss der Grundschule versteht.

In dieser Klinik werden alle möglichen kognitiven Probleme behandelt, darunter Demenz, Alzheimer, Gedächtnisprobleme und andere neurodegenerative Probleme. Es geht aber auch um Ängste, Depressionen, ADHS, selbstverletzendes Verhalten und Selbstmordgedanken, den Umgang mit Zorn, Schizophrenie, Zwangsstörungen, bipolaren Störungen und Borderline-Persönlichkeitsstörungen. Einige Patienten hatten Probleme nach einer Gehirnerschütterung oder einer anderen Verletzung des Gehirns, andere litten unter Krankheiten des Nervensystems wie Lyme-Borreliose oder der Vergiftung mit Schimmelpilzen. All diese Probleme sind behandelbar, wenn es genug Informationen aufgrund bildgebender Verfahren gibt, mit deren Hilfe man ein maßgeschneidertes Programm entwickeln kann, das Ernährung, Bewegung und Nahrungsergänzungsmittel beinhaltet.

Besonders häufig hatten wir in der Klinik damit zu tun, Patienten bei der Gewichtsabnahme zu helfen, denn ein Zuviel an Körperfett hat ernste Folgen für die Gesundheit des Gehirns. Ich habe Hunderte von Menschen bei der Gewichtsabnahme begleitet, indem wir auf der Grundlage der Daten aus ihrem Gehirn einfache Lebensstilveränderungen einführten.

Sehr intensiv wurde die Beschäftigung mit solchen Methoden, als ich 2009 an einer Studie mit aktiven und ehemaligen Footballspielern beteiligt war. Bis dahin hatte es noch keine größere Studie mit bildgebenden Verfahren an Spielern gegeben, die zu einem umfassenden Verständnis darüber geführt hätte, was unter dem Helm eines Spielers in seinem Gehirn wirklich vor sich geht. Wir rekrutierten also hundert aktive und ehemalige Spieler der National Football League aus 27 Mannschaften und sämtlichen Spielpositionen. Um an der Studie teilnehmen zu können, mussten die Jungs mindestens drei Jahre auf NFL-Level gespielt haben – es waren also keine Leute, die nur auf der Ersatzbank gesessen hatten. Viele von ihnen, sowohl aus dem Angriff wie aus der Verteidigung, hatten mehrfach schwere Schläge und

Gehirnerschütterungen erlitten, dazu Hunderte, wenn nicht Tausende, kleinere Kopfverletzungen unterhalb der Gehirnerschütterung.

Wir waren also durchaus darauf vorbereitet, Gehirntraumata zu sehen, aber das Ausmaß der Schäden schockierte uns. Diese Spieler gehörten zu den besten Athleten der Welt, sie waren durchtrainiert und in Topform – oder waren es gewesen. Ihr Leben bestand aus Training, Schlafen, Gewichtheben, Essen und Atmen, alles mit einem einzigen Ziel: Football zu spielen und zu gewinnen. Eigentlich hätten ihre Gehirne relativ gesund sein müssen. Doch die Bilder, die wir sahen, zeigten Zustände, die mit zum Schlimmsten gehörten, was wir in der Klinik jemals zu sehen bekommen hatten.

Zunächst einmal durchliefen die Spieler einen umfassenden neuropsychologischen und neurokognitiven Test. Dann wurden funktionale Scans und EEGs gemacht. Auf diese Weise konnten wir tief in ihre Gehirne hineinschauen, um festzustellen, welche Bereiche gut funktionierten und welche nicht. Was wir sahen, öffnete uns die Augen. Bei den meisten Spielern waren bestimme Gehirnregionen nicht optimal durchblutet. Das galt vor allem für das Gedächtnis und grundlegende kognitive Funktionen.

Die Scans erstaunten uns zwar, sie entmutigten uns aber nicht, denn wir glaubten, dass wir den Spielern helfen konnten, ihre kognitiven Funktionen zu verbessern, und dass wir ihnen die wunderbaren Fähigkeiten ihrer Gehirne zurückgeben könnten, die sowohl das Spiel als auch ihr Leben bestimmten. Doch um das zu erreichen, würden sie ihren Alltag verändern müssen. Und damit sie dazu bereit wären, mussten wir zunächst ihr Vertrauen gewinnen.

Die nächsten sechs Monate sprachen wir mit den Spielern, erklärten ihnen, wie ihr Gehirn funktionierte, und forderten sie auf, bestimmte Veränderungen ihres Lebensstils und ihrer Ernährung einzuführen, alles auf der Basis ihrer persönlichen kognitiven Daten. Dieses individualisierte Protokoll bestimmte, wie viel der Spieler schlafen und welche Nahrungsergänzungsmittel er nehmen bzw. meiden sollte. Ich übernahm das Coaching, traf sie immer wieder zu Gruppen- oder Einzelgesprächen und spielte die Cheerleaderin, damit sie durchhielten. Das brachte mir den Spitznamen „Coach K“ ein.

Nach sechs Monaten machten wir neue Scans und führten dieselben Tests durch wie zu Beginn der Studie. Was wir zu sehen bekamen, war noch beeindruckender als die ersten Bilder. Innerhalb von nur 180 Tagen hatten diese Männer, deren Sauerstoffversorgung im Gehirn wirklich unterirdisch war, ihre Gehirnfunktion vollkommen neu aufgebaut. Auf den Scans nach sechs Monaten konnten wir deutlich sehen, dass ihre Gehirne besser durchblutet waren, und dass bestimmte kognitive Bereiche, die geschädigt erschienen, jetzt wieder funktionierten.

Wenn Footballprofis ihr Gehirn verändern können, dann kann es jeder. Auch Sie. Und Ihnen wird es sogar leichter fallen, wenn Sie nicht ebenfalls immer wieder von 125-Kilo-Kerlen Schläge auf den Kopf abbekommen haben. Von den zehn Kilo Ausrüstung und einem Polycarbonhelm ganz zu schweigen.

Die 3 wichtigsten Methoden, um Ihr Gehirn zu verändern

1. Ja, Gehirnzellen können in jedem Alter wachsen

Tatsache ist: Wir verlieren jeden Tag Tausende Gehirnzellen – das ist Teil des natürlichen Alterungsprozesses. Einige von uns verlieren mehr als andere, weil sie etwa zu viel Stress haben, Schwermetallen, Pestiziden oder anderen Umweltgiften in der Luft, im Wasser oder in Lebensmitteln ausgesetzt sind. Menschen mit einem Drogen- oder Alkoholproblem, Menschen mit einer leichteren Verletzung des Gehirns, einem Schlaganfall oder einer Krankheit wie Parkinson oder Alzheimer können ebenfalls mehr Gehirnzellen verlieren.

Die gute Nachricht ist jedoch: Unser Gehirn enthält etwa 100 Milliarden Neuronen, und diese Gehirnzellen gehören zu den langlebigsten Zellen in unserem Körper. Die große Mehrzahl der Neuronen, mit denen wir geboren wurden und die sich während unserer Kindheit entwickeln, bleibt uns ein Leben lang erhalten. Deshalb ist es so wichtig für unser langfristiges kognitives Funktionieren, dass wir die Gesundheit dieser Zellen pflegen. Die allerbeste Nachricht kommt zum Schluss: Lange Zeit dachte man, Erwachsene könnten keine neuen Gehirnzellen bilden, aber das stimmt nicht.

Wir können in jedem Lebensalter neue Gehirnzellen wachsen lassen, auch noch mit 60, 70 oder 80 Jahren. Man spricht in diesem Zusammenhang von Neurogenese. Sie vollzieht sich in einem Bereich unseres Gehirns, der Hippocampus genannt wird, einem Bereich, der die Form eines Seepferdchens hat (daher der Name) und tief im Inneren des Gehirns liegt. Er spielt eine wichtige Rolle in Bezug auf das Gedächtnis und die Fähigkeit, zu lernen. Im Kapitel 2 dieses Buches werden Sie diesen Teil Ihres Gehirns noch besser kennenlernen.

Neurogenese oder neuronales Wachstum gelingt nicht nur bei Sportlern oder jungen Leuten, die ihre Gehirnfunktion optimieren wollen. Jüngere Studien zeigen, dass auch Menschen im Alter über 70, sogar über 90 Jahren noch das Zellwachstum im Gehirn anregen können, indem sie sich mehr bewegen, anders ernähren und ihren Umgang mit Stress, Schlafgewohnheiten und Nahrungsergänzungsmitteln verändern. Tatsächlich können ältere Menschen, selbst solche mit Alzheimer, genauso viele neue Gehirnzellen bilden wie jüngere.

Wer gesunde neue Zellen bildet, verbessert die Fähigkeit, all die Informationen zu aktivieren, zu verknüpfen und zu verarbeiten, die das Gehirn empfängt. Je mehr gesunde Zellen Sie haben, desto schneller und effektiver können Sie kluge Entscheidungen treffen, desto besser können Sie sich konzentrieren, Dinge im Gedächtnis behalten und sich jene höheren kognitiven Fähigkeiten erhalten, die für unser Verhalten wichtig sind. Der Tod von Gehirnzellen ist ein entscheidendes Merkmal der Gehirnalterung. Je besser Sie in der Lage sind, diesen Prozess zu verlangsamen oder umzukehren, indem das Wachstum von neuen Zellen unterstützt wird, desto jünger ist Ihr Gehirn.

Um es noch genauer zu sagen: Studien zeigen, dass neuronales Wachstum das Volumen und die Funktion des Hippocampus verbessert, sodass die Gedächtnisleistung und Lernfähigkeit erhalten bleiben oder sogar ansteigen. Sobald sich neue Gehirnzellen bilden, kommen Sie auch besser mit Stress zurecht und können Stimmungsschwankungen leichter abfedern. Depressionen, Ängste oder gar eine posttraumatische Störung werden auf diese Weise abgemildert. Und auch wenn hier noch weitere Forschungsanstrengungen nötig sind, gibt es doch Hinweise darauf, dass das Wachstum neuer Gehirnzellen im Hippocampus auch dabei helfen könnte, den Verlauf von Krankheiten wie Alzheimer zu verlangsamen oder gar umzukehren.

Neurogenese und Neuroplastizität – eine Veränderung der Verbindungen zwischen Gehirnzellen, weil wir etwas Neues lernen – zeigen, dass unser Gehirn ein Leben lang zu Veränderungen in der Lage ist. Das Wachstum neuer Gehirnzellen ist eine Möglichkeit, unser Gehirn umzugestalten, sodass wir bis zu unserem Lebensende in der Lage sind, unsere kognitiven Funktionen zu verbessern.

Manchmal geht es dabei um Details – nicht jede Art von Sport und Bewegung ist dazu geeignet, ein neuronales Wachstum anzuregen. Und wie beim Auto geht es auch um eine gewisse Regelmäßigkeit, ums „Dranbleiben“. Sie macht den Unterschied aus zwischen einem Gehirn, das mehr schlecht als recht funktioniert, und einem glänzenden Werkzeug, das wie neu aussieht.

2. Warum eine gute Durchblutung Ihres Gehirns so wichtig ist

Ich gebe zu, dieser Satz klingt nicht nach Neurowissenschaft, aber die Forschung zeigt uns nun mal, dass eine bessere Durchblutung des Gehirns absolut notwendig ist, um eine optimale kognitive Gesundheit und Leistungsfähigkeit zu erhalten oder wiederherzustellen.

Wenn Sie finden, dass das einfach klingt, haben Sie recht. Nur leider heißt „einfach“ nicht, dass an diesem Punkt alles in Ordnung wäre. Tatsächlich ist das Gehirn der meisten Menschen nicht optimal durchblutet.

Um den Grund dafür zu verstehen, müssen wir uns zwei Komponenten der Gehirngesundheit ansehen. Zum einen braucht unser Gehirn einen kräftigen, stetigen Blutdurchfluss, um richtig zu funktionieren. Zum zweiten wirken sich viele Faktoren unseres modernen Lebensstils negativ auf diesen Blutdurchfluss aus, ohne Symptome oder Probleme hervorzurufen – bis es irgendwann zu spät ist.

Unser Gehirn macht nur 2 Prozent des Körpergewichts aus, verbraucht aber 15 bis 20 Prozent der Blutversorgung. Unser Körper würde sogar die Versorgung anderer Organe stoppen, damit genug sauerstoff- und nährstoffreiches Blut die Schaltzentrale in unserem Kopf erreicht.

Das Gehirn verbraucht auch drei Mal so viel Sauerstoff wie die Muskeln. Dieser Sauerstoff wird durch das Blut transportiert. Nur wenn genug davon vorhanden ist, können unsere Gehirnzellen arbeiten und Signale richtig weitergeben. Ohne eine gute Durchblutung sterben sie ab.

Blut ist im Übrigen auch die einzige Möglichkeit, das Gehirn mit ausreichend Glukose, also Zucker, zu versorgen, den es als Brennstoff braucht. Im Gegensatz zu den Muskeln kann das Gehirn nämlich keinen Zucker speichern. Wenn die Durchblutung nicht stimmt, verhungert das Gehirn. Und es hat ziemlich viel Hunger: Es verbraucht 40 bis 60 Prozent des gesamten Blutzuckers. Abgesehen davon transportiert das Blut auch andere lebenswichtige Nährstoffe ins Gehirn, darunter Vitamine, Mineralstoffe, Fette, Aminosäuren und Elektrolyte.

Wenn man die Versorgung des Gehirns mit Nährstoffen und Sauerstoff auch nur geringfügig reduziert, dann reduziert sich auch seine Fähigkeit, die Bereiche zu aktivieren, die für Ihre Stimmung und Ihre kognitiven Leistungen zuständig sind, darunter Konzentration, Detailgedächtnis, neue Ideen, gute Entscheidungen und Multitasking.

Außerdem spielt die Durchblutung des Gehirns noch eine weitere wichtige Rolle: Sie hilft beim Wegspülen von Stoffwechselabbauprodukten, die sich mit der Zeit ansammeln können, darunter auch das Amyloid-Beta-Protein, ein Eiweißstoff, der schädlich wirken kann, wenn er sich im Gehirn ablagert und möglicherweise Alzheimer auslöst.

Wenn Sie Schwierigkeiten mit dem Denken, der Konzentration oder dem Gedächtnis haben, machen Sie dafür womöglich die verschiedensten anderen Ursachen verantwortlich – schlechter Schlaf, Stress, schlechte Ernährung, vielleicht eine Unterfunktion der Schilddrüse – und denken nicht an die Durchblutung Ihres Gehirns. So geht es jedenfalls den meisten Patienten und Medizinern.

Doch warum ist die Gehirndurchblutung bei so vielen Menschen gestört? Zum Teil sind unsere modernen Lebensgewohnheiten dafür verantwortlich. Es ist die Art, wie wir essen, trinken, schlafen, Sport treiben oder mit Alltagsstress umgehen. Die Liste ist lang, aber ein paar kleine Veränderungen können viel bewirken, um Ihr Gehirn wieder fitter zu machen.

3. Wenn Sie Ihr sympathisches Nervensystem beruhigen, kann das Ihr Gehirn über Nacht verändern

Nach Auskunft der Mayo-Klinik ist Stress eine „normale psychologische und physische Reaktion auf die Anforderungen des Lebens.“[1,2] Mit andere Worten: Stress ist ganz natürlich und hat sogar einige gesundheitliche Vorteile. Die Flucht-oder-Kampf-Reaktion des Körpers – eigentlich eine ganze Reaktionskette, die in Gang gesetzt wird, wenn wir plötzlich einer stressigen oder gar lebensbedrohlichen Situation ausgesetzt sind – löst die Produktion von Hormonen, Botenstoffen und Gehirnaktivitäten aus, die wir brauchen, um beispielsweise schneller zu rennen als ein Raubtier, härter zuzuschlagen als ein Angreifer oder ein tonnenschweres Auto anzuheben, wenn ein geliebter Mensch darunter eingeklemmt liegt.

Stress hilft aber nicht nur in Situationen, in denen es um Leben oder Tod geht; er hat auch andere gesundheitsfördernde Funktionen. Mäßiger akuter Stress kann uns zum Handeln motivieren und unseren Fokus schärfen, wenn wir etwas Wichtiges leisten müssen. Und nach dem stressigen Ereignis sorgt er dafür, dass wir voller Befriedigung auf unsere Leistung schauen.

Doch der Schlüssel liegt in den Worten „nach dem stressigen Ereignis“. Denn wenn ein hohes Stresslevel über lange Zeit aufrechterhalten wird, dann schadet das dem Gehirn. Dauerstress verlangsamt die Durchblutung des Gehirns und verursacht Ablagerungen, welche die Arterien verengen, die Blutgefäße im Gehirn starr werden lassen und es dauerhaft schädigen können. Wenn wir gestresst sind, spannen sich unsere Muskeln an, vor allem im Nacken, sodass die Durchblutung des Gehirns noch weiter reduziert wird.

Chronischer Stress ist sehr schädlich für die Gehirnzellen. Wenn er zu lange auf hohem Niveau bleibt, hat das Gehirn keine Energie für die Neurogenese. Was noch schlimmer ist: Die Gehirnzellen beginnen abzusterben. Chronischer Stress lässt also das Gehirngewebe altern und verringert die Lebensspanne der Neuronen in einer Weise, die mit einer Gehirnerschütterung oder dem Anfangsstadium einer neurodegenerativen Störung vergleichbar ist.

Hinzu kommt: Die Gehirnzellen, die den Dauerstress überleben, sind nicht besonders gesund. Chronischer Stress führt zu einer

Hyperaktivität der Neuronen, die wiederum neue Verbindungen entstehen lässt und so eine Veränderung der Gehirnfunktionen verursacht.

Wenn wir über Stress sprechen, müssen wir vor allem über das Hormon sprechen, das einen Großteil dieser schädlichen Wirkungen verursacht: Cortisol. Es wird ausgeschüttet, wann immer wir Stress erleben, sowohl positiven wie auch negativen. Kleine Mengen Cortisol müssen nicht schädlich sein, sie können uns sogar nützen. Aber zu viel davon kann gefährlich werden, denn das Hormon sorgt für alle möglichen Reaktionen, von der Gewichtszunahme über Schlafstörungen bis hin zu einem Schrumpfen des Hippocampus, was wiederum zu Konzentrations- und Gedächtnisstörungen führt. Gleichzeitig kann Cortisol die Größe und Aktivität der Amygdala steigern, einer mandelförmigen Gruppe von Gehirnzellen tief im Gehirn, die dafür zuständig ist, Erinnerungen mit emotionaler Bedeutung zu verknüpfen. Eine vergrößerte und aktivere Amygdala kann uns empfindlicher für Ängste und Sorgen machen.

Chronischer Stress hat noch weitere schädliche Auswirkungen auf die Gesundheit des Gehirns. Er sorgt für ein Wachstum der „weißen Substanz", des Fettgewebes also, das etwa die Hälfte unseres Gehirnvolumens ausmacht und in das viele neuronale Verbindungen eingebettet sind.[3] Zu viel weiße Substanz bedeutet weniger Platz für die graue Substanz, in der das Gehirn alle körperlichen, emotionalen, verhaltensmäßigen und sinnlichen Informationen verarbeitet. Ein Ungleichgewicht zwischen den beiden Substanzen kann zu emotionalen und kognitiven Problemen führen, die nicht unbedingt wieder nachlassen, wenn der Stress aufhört.

Die meisten Menschen verbinden Stress mit den emotionalen Auswirkungen traumatischer Ereignisse – ein Hausverkauf, eine Krankheit oder Verletzung – oder mit Stressauslösern im Alltag wie Arbeitsdruck, Geldsorgen oder die Versorgung von Kindern und anderen Familienmitgliedern. Doch Stress kann auch in ganz anderer Gestalt auftreten. Körperlicher Stress kann von Krankheiten wie Arthritis, Diabetes und Demenz ausgelöst werden, ebenso von Bluthochdruck, schlechter Ernährung, Schlafmangel und chronischem Wassermangel. Außerdem können sowohl zu viel Sport als auch Bewegungsmangel Stress auslösen.

Zusätzlich zum mentalen, emotionalen und körperlichen Stress gibt es auch noch Stress auslösende Umweltfaktoren. Sie sind ein wachsendes Problem in unserer Welt, in der fast alles, was wir essen, trinken, anziehen, auf unsere Haut auftragen oder in unserem Wohnungen und Büros benutzen, mithilfe von Chemikalien produziert wird. Die Verschmutzung in jedem Molekül unserer Atemluft kann ebenfalls Stress verursachen und besonders schädlich für das Gehirn sein. All das steigert das Risiko für geistigen Abbau und die Entwicklung von Krankheiten.[4]

Wenn Sie über all diese unterschiedlichen Stressfaktoren nachdenken, fühlen Sie sich vermutlich schon gestresst. Doch bevor wir uns mit Lösungen beschäftigen, müssen wir über einen wichtigen Stressfaktor sprechen, der bisher noch nicht vorkam: Stress durch elektromagnetische Felder (EMF). Das National Institute of Environmental Health Sciences in den USA definiert EMF als „unsichtbare Energiefelder, oft auch als Strahlung bezeichnet".[5] Diese elektromagnetischen Felder gehen von Handys, Computern, WLAN-Netzwerken, Mikrowellenherden, Fernsehgeräten, Starkstromleitungen, ja selbst von Ihrem Haarfön aus, ebenso wie von allen anderen Elektro- und Übertragungsgeräten.

Hersteller von Handys und anderen Technologieprodukten sagen, die niedrige Strahlung, welche ihre Geräten aussenden, sei harmlos. Doch es gibt Studien, die dieser Ansicht widersprechen. Die EMF von Handys können die Reizschwelle des Gehirns herabsetzen und dafür sorgen, dass Neuronen schneller feuern. Eine zu hohe Gehirnaktivität kann die Neuronen überreizen und so Gesundheit und Funktionsfähigkeit des Gehirns beeinträchtigen. Elektromagnetische Felder können die Durchblutung des Gehirns herabsetzen, zu Gedächtnisverlust und Schäden an der neuronalen DNA führen.[6] Und es gibt Hinweise darauf, dass elektromagnetische Felder den Schlafzyklus und das Energielevel des Körpers stören, sodass andere medizinische Probleme – Gewichtszunahme, Kopfschmerzen, Schwindel und sogar Krebs – auftreten können.[7]

Fallbeispiel: Was Stress im Gehirn anrichtet, ohne dass wir es bemerken

Kristy (Name geändert) kam zu mir, um ihr Gehirn auf seinen Gesundheitszustand hin untersuchen zu lassen. Ihre Mutter und ihr Bruder waren im Alter von etwa 50 Jahren beide an einem Glioblastom gestorben, einem seltenen Gehirntumor. Sie war jetzt 54 Jahre alt und wusste, dass sie sich um die Gesundheit ihres Gehirns kümmern musste.

Bei unserer ersten Begegnung wirkte sie positiv gestimmt und ruhig, aber ein Blick auf die Scans zeigte mir etwas ganz anderes. Die elektrische Aktivität ihres Gehirns wies einen Überschuss an Betawellen auf – deutliche Zeichen von Angst, Stress und einem Mangel an Entspannung. Mit anderen Worten, in ihrem Gehirn brannte es, und zwar auf eine ganz ungute Weise. Ihr Nervensystem schien sich in einem dauerhaften Alarmzustand zu befinden. Ihre Nervenzellen feuerten unnötig viel, was, wie wir wissen, zu einem beschleunigten kognitiven Abbau führt.[8] Es war so ähnlich, als wenn man als Arzt mit einem Patienten konfrontiert ist, der ständig einen erhöhten Blutdruck von 140 zu 90 hat. Ich war alarmiert.

Nachdem ich mir die Scans angesehen hatte, fragte ich Kristy, ob sie sich gestresst fühle. Daraufhin erzählte sie mir, dass sie gerade in ihrem frisch renovierten Haus einen üblen Wasserschaden gehabt habe. Einen Monat lang hatte sie mit ihrer Familie im Hotel gelebt und war erst vor wenigen Tagen wieder in das kostspielig renovierte Haus gezogen. Jetzt mussten sie erst mal herausfinden, wie hoch der Schaden war.

Ich musste wieder an das Bild vom Auto denken, denn Kristy war ein Musterbeispiel für einen Fall, bei dem der äußere Eindruck nicht zum Zustand des Motors passt. Auf den ersten Blick sah alles glänzend aus, aber innendrin … Kristys Motor stand kurz vor der Explosion. Ich konnte ihr überschwemmtes Haus nicht reparieren und ihr auch bei den teuren Renovierungsarbeiten nicht helfen oder sonst etwas gegen die Dinge tun, die ihr Stress bereiteten, aber ich konnte ihr zeigen, wie sie ihr sympathisches Nervensystem – den Teil des vegetativen Nervensystems, der für die Kampf-oder-Flucht-Reaktion unseres Körpers zuständig ist – mit gezielten Veränderungen ihres Lebensstils beruhigen konnte.

Nach einigen Monaten, in denen sie gewisse Techniken zur Stressreduktion praktiziert hatte, hatten sich die Benommenheit und Erschöpfung, die Kristy mir bei unserem ersten Treffen beschrieben hatte, in Luft aufgelöst. Zu Beginn hatte sie das Gefühl, nur noch hilflos auf Situationen zu reagieren, die drohten, die Kontrolle über ihr Leben zu übernehmen. Inzwischen konnte sie ihren Stress besser managen und gleichzeitig gut für sich selbst sorgen. Das alles hatte damit zu tun, dass Kristy die Gesundheit ihres Gehirns endlich an erste Stelle setzte. Heute führt sie ein vollkommen anderes Leben und ihrem Gehirn geht es wesentlich besser. Ihr ganzes Leben hat sich verbessert, denn die Steigerung ihrer kognitiven Gesundheit hat dazu geführt, dass sie sich insgesamt wohler und glücklicher fühlt.

Worauf es mir hier ankommt: Wir können nicht jede Krise und jeden potenziellen Stressfaktor vorhersehen. Aber wir können lernen, unser Gehirn darauf einzustellen, dass es mit Stress besser umgeht. Und was vielleicht noch wichtiger ist: Wir können lernen, Stress zu managen, um unser Gehirn gesund zu erhalten.

> *Mein Tipp:* Stress hat eine tief greifende Wirkung auf die Struktur und Funktion unseres Gehirns, ob Sie dies spüren oder nicht. Wenn Sie lernen, Ihren Stress zu reduzieren, verbessern Sie die Leistungsfähigkeit Ihres Gehirns, werden klüger und gesünder. Mithilfe dieses Buchs lernen Sie, besser mit Stress umzugehen und Ihr sympathisches Nervensystem zu beruhigen, damit Ihr Gehirn und Ihr Körper gesünder und glücklicher werden.

Ja, Sie können Ihr Gehirn in jedem Lebensalter verändern

Ein letztes Wort zu den Möglichkeiten, Ihr Gehirn zu verändern: Veränderung ist möglich – unabhängig von Ihrem Alter! Wenn Sie um die 20 sind und meinen, Sie müssten sich mit geistigem Abbau einstweilen nicht beschäftigen, denken Sie noch mal darüber nach: Das menschliche Gehirn ist erst mit etwa 25 Jahren ausgereift, einige Neurowissenschaftler vermuten sogar, dass es sich bis in die Dreißiger entwickelt.

Das heißt aber auch: Wie Sie sich heute ernähren, wie Sie schlafen, Sport treiben, Alkohol konsumieren … Ihre gesamte Lebensweise hat großen Einfluss auf die Entwicklung Ihres Gehirns.

Wenn Sie um die 30 Jahre alt sind, ist Ihr Gehirn voll ausgereift. Von diesem Moment an beginnt der natürliche Alterungsprozess. Wir verlieren von jetzt an jeden Tag bis zu 85.000 Gehirnzellen pro Tag und es lässt sich bereits in diesem Alter ein geistiger Abbau feststellen. Wenn Sie gut für Ihr Gehirn sorgen, verlangsamen Sie seinen Alterungsprozess und schaffen die Grundlagen für gesunde, glückliche und kluge mittlere Jahre.

Ab 40 verringert sich das Gehirnvolumen um etwa 5 Prozent alle zehn Jahre. Wohlgemerkt: Dies ist ein Durchschnittswert. Sie können diesen altersbedingten Abbau bremsen, wenn Sie sich die neuen Gewohnheiten zulegen, von denen ich in diesem Buch spreche.

Schon in den Vierzigern können Lücken im Kurzzeitgedächtnis, beim logischen Denken und in der Wortfindung auftreten.[9] Gleichzeitig verbessert sich aber die Fähigkeit des Gehirns zur Steuerung von Emotionen und zur Empathie.[10] Studien zeigen, dass auch die Konzentrationsfähigkeit und die Aufmerksamkeitsspanne in dieser Zeit am höchsten sind.[11]

In den Fünfzigern erreicht unser Wissen seinen Höhepunkt und wir können neue Informationen besser verstehen und leichter verarbeiten als jemals zuvor oder danach.[12] Das ist ein Grund, warum Menschen mittleren Alters bei kognitiven Tests besser abschneiden als in jüngeren Jahren.[13]

Doch so schlau Sie auch in den Fünfzigern sein mögen, Ihre sprachlichen Fähigkeiten erreichen erst in den Sechzigern und Anfang der Siebziger ihren Höhepunkt.[14] Studien zeigen, dass Piloten aus dieser Altersgruppe besser fliegen als jüngere Kollegen, wohl auch, weil sie sich ihr Fachwissen bewahren. Und dies, obwohl die älteren Piloten länger brauchen, um die Instrumente im Cockpit abzulesen.[15] Außerdem haben Forscher festgestellt, dass unser Gehirn in den Siebzigern zwar schneller schrumpft, dass aber Personen, die körperlich fit und geistig aktiv bleiben, genauso glücklich und geistig gesund sein können wie Zwanzigjährige.[16] Gehirnscans zeigen bei Menschen in den Siebzigern auch mehr emotionales Wohlbefinden als bei Menschen in den Zwanzigern.[17]

Wenn Sie das Glück haben, 80 Jahre oder älter zu werden, haben Sie gute Gründe, sich weiterhin ihre kognitive Gesundheit und die Funktionsfähigkeit Ihres Gehirns zu bewahren. Wenn Sie gut auf Ihr Gehirn aufpassen, bleiben Sie fit genug für den Umgang mit Freunden und Familie, Sie können Bücher lesen, Filme genießen und Ihren Hobbys nachgehen. In der Klinik habe ich Menschen beobachtet, die noch in den Achtzigern die Durchblutung ihres Gehirns und damit auch ihre Gehirnfunktion verbesserten. Das Gehirn kann sich immer verändern, vergessen Sie das nicht.

Zu meinen Klienten sage ich gern: Wir lassen kein Gehirn zurück. Wir können jedes Gehirn besser machen, unabhängig vom Alter. Und jetzt fangen wir sofort damit an.

Brain-Workouts: 10 Minuten für ein fitteres Gehirn

1. Machen Sie einen flotten Spaziergang

Forschungsergebnisse zeigen, dass eine Portion Bewegung die Durchblutung des Gehirns verbessern kann. Das fördert die Kreativität, neue Ideen und die Leistungsfähigkeit des Gehirns. Wenn Sie bei der Arbeit das berühmte Brett vor dem Kopf haben oder sich auf ein größeres Meeting vorbereiten wollen, tun Sie Ihrem Gehirn und Ihrer Karriere einen Gefallen und machen Sie einen flotten Spaziergang um den Block.

2. Essen Sie ein Stück dunkle Schokolade

Dunkle Schokolade ist reich an Mineralien und enthält eine große Portion gesunder Flavonoide, die helfen können, freie Radikale zu eliminieren, die Durchblutung des Gehirns zu steigern und die Sauerstoffversorgung zu verbessern. Einige Studien zeigen, dass der Verzehr dunkler Schokolade zwei Stunden vor einem Ereignis das Gedächtnis und die Reaktionszeit verbessert.[18] Aber bleiben Sie bei dunkler Schokolade: Vollmilchschokolade und weiße Schokolade enthalten längst nicht so viele Flavonoide.

Setzen Sie sich aufrecht hin. Wenn Sie beim Sitzen den Rücken gerade und den Hals lang machen und die Schultern nach hinten nehmen, verbessert sich augenblicklich der Blutzufluss zum Gehirn. Studien zeigen, dass Sie von anderen besser wahrgenommen werden, wenn Sie aufrecht sitzen, und dass Ihr Selbstbewusstsein davon profitiert.[19]

3. Schreiben Sie mit Ihrer schwächeren Hand

Diese kleine Übung sorgt dafür, dass Ihr Gehirn seine Komfortzone verlässt, stärkt die neuronalen Verbindungen und hilft bei der Neubildung von Gehirnzellen. Für viele Menschen ist bereits das Schreiben mit der Hand an sich eine Übung fürs Gehirn, weil sie nur noch ans Tippen auf der Tastatur oder auf dem Display ihrer Smartphones gewöhnt sind.

4. Genießen Sie eine große Schale Blaubeeren

Wenn Sie neue Gehirnzellen brauchen, essen Sie Blaubeeren. Sie sind vollgepackt mit Flavonoiden, Polyphenolen und anderen gesunden Stoffen, welche die Neurogenese, also die Produktion von Nervenzellen anregen.

5. Lernen Sie ein neues Wort

Jede Erweiterung des Wortschatzes steigert die kognitiven Fähigkeiten und die Intelligenz. Außerdem bilden sich in Ihrem Hippocampus sofort neue Zellen. Kaufen Sie sich einen Sprachenkalender, der jeden Tag ein neues Wort vorschlägt, oder laden Sie sich eine Wörterbuch-App mit einer entsprechenden Funktion aufs Handy.

6. Visualisieren Sie Möglichkeiten, Ihren Tag besser zu machen

Diese Übung beruhigt nicht nur und reduziert Stress, sondern verbessert auch die Stimmung und kann sogar die Leistung am Arbeitsplatz, im Fitnessstudio oder im Alltagsleben steigern. Profisportler und Führungskräfte nutzen diese Methode häufig vor wichtigen Ereignissen oder als tägliche Morgenroutine.

Schaffen Sie sich zehn Minuten ohne Reize. Begeben Sie sich in ein Zimmer ohne Telefon und Fernseher. Kein Klingeln, kein Piepen, keine Signaltöne, keine Nachrichten und auch sonst keine Ablenkungen oder Anforderungen – einfach nur Sie in einem Zimmer, die Augen offen oder geschlossen. Zehn Minuten ohne Stressauslöser. Diese Übung beruhigt das sympathische Nervensystem und kann Sie für den Rest des Tages mit einem Gefühl größerer mentaler und emotionaler Kontrolle versorgen.

7. Düfte gegen Stress

Natürliche Aromaöle zu Hause oder im Büro können helfen, Stress zu vermindern, das sympathische Nervensystem zu beruhigen und die Aktivität der Gehirnwellen zu verändern, sodass sich sowohl Ihre kognitive Leistungsfähigkeit als auch Ihre Stimmung verbessert.[20] Welcher Duft dafür am besten geeignet ist?

Nach Ansicht der Forscher ist Lavendel gut zur Stressminderung, Bergamotte schenkt mehr Energie und Weihrauch steigert die Sauerstoffversorgung des Gehirns.

8. Schreiben Sie auf, wofür die Sie dankbar sind

Schreiben Sie sie auf einen Haftzettel, den Sie an den Badezimmerspiegel, die Kühlschranktür, den Computerbildschirm oder einen anderen Ort kleben, wo Sie ihn während des Tages öfter sehen. Jedes Mal wird Ihnen diese kleine Gedächtnisstütze helfen, sich zu entspannen. Ihr Stresslevel sinkt, Ihre Stimmung hebt sich.

2

Was Sie über Ihr Gehirn wissen sollten

Die Forschung für meine Doktorarbeit konzentrierte sich auf die Rolle des Parkin-Gens und die Frage, wie Mutationen dieses Gens zu einem frühen Beginn der Parkinsonkrankheit führen können. Um meine persönliche Verbindung zu diesem Forschungsprojekt zu stärken, besuchte ich einige Selbsthilfegruppen. Es ermöglichte mir, die Alltagsprobleme von Menschen mit dieser Krankheit besser zu verstehen. Mir war bewusst, dass jede zusätzliche Verbindung zu ihren besonderen körperlichen, geistigen und emotionalen Herausforderungen mich in meinem Bestreben bestärkte, nicht nur meine Forschung weiterzutreiben, sondern auch Möglichkeiten zu finden, diesen Menschen nützlich zu sein. Damals wusste ich noch nicht, dass ich mehr als ein Jahrzehnt später mein Wissen nutzen würde, um meinem Vater zu helfen.

Sein Tod im Jahr 2017 brach mir fast das Herz. Ich liebte ihn sehr, und wenn Sie ihn gekannt hätten, wüssten Sie, wie inspirierend er war – nicht nur für mich, sondern für alle, deren Leben er berührte. Er war ein stolzer Marine, ein Kampfflieger, dessen Helikoptergeschwader im Vietnamkrieg den Beinamen „Ugly Angels“ trug. Später war er Flugkapitän bei der PanAm und flog Jumbo-Jets auf der ganzen Welt. Wenn er nicht in der Luft war, diente er voller Freude bei der Freiwilligen Feuerwehr. Für mich und für viele andere war er ein echter Patriot und amerikanischer Held.

Das war mit ein Grund, warum es mir so wehtat, zusehen zu müssen, wie mein Vater, der so stark, mutig und selbstlos war, einen körperlichen Verfall erlebte, der dazu führte, dass er kaum noch einen Stift halten, aus einem Glas trinken, ohne Schlurfen gehen oder sich um seine beiden Pferde Velvet und Zippy kümmern konnte. Am Anfang war uns gar nicht klar, dass er Parkinson hatte, es dauerte 20 Jahre, bis er die Diagnose erhielt. Lange Zeit dachten er und viele in unserer Familie, er würde einfach alt und deshalb „tatterig“. Doch nachdem ich angefangen hatte, für Amen Clinics zu arbeiten, wurden seine Symptome so stark, dass wir sie kaum noch verdrängen konnten. Ich wusste, er hatte ein neurologisches Problem und wir mussten etwas tun, um sein Nervensystem zu unterstützen.

Als mir klar wurde, dass es sich um Parkinsonsymptome handelte, verwandelte ich meinen Unglauben und meinen Schmerz in Tun. Ich riet ihm, fast alle Wege auszuprobieren, die wir bei den NFL-Spielern angewandt hatten, um ihre kognitiven Schwierigkeiten zu beheben, darunter auch die Anwendung der Hochdruck-Sauerstoff-Therapie, von Nahrungsergänzung und Akupunktur. Schon seit Jahren ernährte er sich so, dass es seinem Gehirn nützte, also mit Bio-Lebensmitteln ohne genmanipulierte Zutaten, vollwertig und im Wesentlichen pflanzlich. Jetzt änderte ich noch ein paar Dinge, sorgte dafür, dass er Vollkornbrot statt Weißbrot aß, ersetzte Kuhmilch durch Mandelmilch und ermunterte ihn, mindestens zwei Mal am Tag Fisch und Meeresfrüchte zu sich zu nehmen.

Was seine Ernährung, Nahrungsergänzungen und auch die tägliche Bewegung anging, war mein Vater sehr offen für Neues, doch er war auch stur. Vor allem hasste er den Gedanken, man könnte ihn zum Patienten machen. Sauerstoffkammer, Spritzen, neumodische Untersuchungen und Nadeln, die man in ihn hineinsteckte, waren nicht sein Fall.

Heute ist mir der Gedanke ein Trost, dass die Veränderungen, die er mitmachte, seine Lebensqualität in kleinen, aber wichtigen Bereichen verbesserten. Sie erlaubten ihm, im Restaurant die Gabel wieder etwas ruhiger zu halten, sodass ihm seine Schüttellähmung nicht mehr so peinlich war und er wieder öfter ausging. Er ging auch wieder etwas kraftvoller und konnte das Gleichgewicht besser halten, sodass er mehr Zeit bei seinen Pferden verbringen konnte, ohne einen Sturz befürchten zu müssen. Allerdings hielt er sich oft an ihnen fest.

Wenn ich an meinen Vater denke, tut es mir immer noch weh, zu wissen, dass dieser körperlich so starke Mann, der Tausende von Menschen durch die ganze Welt geflogen und Soldaten bei Rettungseinsätzen aus der Kampfzone geholt hatte, so schwach geworden war. Mein Wissen über das Gehirn erfüllte mich jedoch mit Hoffnung und ich wusste, dass es alle möglichen Veränderungen gab, die wir ausprobieren konnten, so schwierig die Lage auch war. Dass ich ihm Werkzeuge an die Hand geben konnte, die ihm in seinen letzten Lebensjahren eine Hilfe waren, bedeutet mir sehr viel.

Aus all diesen und noch zahlreichen weiteren Gründen möchte ich Ihnen helfen, das Gehirn ebenfalls besser kennenzulernen. Unabhängig davon, ob Sie selbst Probleme haben oder nicht. Ihr Gehirn ist ein fantastisches Organ und sollte nicht vernachlässigt werden, nur weil Sie noch nicht wissen, welche Macht Sie haben, um schlauer, gesünder und glücklicher zu werden.

Gehirn für Einsteiger – das komplexeste Organ im uns bekannten Universum

Das menschliche Gehirn wiegt im Durchschnitt etwa 1,5 Kilogramm. Schwankungen von Mensch zu Mensch ergeben sich aus der Körpergröße, dem Gewicht und Geschlecht. Das durchschnittliche männliche Gehirn ist etwas größer als das weibliche: 1274 Kubikzentimeter zu 1131 Kubikzentimeter.[1] Das sind immerhin 10 Prozent mehr, aber Männer sind im Durchschnitt eben auch insgesamt größer als Frauen, sodass die Größe ihres Gehirns mehr mit ihrer Körpergröße zu tun hat als mit dem Geschlecht. Größer heißt nicht unbedingt auch schlauer: Studien zeigen keinerlei Unterschied in den intellektuellen Fähigkeiten der beiden Geschlechter.[2]

Die intellektuelle Kapazität ist also in etwa gleich, aber es gibt trotzdem feine Unterschiede zwischen den Geschlechtern, was die Gehirnstruktur angeht. Bei Männern ist die Verbindung zwischen dem vorderen und dem hinteren Teil des Gehirns stärker, sodass ihre Wahrnehmung der Umgebung möglicherweise ausgeprägter ist.[3]

Frauen hingegen verfügen über eine stärkere Verbindung zwischen der linken und der rechten Gehirnhälfte, was dazu führen könnte, dass sie Informationen leichter in Zusammenhang bringen und so zu umfassenderen Schlussfolgerungen kommen. Einige Forscher gehen allerdings davon aus, dass diese Unterschiede nicht geschlechtsbedingt sind, sondern biologische Nebenprodukte unserer Erziehung und Sozialisation.[4]

Das Gehirn enthält 100 Milliarden Neuronen oder Gehirnzellen. Diese werden begleitet von mindestens ebenso vielen Gliazellen, welche die Gehirnzellen unterstützen, indem sie ihnen helfen, die Aktivität der neuronalen Netzwerke zu koordinieren. Außerdem transportieren diese Zellen Botenstoffe zu den Zellen und befreien sie von Stoffwechselabbauprodukten.

Jede Gehirnzelle kann mehr als zehntausend Verbindungen zu anderen Gehirnzellen herstellen, und zwar durch sogenannte Synapsen, die ihnen die Möglichkeit geben, elektrische Botschaften, chemische Signale und andere Informationen auszutauschen. Diese Verbindungen beschäftigen unser Gehirn ungeheuer stark – es ist in der Lage, insgesamt mehr als 100 Billionen Verbindungen herzustellen. Um diese Zahl einmal in Relation zu setzen: Das sind etwa tausend Mal mehr, als es Sterne in unserer Milchstraße gibt.[5]

Alle diese Verbindungen passieren natürlich nicht im Schneckentempo. Die Nervenzellen feuern in einer rasenden Geschwindigkeit und übermitteln in jeder einzelnen Sekunde etwa tausend Impulse oder Signale über die Synapsen.[6] Einige dieser Impulse reisen sehr schnell vom restlichen Körper zum Gehirn oder umgekehrt, mit einer Geschwindigkeit von etwa 500 km/h, also deutlich schneller als ein Formel-1-Wagen. Andere Informationen können sich deutlich langsamer bewegen und schaffen weniger als 2 km/h.[7]

Doch ungeachtet der Geschwindigkeit ist die Frequenz der neuronalen Aktivität unglaublich hoch, sodass in Ihrem Gehirn tatsächlich Strom produziert wird. Die erzeugte Menge würde ausreichen, um eine schwache Glühbirne aufleuchten zu lassen. Vor ein paar Jahren hat ein Wissenschaftler ausgerechnet, dass unser Gehirn 70 Stunden brauchen würde, um ein iPhone 5C vollständig aufzuladen.[8]

Die Neuronen senden Signale an andere Neuronen, damit eine bestimmte Leistung erbracht wird, etwa damit das, was unsere Augen sehen, als Information verarbeitet wird, oder damit wir uns an den Namen eines Kollegen oder einer Freundin erinnern. Diese Kommunikationskette zwischen den Neuronen wird auch als neuronales Netzwerk oder neuronaler Weg bezeichnet. Wenn Gehirnzellen immer wieder auf dieselbe Weise und im selben neuronalen Netzwerk miteinander kommunizieren, dann wird diese Verbindung gestärkt.

Neuronale Netzwerke funktionieren anders als Autobahnen, auf denen man unveränderlich von A nach B kommt. Ganz im Gegenteil: Unsere neuronalen Netzwerke verändern sehr häufig den Weg, lassen Umleitungen zu und können sogar von gewissen Lebensgewohnheiten, die wir eine Weile durchhalten, komplett zerstört werden. Und wenn wir neue Informationen integrieren – wenn wir also lernen –, wenn wir gewisse Gewohnheiten annehmen oder unser Gehirn auf andere Weise herausfordern, können neue neuronale Wege entstehen.

Was die Speicherfähigkeit angeht, übertrifft unser Gehirn jedes Handy und auch jeden Desktop Computer. Das menschliche Gehirn hat eine Speicherkapazität von 2,5 Millionen Gigabyte[9] – da kann ein Smartphone mit seinen 512 Gigabyte nicht mithalten. Anders gesagt: Wenn Ihr Gehirn in der Lage wäre, Fernsehsendungen aufzuzeichnen, könnte es etwa 300 Millionen Stunden speichern, was mehr als 300 Jahren Dauersendung entspricht. Jedenfalls hat Scientific American das so ausgerechnet.[10]

Einige Wissenschaftler vergleichen unser Gehirn gern mit einem Computer, aber was seine innere Struktur angeht, hat es mit einem PC nicht das Geringste gemeinsam. 75 Prozent seines Gewichts sind nämlich Wasser und 60 Prozent seiner Masse bestehen aus Fett. Das heißt: Unser Gehirn muss gut mit Wasser versorgt sein, damit die Durchblutung funktioniert. Und es braucht eine ausreichende Menge an essenziellen Fettsäuren (EFA) aus unserer Ernährung. Unser Körper kann solche Fettsäuren nicht selbst herstellen, sondern holt sie sich aus der Nahrung. Das bedeutet aber auch: Unsere Ernährung ist ein äußerst wichtiger Faktor für die Gesundheit unseres Gehirns (wir sehen uns das in Kapitel 3 noch genauer an).

Außerdem benötigt unser Gehirn eine ständige Zufuhr von Glukose, also Zucker, damit es richtig funktioniert. Im Gegensatz zu unseren Muskeln und der Leber kann das Gehirn Zucker nicht speichern, sondern braucht eine gute Blutversorgung, um genügend Zucker für die Arbeit der Neuronen zu haben. Und dazu werden noch jede Menge Vitamine, Mineralstoffe, Elektrolyte und andere Nährstoffe benötigt, die es nur aus unserer Nahrung erhalten kann.

Fallbeispiel: Ein Fernsehmoderator und die Gesundheit seines Gehirns

In den USA ist Mark Steines vielen Fernsehzuschauern bekannt. Er ist Journalist und Sportmoderator, hat den Emmy-Preis bekommen und steht seit mehr als 30 Jahren im Studio. Am bekanntesten sind seine Sendungen „Entertainment Tonight“ und „Home and Family“.

Was viele Zuschauer nicht wissen: Mark war früher ein großartiger Footballspieler, der wegen seiner sportlichen Leistungen sogar ein Vollstipendium der University of Northern Iowa erhielt. Elf Jahre lang spielte er auf der Fullback-Position und träumte von einer NFL-Karriere, doch eine Verletzung des vorderen Kreuzbands setzte seiner sportlichen Laufbahn ein jähes Ende. So kam er zum Fernsehen, aber seine Liebe gilt nach wie vor dem Sport, ganz besonders dem Football. So moderiert er jedes Jahr die Rose Parade, die größte Parade Kaliforniens, an deren Anschluss das das sogenannte Rose Ball Football-Spiel stattfindet, und führt Interviews mit Profispielern.

Uns verbindet seit 2005 eine wunderbare Freundschaft. Als meine Kollegen und ich unsere Forschungsarbeit mit NFL-Spielern begannen, verfolgte Mark Steines höchst interessiert, was wir da taten. 2013 lud er mich in seine Sendung „Home and Family“ ein, um unsere Ergebnisse vorzustellen. Als ich vor seinem Publikum ganz offen über die Wirkung harter Schläge auf das Gehirn sprach, war er fasziniert und besorgt zugleich.

Obwohl Mark seit Jahrzehnten intensiv mit Sport beschäftigt war, wusste er nur sehr wenig darüber, was Football im Gehirn anrichten kann. Das war zu der Zeit, als wir unsere Forschungen durchführten, aber der Normalfall. Was ich erzählte, öffnete ihm die Augen in Bezug auf die Folgen von Gehirnerschütterungen und den ernsthaften Schaden für die geistige Leistungsfähigkeit, der noch Jahre später auftreten kann – und dies alles nur, weil man den Lieblingssport der Amerikaner betreibt.

Bevor ich Mark kennenlernte, dachte er im Prinzip genauso wie die meisten ehemaligen Spieler seiner Zeit. Sie hielten die Schläge „auf die Glocke“ für einen normalen Nebenaspekt, ja, sogar für einen Initiationsritus eines Sports, der nur allzu oft eher an Raufereien oder gar Krieg erinnert. Zu seiner aktiven Zeit galt man als Schwächling, wenn man nach einem harten Schlag vom Feld musste. Wer es eben fertigbrachte, schüttelte sich und spielte weiter, ohne sich ärztlich behandeln zu lassen oder wenigstens für eine Weile auszusetzen.

Durch unsere Freundschaft begann Mark zu begreifen, dass sein Gehirn kein abstrakter Gegenstand in seinem Kopf war, auf den man einschlagen konnte, ohne dass das irgendeinen Schaden hinterließ. Er verstand, dass sein Gehirn sich nicht von anderen Körperteilen unterscheidet – Knie, Leiste, Hals – und sogar noch viel kostbarer ist. Wenn man es verletzt, heilt es noch schwerer als ein Kreuzbandriss, eine Leistenzerrung oder eine zerschmetterte Kniescheibe.

Je mehr Mark über das Gehirn erfuhr, desto mehr ging seine Sorge über die Frage hinaus, was das alles für sein eigenes Leben bedeuten könnte. Tatsächlich wuchs vor allem seine Sorge um seine beiden Söhne, die zu dieser Zeit aktive Spieler waren. Bis zur Veröffentlichung unserer Studie hatte er davon geträumt, dass einer seiner Söhne vielleicht erfolgreicher sein würde als er selbst. Jetzt dachte er ernsthaft darüber nach, ob er sie überhaupt noch spielen lassen sollte. Zum Glück waren beide Söhne eher an künstlerischen Leistungen interessiert als an Sport und hörten bald damit auf. Einer von ihnen ist heute Musiker, der andere Tontechniker.

Und auch über sein eigenes Gehirn denkt Mark heute anders als zu seiner aktiven Zeit. Damals war sein Verstand etwas, wogegen er ankämpfen musste, weil er ihm hie und da etwas sagte, was er nicht hören wollte: „Du kannst nicht so schnell rennen wie dein Gegner. Du musst dich ausruhen, du kannst jetzt nicht weiterspielen.“ Stattdessen sagte er sich: „Hör auf zu denken. Denk nicht darüber nach, spiel weiter.“ Wie so viele andere Spieler war er darauf trainiert, den Kopf abzuschalten und weiterzumachen, ohne darauf zu achten, was sein Verstand ihm sagte.

Heute achtet Mark sehr genau darauf, was sein Gehirn ihm sagt, weil er begriffen hat, wie wichtig seine geistige Leistungsfähigkeit für seine Gesundheit und sein Glück ist – heute und auch in Zukunft.

Denn die Show in seinem Kopf wird sein ganzes Leben lang weitergehen. Sie sorgt dafür, dass er noch lange im Fernsehen flüssig sprechen wird, dass sein Gedächtnis weiterhin funktioniert und dass er gute Beziehungen mit seiner Familie pflegen kann.

> *Mein Tipp:* Wenn Ihre Kinder oder Enkel einen Sport betreiben, bei dem Schläge auf den Kopf vorkommen, kann ein erweitertes Wissen über das Gehirn Ihnen helfen, die richtigen Entscheidungen für die sportliche Zukunft Ihres Nachwuchses zu treffen. Nehmen Sie die Informationen aus diesem Buch mit, wenn Sie mit Ihrem Ehepartner und/oder mit dem Trainer des Kindes darüber sprechen, was für seine geistige Gesundheit das Richtige ist.

Wo das höhere Denken stattfindet – die Wahrheit über Ihre beiden Gehirnhälften

Die meisten von uns wissen, dass unser Gehirn aus zwei verschiedenen Gewebearten besteht: graue und weiße Substanz. Doch wofür sind diese beiden Gewebearten zuständig?

Die graue Substanz, die so heißt, weil sie wirklich rosa-grau gefärbt ist, umfasst den größten Teil der Neuronen und die Bereiche, in denen Informationen verarbeitet werden. Sie ist verantwortlich dafür, dass wir denken, vernünftig entscheiden und uns erinnern können.

Die weiße Substanz dagegen besteht im Wesentlichen aus Nervenfasern, die eine effektive Kommunikation zwischen den Gehirnzellen ermöglichen. Sie heißt so wegen des perlmuttfarbenen Fettgewebes, das man auch Myelin nennt und das die Nervenstränge umgibt. Wenn man die von Myelin umgebenen Nervenstränge im Gehirn einer durchschnittlichen Zwanzigjährigen der Länge nach auslegen würde, ergäbe sich eine Strecke von etwa 180.000 Kilometern.[11] Die Nervenstränge könnten mehr als vier Mal die Erde umrunden. Abgesehen von grauer und weißer Substanz besteht unser Gehirn aus drei Hauptteilen: dem Großhirn, dem Kleinhirn und dem Hirnstamm. Das Großhirn ist, wie der Name schon vermuten lässt, der größte Teil des Gehirns.

Es umfasst etwa 80 Prozent des Gehirnvolumens[12], sitzt im vorderen Bereich und ist zuständig für die höheren kognitiven Funktionen, darunter Lernen, Denken, Problemlösung, Sprachfähigkeit und Gedächtnis. Das Großhirn verarbeitet die Informationen unserer Sinnesorgane – Augen, Ohren, Haut, Nase, Mund – und kontrolliert unsere Gefühle.

Dieser Teil des Gehirns ist wiederum in zwei Seiten aufgeteilt, die man auch Gehirnhälften nennt, eine rechte und eine linke. Die linke Gehirnhälfte kontrolliert die rechte Körperseite und umgekehrt. Die beiden Gehirnhälften sind über ein dickes Band aus etwa 200 Millionen Nervenfasern miteinander verbunden – dieses Band wird Corpus callosum genannt.

Das meiste, was wir über die zwei Gehirnhälften wissen, stammt aus Studien, die man an Patienten durchgeführt hat, bei denen das Corpus callosum durchtrennt war. Früher haben Ärzte diese Durchtrennung gemacht, um zu verhindern, dass sich epileptische Anfälle von einer Gehirnhälfte in die andere fortsetzten. Dabei wurde die Kommunikation zwischen den beiden Gehirnhälften unterbrochen, was zu einer Störung führte, die man als Split-brain-Syndrom bezeichnet. Patienten mit dieser Störung verhalten sich in vielen Bereichen ganz normal, erinnern sich aber dann auf einmal nicht an bestimmte Gegenstände oder Wörter. Außerdem können sie keine neuen Fertigkeiten erlernen, bei denen die Hände sich unabhängig voneinander bewegen müssen, beispielsweise Klavierspielen. Die Operation wird heute nicht mehr durchgeführt.

Oft wird behauptet, Rechtshänder wären von der linken Gehirnhälfte dominiert und bei Linkshändern wäre es umgekehrt. Dafür gibt es aber keinen wissenschaftlichen Nachweis.[13] Sowohl Rechts- als auch Linkshänder nutzen beide Gehirnhälften. Aber sie nutzen sie auf unterschiedliche Weise.[14]

Die linke Gehirnhälfte ist zuständig für Sprache, Verstehen, mathematisches Denken und die Schreibfähigkeit. Etwa 97 Prozent der Menschen rufen ihre Sprachfähigkeit fast ausschließlich aus der linken Gehirnhälfte ab.[15] Außerdem enthält die linke Gehirnhälfte mehr Neuronen als die rechte.[16] Die rechte Gehirnhälfte ist wiederum zuständig für die räumliche Orientierung, visuelle und künstlerische Fähigkeiten, Gesichtserkennung und Musikalität.

Außerdem steuert sie unsere Gefühle und die nonverbale Kommunikation.[17]

Jede Gehirnhälfte setzt sich aus vier Lappen zusammen. Der Frontallappen, der größte der vier, sitzt im vorderen oberen Bereich und ist das Hauptquartier unseres Denkens. Er steuert auch vom Willen kontrollierte Bewegungen, also alles, was wir bewusst mit unserem Körper und unseren Gliedmaßen tun. Wenn wir durchs Zimmer gehen oder nach einem Gegenstand greifen, löst der Frontlappen diese Tätigkeit aus.

Der Parietal- oder Scheitellappen liegt hinter dem Frontallappen, also hinten oben. Er übersetzt Informationen unserer Sinnesorgane wie Geschmack, Temperatur, Tastgefühl, Druck und Schmerz. Außerdem hilft er bei der räumlichen Orientierung, beim Lesen und beim mathematischen Denken.

Der Temporallappen liegt oberhalb der Ohren unter dem Frontal- und dem Parietallappen. Hier werden Erinnerungen und Töne verarbeitet. Und schließlich gibt es noch den Occipital- oder Hinterhauptlappen, den kleinsten der vier, der ganz hinten liegt und unser Sehen koordiniert.

Manche Wissenschaftler gehen heute davon aus, dass unser Gehirn auch einen fünften Lappen umfasst, den limbischen Lappen. Tatsächlich existiert dieser Bereich als hufeisenförmige Struktur tief im Inneren des Gehirns. Sie hilft bei der Regulierung von instinktivem Verhalten, Gefühlen und Erinnerungen. Dieser Lappen gehört zum limbischen System, das unsere emotionale Reaktion auf Ereignisse und Verhältnisse, unser Gedächtnis und Gefühle in Bezug auf Hunger, Sättigung, sexuelle Erregung und andere Empfindungen steuert.

Neben dem Großhirn existieren noch zwei weitere Hauptteile: das Kleinhirn und der Hirnstamm, auch Stammhirn genannt. Das Kleinhirn liegt unterhalb des Großhirns im hinteren Teil unseres Kopfes. Es ist eine komplizierte Zusammenballung von Nervenzellen, die Bewegungen und Gleichgewicht, Augenbewegungen und feinmotorische Fähigkeiten kontrollieren, die wir mit der Zeit erlernen: Fahrradfahren oder das Spielen eines Instruments gehören dazu. Das Kleinhirn umfasst nur 10 Prozent unseres Gehirnvolumens, enthält aber mehr als die Hälfte aller Gehirnzellen, sodass es einen ganz besonders wertvollen Bereich darstellt. Es gibt aber einige Berichte über Menschen, die ohne Kleinhirn überleben.[18]

Der Hirnstamm sitzt unterhalb des Kleinhirns und zieht sich zum Nacken hinunter. Er verbindet das Gehirn mit dem Rückenmark. Der Hirnstamm gehört zu den ältesten Teilen unseres Gehirns und steuert die automatischen Funktionen des Körpers, darunter Atmung, Herzschlag, Körpertemperatur und Verdauung. Außerdem reguliert er unwillkürliche Muskelbewegungen wie das Zusammenziehen des Herzens und die Bewegung der Lungen. Dazu schickt er Millionen von Botschaften vom Gehirn in den Körper.

Die Biologie unseres Gehirns – die Basics, um Neurowissenschaften zu verstehen

Um dieses Buch zu verstehen, benötigen Sie kein abgeschlossenes Studium der Neurowissenschaften. Alles, was Sie brauchen, ist ein Grundwissen über die wichtigsten Teile unseres Gehirns, nämlich über den Cortex und das limbische System. Sehen wir sie uns an:

Thalamus

In der Mitte des Gehirns liegt der Thalamus, der oft auch als zentrale Schaltstelle oder Relaisstation für das gesamte Gehirn bezeichnet wird. Hier werden die meisten Sinnesinformationen von außen verarbeitet (mit Ausnahme des Geruchssinns) und in andere Teile des Gehirns weitergeleitet. Der Thalamus ist nicht größer als zwei Walnüsse, steuert aber zudem unser Schmerzempfinden, die Aufmerksamkeit und Wachsamkeit sowie einige Arten von kognitivem Denken.

Hypothalamus

Dieser mandelförmige Teil liegt unterhalb des Thalamus und verbindet das Nervensystem mit dem endokrinen System, das unseren Hormonhaushalt steuert. Der Hypothalamus sorgt dafür, dass die Zirbeldrüse im Gehirn Hormone ausschüttet, die Schlaf, Hunger, Durst, Körpergewicht und -temperatur und einige weitere Zustände regulieren.

Hippocampus

Dieser Bereich ist besonders wichtig für das Gedächtnis, die Neubildung von Gehirnzellen und die Vorbeugung von geistigen Abbauerscheinungen. Er liegt tief im Gehirn unter dem Thalamus und Hypothalamus und ist verantwortlich für die Speicherung und den Abruf von Erinnerungen, fürs Lernen und unsere räumliche Orientierung. Wenn in diesem Bereich Gehirnmasse verloren geht, führt das zu geistigem Abbau.

Amygdala

In der Nähe des Hippocampus liegt die Amygdala, auch Mandelkern genannt, eine der faszinierendsten Strukturen des Gehirns. Sie hilft uns bei der Kontrolle von Angstreaktionen und steuert unser Wohlgefühl. Angstreaktionen, die von der Amygdala ausgelöst werden, können intensiv und stark instinktgesteuert sein. Gerade deshalb spricht man auch vom „Angstzentrum" des Gehirns. Manchmal reagiert die Amygdala schon mit Angstsignalen, bevor der rationale Teil unseres Gehirns überhaupt angefangen hat, über einen Auslöser „nachzudenken", und blockiert die Zellverbindungen, die für gute Entscheidungen zuständig sind.[19] Wenn unser gesamtes Denksystem in dieser Weise von der Amygdala „übernommen" wird, kommt es unter Umständen zu Überreaktionen.

Bei der Amygdala spielt die Größe übrigens eine wichtige Rolle. Je größer sie ist, desto aggressiver wird der Mensch vermutlich reagieren. Studien zeigen, dass Menschen mit psychopathischen Neigungen eine besonders große und aktive Amygdala besitzen.[20] Es gibt sogar Operationen, bei denen die Amygdala entfernt wird, um Aggressionen und Ängste einzugrenzen.

Gyrus cinguli

Diese gürtelförmige Struktur in der Mitte des Gehirns legt sich um das Corpus callosum, die Ansammlung von Nervenzellen, die linke und rechte Gehirnhälfte voneinander trennt. Der Gyrus cinguli hat zwei Teile, einen vorderen und einen hinteren. In der Regel betrachtet man ihn als Schnittstelle zwischen den Gehirnteilen, die mit höheren kognitiven Funktionen verbunden sind, und dem emotionalen Zentrum im limbischen System. Insgesamt steuert der Gyrus cinguli unsere Emotionen, Motivationen, Entscheidungen, Erinnerung und Lernen sowie einige autonome körperliche Funktionen.

Präfrontaler Cortex

Der präfrontale Cortex gehört zwar nicht zum limbischen System, ist aber trotzdem wichtig. Er stellt den vorderen Teil des Cortex dar, eine dünne Schicht aus gefältelter grauer Substanz, die das Großhirn einhüllt und für das verwinkelte, einer Walnuss ähnliche äußere Erscheinungsbild des Gehirns sorgt. Der präfrontale Cortex spielt eine entscheidende Rolle in vielen Funktionen, darunter Konzentration, Impulskontrolle, Planung, Nachdenken, Entscheidungsfindung und vorweggenommene Verhaltensänderungen.

Bewusst, unterbewusst, unbewusst

Wenn es Sie überrascht, in einem Buch über das Gehirn einen Abschnitt über das Bewusstsein zu finden, so sind Sie damit sicher nicht allein. Während des 20. Jahrhunderts waren Forscher überwiegend der Ansicht, Bewusstsein und Neurowissenschaften hätten nur wenig miteinander zu tun. Erst in den Neunzigerjahren, als die bildgebenden Verfahren große Fortschritte machten, wurde klar, dass unser Gehirn das Bewusstsein stark beeinflusst – und umgekehrt.[21] Diese Erkenntnis wurde durch Studien gefördert, die zeigen konnten, dass Komapatienten mit Gehirnaktivitäten auf bestimmte Schlüsselwörter reagierten. Das legte die Vermutung nahe, dass das Bewusstsein immer noch arbeitet, auch wenn das Gehirn im Prinzip bewusstlos ist.[22]

Unser Bewusstsein ist der Ort für alle Gedanken, Emotionen und Erinnerungen, von denen wir wissen. Dort findet unser gesamtes Nachdenken statt und es ist der Ort, an dem unser freier Wille wohnt. Letztlich macht es den Unterschied zwischen dem Menschen und allem anderen Leben auf der Erde aus.

Die meisten Menschen gehen aber fälschlicherweise davon aus, dass alle unsere Gedanken und Ideen im Bewusstsein entstehen. Tatsächlich ist unser Bewusstsein nur für etwa 10 Prozent der 50- bis 70.000 Gedanken zuständig, die wir pro Tag produzieren. Der Großteil unseres Denkens, etwa 50 bis 60 Prozent, so erklärte es Sigmund Freud, der Vater der Psychoanalyse, entsteht im Unterbewusstsein. Das Unbewusste ist verantwortlich für die restlichen 30 bis 40 Prozent unseres Denkens.

Das Unterbewusste, auch Vorbewusstes genannt, gilt als Teil des Bewusstseins. Dort speichern wir Erinnerungen, Gewohnheiten und Verhaltensweisen, die aktuell nicht gebraucht werden.[23] Wir können diesen Bereich anzapfen, wenn wir uns beispielsweise an eine Telefonnummer erinnern wollen, an das gestrige Mittagessen oder den Termin für ein Meeting am nächsten Tag.

Im Unbewussten werden tief sitzende Erinnerungen gespeichert, die wir nicht willentlich abrufen können, dazu dauerhafte Emotionen, Gewohnheiten und Verhaltensweisen, die zu einem Großteil bereits in unserer Kindheit programmiert wurden.[24]

Was haben nun aber Bewusstsein, Unterbewusstsein und Unbewusstes mit unserer kognitiven Gesundheit zu tun? Vereinfacht gesagt: Jeder Gedanke, jedes Handeln und Verhalten beeinflusst die Kraft und Leistungsfähigkeit unseres Gehirns. Mit der richtigen Anleitung können wir lernen, unser bewusstes Denken besser zu steuern.

Fallbeispiel: Warum das Wissen über Gehirnwellen und Bewusstsein das Leben von Elizabeth verändert hat

Vor Jahren hatte ich die Freude, Elizabeth (Name geändert) kennenzulernen, die in einem Zentrum für Physiotherapie als Hypnotherapeutin arbeitete. Sie begleitet ihre Patienten in einen tranceartigen Zustand, indem sie mithilfe bestimmter Techniken ihr Bewusstsein ruhigstellt. So können die Patienten sich mit ihrem Unterbewusstsein verbinden und finden Zugang zu tieferen Schichten, sodass sie wiederkehrende Probleme – chronische Schmerzen, Ängste, Suchterkrankungen, Depressionen, Furcht und Phobien – besser managen können.

Um es etwas genauer zu erklären: Jede und jeder von uns erlebt tranceähnliche Zustände, beispielsweise wenn wir uns Tagträumen hingeben, in ein gutes Buch eintauchen, auf Autopilot fahren, kochen, meditieren oder Sport treiben. Die Hypnotherapie erlaubt es Therapeuten, einen Zugang zu diesem tieferen Zustand zu finden, um ihren Patienten bei der Überwindung von Problemen zu helfen, die im Unterbewusstsein eingeschlossen sind.

Elizabeth praktizierte schon seit einigen Jahren, wusste aber nicht sehr viel über die Biologie des Gehirns und bildgebende Verfahren. Ich sorgte dafür, dass sie mehr über Gehirnwellen erfuhr, die bioelektrischen Schwingungen, die entstehen, wenn die Gehirnzellen miteinander kommunizieren. Diese Wellen variieren in Frequenz und Schwingungsbreite von hoher Frequenz und niedriger Amplitude bis hin zu niedriger Frequenz und hoher Amplitude. Und wenn man weiß, wie so etwas geht, kann man sie beeinflussen. Wenn die Frequenz hochgefahren wird, entsteht ein Zustand erhöhter Aufmerksamkeit, verbunden mit erhöhter Angst, Energie und Erregung.

Wird die Frequenz heruntergefahren, so kann man Stress reduzieren und eine tiefere Entspannung erzeugen.

Ich dachte mir, wenn Elizabeth mehr über die Wissenschaft der Gehirnwellen erführe, könnte sie ihre Patienten leichter in den Bereich niedriger Frequenzen begleiten und so ihr Unterbewusstsein und ihr Unbewusstes erreichen. Außerdem würde es ihr vielleicht helfen, herauszufinden, welche Patienten für diese Art der Behandlung zugänglich waren und wie sie mit Menschen arbeiten könnte, die nicht auf Hypnose ansprechen.

Und ich hatte richtig vermutet: Nach einigen Monaten der Zusammenarbeit berichtete mir Elizabeth, wie ihr neu erworbenes Wissen ihr Möglichkeiten eröffnet hatte, anders zu praktizieren und bei manchen Klienten regelrechte Durchbrüche zu erreichen, die sie bisher nicht für möglich gehalten hatte.

Doch unsere Zusammenarbeit hatte noch ein weiteres wichtiges Ergebnis: Elizabeth lernte ihr eigenes Gehirn besser kennen und erfuhr, welche Kraft ihre Gedanken auf ihre körperliche, mentale und kognitive Gesundheit ausüben können. Sie begriff, dass jeder einzelne Gedanke eine chemische Reaktion im Gehirn auslöst, die sich im gesamten Körper auswirken kann. Und sie fing an, intensiver darauf zu achten, was aus ihrem Unterbewusstsein und dem Unbewussten aufstieg, sodass ihr bewusstes Denken positiver wurde. Wir werden uns in Kapitel 8 noch genauer mit der Kraft der Gedanken befassen.

Das klingt alles nach neumodischem Kram, aber die Verbindung zwischen Gehirn und Körper und ihre potenzielle Bedeutung für die Gesundheit und das Glück des Menschen sind nicht besonders weit hergeholt. Elizabeth lernte, dass etwas mehr Wissen über die Biologie des Gehirns und die Verbindung zwischen kognitivem Denken und körperlichem Zustand eine tief greifende und dauerhafte Wirkung auf unsere Lebensqualität haben kann.

> *Mein Tipp:* Wenn Sie Ihr Gehirn und seine Funktionen besser verstehen, können Sie negative Gedanken kontrollieren und Ihr Verständnis für die Verbindung von Körper und Geist stärken.

Intellekt: Was es wirklich heißt, klug zu sein

Man kann kein Buch über das menschliche Gehirn schreiben, ohne wenigstens einmal darüber zu sprechen, wie stark unsere Intelligenz im Bereich der Neurologie, also in unserem Nervensystem, angesiedelt ist und – noch wichtiger – wie man die eigene intellektuelle Leistungsfähigkeit steigern kann.

Intelligenz ist, ganz einfach ausgedrückt, die allgemeine geistige Fähigkeit von Lebewesen, nachzudenken, Probleme aktiv zu lösen und neue Informationen zu verarbeiten. Um dies zu tun brauchen wir Wahrnehmung, Gedächtnis, Aufmerksamkeit, Sprache und Planung.

Weniger leicht lässt sich feststellen, wo im Gehirn unser Intellekt angesiedelt ist. Heute sind sich die meisten Wissenschaftler einig, dass verschiedene Bereiche des Gehirns zusammenarbeiten, um Intelligenz zu erzeugen und zu erhalten.[25] Neurobiologische Untersuchungen zeigen, dass unsere Gene teilweise, aber nicht ausschließlich für die Intelligenz verantwortlich sind. So beeinflussen die Gene beispielsweise die Größe und Effizienz der kognitiven Bereiche, die für höheres Denken zuständig sind.[26]

Doch der genetische Faktor bedeutet nicht, dass unsere Intelligenz in Stein gemeißelt ist und sich nicht mit der Zeit verändern könnte. Das Gehirn ist ungeheuer plastisch und lässt sich formen – zu unserem Vorteil, aber auch zu unserem Nachteil. Die Forschung zeigt jedenfalls, dass wir unser Gehirn auf vielfältige Weise dazu bringen können, mehr Intellekt zu entwickeln. Es ist wohl nicht überraschend, dass das Erlernen neuer Informationen und Fertigkeiten dabei an erster Stelle steht. Es stärkt die Verbindungen zwischen den Gehirnzellen und schafft neue Verbindungen, die beim kognitiven Denken helfen.[27]

Eine weitere wichtige Möglichkeit, um Intelligenz zu verbessern, besteht in Verhaltensänderungen in Bezug auf Essen, Bewegung, Schlaf und Stressmanagement. Schon kleine Verhaltensänderungen über einen Zeitraum von zwei Wochen hinweg verbessern die Gehirnleistung und steigern über eine längere Zeit hin die kognitive Intelligenz.[28]

Auch die mentale Einstellung und die Kraft der Gedanken spielen eine wichtige Rolle. Eine Studie belegte, dass Studenten, denen man gesagt hatte, sie könnten ihre Intelligenz steigern, nach einiger Zeit bessere Noten schrieben als solche, denen man nie von der Möglichkeit erzählt hatte, ihren Intellekt zu fördern.[29]

Anders ausgedrückt: Wenn Sie wissen und es auch glauben, dass Sie Ihr Gehirn aktiv verändern können, wird Ihnen das bereits helfen, Ihre kognitive Leistungsfähigkeit zu steigern.

Der IQ

Der Intelligenzquotient, abgekürzt IQ, wurde von Psychologen zu Beginn des 20. Jahrhunderts entwickelt, um Wissensfortschritte einzuschätzen und zu bewerten. Der IQ-Wert ergibt sich aus den Leistungen in einer Reihe kognitiver Tests mit verbalen, numerischen und bildhaften Aufgaben. Der Durchschnittswert beträgt 100. Liegt der IQ darunter, gilt die betreffende Person als weniger intelligent. Werte über 140 deuten hingegen auf Genies oder besondere Begabungen hin (Stephen Hawking und Albert Einstein hatten einen IQ von geschätzt 160).

Viele Neurowissenschaftler und Psychologen unserer Zeit sind skeptisch, was den IQ-Wert angeht. Sie kritisieren, dass der IQ lediglich erlernbares Wissen misst und den angeborenen Intellekt außer Acht lässt. Bestätigt wird diese Kritik durch Studien, die zeigen, dass man den IQ verändern kann, indem man den Schultyp, die familiäre Umgebung, den Arbeitsplatz und sogar den Erziehungsstil wechselt.[30]

Faszinierende Fakten und schockierende Wahrheiten über unser Gehirn

Mag sein, dass ich eine besondere Schwäche für das Gehirn habe, nachdem ich dieses unglaubliche Organ ein Leben lang studiert habe. Aber ich garantiere Ihnen, es gibt faszinierende Fakten und schockierende Feststellungen über unser Gehirn, die selbst die größten Skeptiker überraschen und erfreuen.

Lassen Sie uns einen Mythos gleich begraben: Die Behauptung, wir würden nur 10 Prozent unseres Gehirns nutzen, ist falsch. Wir nutzen unser Gehirn zu 100 Prozent, selbst wenn wir ruhen oder schlafen. Tatsächlich ist unser Gehirn gerade dann recht aktiv, wenn es sich im Schlaf befindet, weil es dann den Müll an Eindrücken, Bildern und Erfahrungen wegräumt, der sich während des Tages angesammelt hat.

Ein weiterer Mythos: Menschen haben bei Weitem nicht das größte Gehirn aller Lebewesen auf der Erde (im Verhältnis zur Körpergröße). Diese Ehre gebührt vielmehr dem Pottwal (ja, genau: Moby Dick). Sein Gehirn ist fünf Mal so groß wie unseres. Und tatsächlich ist der Pottwal deutlich klüger als die meisten anderen Säugetiere. Studien zeigen, dass Pottwale großartige Kommunikationsfähigkeiten besitzen. Man kann sie aufgrund ihrer Größe schlecht für Forschungsvorhaben einsetzen, aber Meeressäuger aus derselben Familie zeigen, dass sie sich im Spiegel selbst erkennen und sogar darauf trainiert werden können, Unterwasserminen und Schiffbrüchige zu finden.[31]

Wenn Sie Kinder haben, ist Ihnen sicher schon mal die Behauptung begegnet, klassische Musik mache klug. Es tut mir furchtbar leid für alle Beethoven-Babys da draußen, aber das stimmt nicht: Klassische Musik hat keinen Einfluss auf den IQ von Kleinkindern, auch wenn massenweise Playlists und DVDs etwas anderes behaupten.[32]

Übrigens kann unser Gehirn keinen Schmerz empfinden, obwohl die Wahrnehmung für Schmerz im Gehirn verarbeitet wird. Hirnoperationen können ohne Narkose durchgeführt werden und verursachen keinerlei unangenehme Empfindungen. Und was ist mit Kopfschmerzen? Die fühlen sich zwar möglicherweise an, als würde es im Gehirn klopfen und pulsieren, doch verursacht werden diese Schmerzen durch verspannte Muskeln, Probleme mit den Nebenhöhlen, verengte Blutgefäße und andere Dinge, die sich nicht im Gehirn abspielen.[33]

Apropos Kopfschmerzen: Kennen Sie dieses Einfrieren im Gehirn, wenn Sie etwas sehr Kaltes zu schnell essen oder trinken? Der sogenannte Eiscreme-Kopfschmerz ist harmlos, es schadet dem Gehirn überhaupt nicht, wenn Sie eine Großpackung Ihrer Lieblingssorte verputzen. Was Ihren Blutzucker- und Insulinspiegel angeht, sieht die Sache allerdings schon anders aus. Das Gefühl des Einfrierens entsteht durch ein plötzliches Zusammenziehen der Blutgefäße rund ums Gehirn.[34] Nach Ansicht von Wissenschaftlern ist diese Reaktion sogar gesund, weil sie dafür sorgt, dass wir kalte Dinge langsamer essen. So wird die Kerntemperatur des Gehirns bewahrt.[35]

Eine weitere hilfreiche Anpassungsreaktion des Gehirns ist das Vergessen. Unser Gehirn verfügt über eingebaute Mechanismen, die für einen Gedächtnisverlust sorgen, sodass wir seinen kostbaren Speicherplatz nicht für unwichtige Details verschwenden, die den wirklich benötigten Informationen im Weg stehen.[36] Wenn Sie also demnächst mal wieder einen Namen vergessen oder nicht mehr wissen, wo Ihr Portemonnaie liegt, regen Sie sich nicht auf – das gehört zu den Überlebensstrategien Ihres Gehirns.

Kein Mensch wird eher von der linken oder rechten Gehirnhälfte kontrolliert, aber die Form des Gehirns beeinflusst durchaus unsere Persönlichkeit. Untersuchungen zeigen, dass Menschen, die offen, neugierig und kreativ sind, einen dünneren Cortex (die verschlungene äußerste Schicht des Großhirns) und einen größeren Cortexbereich mit mehr Falten besitzen. Menschen mit einer Neigung zu Neurosen weisen hingegen einen dickeren Cortex, einen kleineren Cortexbereich und eine weniger günstige Faltung auf.[37]

Interessant ist auch, dass nach Auskunft einiger Studien eher introvertierte Menschen eine umfangreichere, dickere graue Substanz im präfrontalen Cortex aufweisen als extrovertierte. Da der präfrontale Cortex aber mit abstraktem Denken in Verbindung steht, vermuten die Wissenschaftler, dass introvertierte Menschen mehr Zeit mit abstraktem Denken verbringen als mit Außenkontakten, sodass sich das Gehirn entsprechend verändert. Auch daran kann man sehen, wie plastisch unser Gehirn ist.[38]

7 häufige Störungen, die dem Gehirn schaden können

Je mehr Sie über Störungen wissen, die Ihre kognitive Gesundheit beeinträchtigen, desto weniger Angst müssen Sie vor solchen Störungen haben. In diesem Buch geht es ja gerade darum, solche Störungen von Vornherein zu verhindern, um ein gesünderes, glücklicheres Gehirn zu erhalten.

1. Alzheimer

Schätzungsweise 5,8 Millionen Amerikaner (und 1,6 Millionen Deutsche) leiden unter Alzheimer. Die Krankheit trifft hauptsächlich Menschen im Alter über 65 Jahren und gilt als häufigste neurodegenerative Erkrankung.[39] Die Forschung ist noch in vollem Gange, aber man vermutet, dass diese Krankheit durch Ablagerungen im Gehirn (amyloide Plaques) und durch verknotete Bündel von sogenannten Tau-Fasern verursacht wird. Alzheimer kann mit bildgebenden Verfahren schon Jahrzehnte vor dem Einsetzen der Symptome festgestellt werden. Diese Symptome sind Gedächtnisverlust, Schwierigkeiten bei der Ausführung vertrauter Tätigkeiten, herabgesetztes Urteilsvermögen und andere Störungen im Verhalten und im Umgang mit anderen.

2. Parkinson

Parkinson ist die zweithäufigste neurodegenerative Störung in den USA. Etwa 1,5 Millionen Amerikaner sind davon betroffen (in Deutschland betrifft es 250.000 bis 280.000 Menschen). Diese Krankheit kann zu Muskelverhärtungen, Zittern und allgemeinen Bewegungsstörungen führen. Bis heute weiß man nicht genau, welches die Ursachen dieser Krankheit sind. Sowohl genetische Veränderungen als auch Umweltfaktoren (Kontakt mit bestimmten Chemikalien sowie Kopfverletzungen) können eine Rolle spielen. Zusätzlich zu den bereits erwähnten Symptomen sind auch Probleme mit der Körperhaltung, mit dem Schreiben und Sprechen bekannt.

3. Demenz

Demenz ist keine Krankheit im eigentlichen Sinne, sondern ein Oberbegriff für ein ganzes Spektrum von Störungen, die mit einem deutlichen Niedergang der kognitiven Funktion einhergehen. Probleme mit dem Gedächtnis, dem rationalen Denken und den sozialen Fähigkeiten sind typisch dafür. Alzheimer ist die häufigste Form der Demenz und für 60 bis 70 Prozent aller Fälle verantwortlich. Auch Parkinsonpatienten im fortgeschrittenen Stadium weisen ein erhöhtes Demenzrisiko auf. Man schätzt, dass eine von sechs Frauen und einer von zehn Männern im Alter über 55 Jahren Demenz entwickeln wird.

4. Leichte Gehirnverletzung (Gehirnerschütterung)

In den letzten Jahrzehnten wird immer häufiger von leichten Gehirnverletzungen bei Sportlern gesprochen, weil es bei Kontaktsportarten zunehmend zu Gehirnerschütterungen kommt. Eine solche leichte Verletzung ist definiert durch einen Schlag auf den Kopf, eventuell in Verbindung mit einer kurzzeitigen Bewusstlosigkeit (weniger als 30 Minuten).

Dauert die Bewusstlosigkeit länger, spricht man von einer schweren Gehirnverletzung.[40] Bei Sportveranstaltungen und im Freizeitsport in den USA kommt es jedes Jahr zu 1,6 bis 3,8 Millionen Gehirnerschütterungen, je nach Schätzung.[41] Die Symptome sind oft nur leicht – vorübergehender Gedächtnisverlust, Müdigkeit, Kopfschmerzen, Sehstörungen und Stimmungsschwankungen. Bei häufigen Schlägen mit oder ohne Gehirnerschütterung kann es zu einer chronischen traumatischen Enzephalopathie kommen (CTE), einer degenerativen Erkrankung des Gehirns, die vor allem bei Footballspielern und ehemaligen Soldaten auftritt.

5. Angststörungen

Etwa 40 Millionen Amerikaner über 18 Jahre werden jedes Jahr von Angststörungen heimgesucht – der häufigsten psychischen Störung hierzulande. Aber was hat die psychische Gesundheit mit dem Gehirn zu tun? Wissenschaftler sagen über Angststörungen, dass diese im Gehirn entstehen, weil bestimmte Verbindungen zwischen Gehirnzellen und auch bestimmte Hirnregionen, vor allem die Amygdala, überstimuliert werden.

Die Symptome umfassen Sorgen, Nervosität, Ruhelosigkeit und Unwohlsein, verbunden mit Erschöpfung, Reizbarkeit, Muskelverspannungen und Schlafschwierigkeiten.

6. Depressionen

Ähnlich wie Angststörungen entstehen auch Depressionen durch Störungen in der Biologie des Gehirns. Ein chemisches Ungleichgewicht kann zu einer Depression führen, aber das allein reicht als Ursache nicht aus. In unserem Gehirn gehen Millionen von unterschiedlichen chemischen Reaktionen vor sich, die Chemie des Gehirns allein löst keine Depression aus. Veränderungen in Bereichen wie dem Hippocampus spielen eine wichtige Rolle.

Außerdem kann eine Depression durch Vererbung, die Verhältnisse am Arbeitsplatz, Schlafmuster, Medikamente und andere Faktoren ausgelöst werden. Nach Auskunft des National Institute of Health haben in den USA mehr als 17 Millionen Menschen schon mindestens einmal eine depressive Phase erlebt.[42] Die Centers for Disease Control and Prevention schätzen, dass innerhalb eines Zeitraums von zwei Wochen etwa 8 Prozent der US-Amerikaner unter einer Depression leiden.[43] In Deutschland geht das Bundesministerium für Gesundheit davon aus, dass 16 bis 20 von 100 Menschen einmal in ihrem Leben an einer Depression oder einer chronisch depressiven Verstimmung erkranken.

7. Schlaganfall

Ähnlich wie eine Gehirnverletzung kann auch ein Schlaganfall deutliche neurodegenerative Folgen haben. Ein Schlaganfall tritt auf, wenn die Blutversorgung im Gehirn blockiert wird, sodass die Zellen von der Versorgung mit Sauerstoff und Nährstoffen abgeschnitten werden. In einem solchen Fall sterben die Neuronen sehr schnell ab, eine ganze Lawine von körperlichen und kognitiven Problemen ist die Folge. Die unmittelbaren Symptome umfassen plötzliche Lähmungen (in der Regel einseitig), Schwierigkeiten beim Sprechen und Verstehen von gesprochenen Wörtern, Sehstörungen und eine allgemeine Muskelschwäche.

Ein Schlaganfall kann zu Gedächtnisverlust führen, zu einer Behinderung des Denkens und dauerhaften Schäden im Gehirn. Jedes Jahr erleiden fast 800.000 US-Amerikaner einen Schlaganfall. Das heißt, in den USA erleidet alle 40 Sekunden ein Mensch einen Schlaganfall.[44] In Deutschland betrifft dies rund 250.000 Menschen jährlich *(Anm. der Redaktion)*.

3

Eine bessere Ernährung für Ihr Gehirn

Als wir in den Amen Clinics unsere Studie mit den Spielern der National Football League begannen, arbeiteten wir zunächst mit nur 15 Spielern. Doch wir stellten rasch fest, dass Gehirnschäden bei den Spielern weiter verbreitet waren, als zunächst angenommen. Da die meisten ehemaligen Spieler übergewichtig oder gar fettleibig waren, regten wir an, dass sie zunächst einmal abnehmen sollten – denn überschüssiges Körperfett schadet der Gehirnfunktion ganz erheblich.

Trotzdem war ich überrascht, als Dr. Daniel Amen, der Gründer der Klinik, mich bat, eine Abnehmgruppe für die Spieler zu leiten. Ich war Neuro-, keine Ernährungswissenschaftlerin und auch keine Expertin für Fitnessfragen! Wir hatten es mit Profisportlern zu tun, die doch wohl wissen mussten, wie man isst und trainiert, um seine Wettkampfform zu erreichen.

Nachdem die Spieler weit verstreut lebten, organisierte ich zweimal im Monat ein Online-Meeting, an dem alle teilnehmen konnten. Ich entwickelte PowerPoint-Präsentationen und unterrichtete die Teilnehmer in einer Ernährung, die ihrem Gehirn den nötigen Brennstoff lieferte. Zu meiner Überraschung waren sie gut vorbereitet, brachten Fragen mit und wollten besser verstehen, wie sie mit der richtigen Ernährung ihre geistige Gesundheit unterstützen könnten. Die Gruppe traf sich mehr als ein Jahr lang und wurde sehr schnell zu einer engen Gemeinschaft, in der sich die Spieler über ihre Probleme mit Fressattacken, Gelüsten und der Kontrolle des Essens untereinander austauschten. Es dauerte auch nicht lange, dann war ich eine wichtige

Informationsquelle für die Teilnehmer. In dieser Zeit erhielt ich den Spitznamen „Coach K".

Bei den Treffen sprach ich über gehirngesunde Nahrungsmittel, erläuterte die Gefahren, die von künstlichen Süßstoffen ausgehen, und erklärte, wie man Zutatenlisten auf dem Etikett liest. Bio-Nahrungsmittel und warum sie so wichtig sind, Omega-3-Fettsäuren und ihre Bedeutung, der richtige Umgang mit der Mittelmeerkost und die Bedeutung einer Ernährung mit niedrigem glykämischen Index waren weitere Themen. Ich entwickelte verschiedene Ernährungspläne, darunter eine Variante mit Mittelmeerkost, eine mit besonders niedrigem glykämischen Index, eine, bei der ausschließlich biologisch angebaute Lebensmittel verwendet wurden, und eine mit Fertiggerichten für diejenigen, deren Kochkünste nicht allzu ausgeprägt waren. Ich zeigte den Teilnehmern auch ein Foto vom Einkaufswagen meines Vaters, der immer randvoll mit gehirngesunden Lebensmitteln war. Wenn ein Siebzigjähriger mit Schüttellähmung sich dafür begeistern konnte, im Dienste seiner Gehirngesundheit einzukaufen und zu essen, dann sollte das doch diesen Jungs wohl auch gelingen! Am Ende jedes Treffens stellte ich ihnen ein Rezept vor, das verschiedene hirngesunde Nahrungsmittel kombinierte.

Ich hatte immer schon gern unterrichtet, auch an der Universität, aber dass mir die Arbeit mit diesen Sportlern so viel Spaß machen würde, hatte ich nicht erwartet. Es war wirklich eine Freude, ihnen beizubringen, wie man für sein Gehirn sorgt, indem man Entscheidungen für einen besseren Lebensstil trifft. Dabei war es hilfreich, dass die Spieler daran gewöhnt waren, gecoacht zu werden, das hatten sie ja ein Leben lang so betrieben. Sie reagierten mit einer proaktiven Haltung darauf, was wohl mit dazu beitrug, dass wir die Veränderungen so erfolgreich umsetzen konnten. Die Jungs waren begeistert von meinen Anleitungen und bereit, alles zu tun, um ihre Ernährung zum Besseren zu verändern.

Mit der Zeit wurden die Teilnehmer zu einer Familie mit einem gemeinsamen Ziel: Gehirn-Fitness. Die Gruppe war so erfolgreich, dass ich ein ähnliches Angebot für die Patienten unserer Klinik ins Leben rief. Viele Spieler wollten weitermachen und blieben jahrelang dabei, sodass ich ihren Weg zu mehr kognitiver Gesundheit weiterhin aktiv und engmaschig verfolgen konnte.

Während unserer Treffen ging es immer um die Gesundheit des Gehirns, während die Gewichtsabnahme ein positiver Nebeneffekt war. Fast jeder möchte abnehmen, das war einfach zu vermitteln. Doch viele konnten sich nicht gleich vorstellen, dass sie Fett abbauen könnten, einfach indem sie einem hirngesunden Ernährungsplan folgten.

Zunächst einmal kann ich mit Stolz verkünden: Alle, die abnehmen wollten, taten das auch – einige 15 Kilo, andere fast 40 Kilo. Doch die Gewichtsabnahme war wie gesagt gar nicht das Hauptthema, es ging vielmehr darum, Ernährungsgewohnheiten zu entwickeln, die der Gesundheit des Gehirns dienen, und diesen Gewohnheiten ein Leben lang zu folgen.

Die Ernährung, die ich hier beschreibe, umfasst einen Weg in sieben Schritten und folgt den Prinzipien, die ich mit der NFL-Gruppe entwickelt habe. Der Plan fördert kleine, aufeinander aufbauende Veränderungen der täglichen Ernährung, die dem Gehirn nützen. Das Hauptziel besteht darin, das Gehirn fit zu machen, aber wenn Sie abnehmen wollen, können und werden Sie auch das erreichen.

Lesen Sie sich jeden Schritt genau durch, auch wenn Sie der Meinung sein sollten, dass Sie ihn bereits gegangen sind. Vielleicht gibt es ja ein paar spezielle Empfehlungen, die Sie noch nicht kennen. Am Ende werde ich erklären, wie viele Portionen aus jeder Lebensmittelgruppe Sie täglich essen sollten, wie es mit Alkohol aussieht und wie sich diese Ernährung an Ihre eigenen Bedürfnisse und Vorlieben anpassen lässt.

Schritt 1: Ändern Sie Ihren Speiseplan

In einer Welt, in der alles bequem erreichbar und gut verpackt ist, nehmen US-Amerikaner fast 60 Prozent ihrer täglichen Kalorienzufuhr auf der Basis verarbeiteter Lebensmittel zu sich, darunter befinden sich auch Fertiggerichte mit Zutaten, die eher im Labor entstanden sind als auf einem Bauernhof.[1] Gemeint sind Dinge wie Kartoffelchips, Cracker, Frühstücksflocken, Tiefkühlkost, Limonaden (auch kalorienfreie), Kekse, Süßigkeiten, Ketchup, viele Salatdressings, Nudeln, Brot, Fruchtjoghurt, Aufschnitt und die große Mehrheit der Lebensmittel, die in unseren Supermarktregalen angeboten werden.

Wenn Sie nun fragen, was denn bitte so schlimm daran ist, muss ich Ihnen antworten: Fast alles. Diese Nahrungsmittel enthalten viele Kalorien, Zucker, ungesunde Fette, leere Kohlenhydrate und schädliche Chemikalien. Gleichzeitig fehlen Nährstoffe, die das Gehirn braucht, um nicht nur optimal zu funktionieren, sondern auch, um zu überleben.

In meiner Arbeit mit Klienten habe ich festgestellt, dass viele glauben, sie würden relativ wenig Zucker zu sich nehmen – ein großer Irrtum, obwohl sie keine Süßigkeiten essen, keine Limonade trinken und nur gelegentlich ein Dessert zu sich nehmen. Aber Zucker ist in fast allem enthalten, was wir essen, nicht nur in Limonade, Saft, Keksen, Marmelade, Kuchen und Süßigkeiten, sondern auch in Smoothies, Müsliriegeln, Joghurt, Frühstücksflocken, Brot, Crackern, Ketchup, Salatdressings, Fertigsoßen, Sportlerdrinks und Kaffeespezialitäten. Selbst Bio-Nahrungsmittel, vegane, fettarme und glutenfreie Nahrungsmittel können erhebliche Mengen Zucker enthalten. Zucker ist so allgegenwärtig, dass ein durchschnittlicher US-Amerikaner pro Tag etwa 17 Teelöffel davon verzehrt – und das sind etwa zehn Teelöffel mehr, als unsere Ernährungsrichtlinien empfehlen.[2] Auch in Deutschland ist der Zuckerkonsum hoch. 35 Kilo Zucker verbraucht jeder Bundesbürger jährlich, davon allein 9,5 Kilo in Getränken, ermittelten der SWR und eine Studie von Foodwatch *(Anm. d. Redaktion)*.

Verarbeitete Lebensmittel sind aber nicht nur Zuckerbomben, sie enthalten auch alle möglichen chemischen Zusätze: Konservierungsmittel, Emulgatoren, Farbstoffe, gehärtete Fette, Süßstoffe, Aromastoffe, Glutamat und bekannte Krebserreger wie zum Beispiel Acrylamid.

Diese Zusatzstoffe verbessern den Geschmack und das Aussehen oder sie sorgen dafür, dass sich Nahrungsmittel monate- oder jahrelang halten. Solche Zusatzstoffe haben im Essen eigentlich nichts zu suchen. Studien zeigen, dass sie das Risiko für Krebs, Herzerkrankungen, Diabetes und praktisch jede andere chronische Krankheit erhöhen – sie senken ganz einfach unsere Lebenserwartung.[3] Im Gehirn können die Zusatzstoffe Gedächtnis und Konzentration schaden, die Durchblutung hemmen und das Risiko neurokognitiver Abbauerscheinungen und Krankheiten auslösen.

Das einzig Gute an verarbeiteten Nahrungsmitteln: Man kann sie leicht vermeiden, indem man ganz einfach richtiges Essen zu sich nimmt. Also Essen, wie man es vor dem Beginn der industriellen Lebensmittelproduktion kannte. Essen, das direkt aus dem Boden oder von einem Bauernhof kommt, ohne dass man es groß verändert oder etwas hinzufügt.

Solche Lebensmittel sind von höchster Bedeutung für die Gesundheit unseres Gehirns, und zwar aus folgenden Gründen: Sie kombinieren komplexe Kohlenhydrate, Fette, Proteine, Ballaststoffe, Vitamine, Mineralstoffe, Antioxidantien und andere Nährstoffe, die das Gehirn und der Körper benötigen, um richtig zu funktionieren. Wenn man so etwas zu sich nimmt, ist es so, als wenn man ein hochdosiertes Multivitaminpräparat schluckt. Außerdem sind diese Lebensmittel frei von zugesetztem Zucker und chemischen Stoffen.

Wenn Sie nichts anderes an Ihrer Ernährung verändern und nur verarbeitete Lebensmittel gegen echtes Essen austauschen, verbessert das bereits die Durchblutung Ihres Gehirns und die Neubildung von Gehirnzellen. Entzündungsreaktionen werden vermindert und daneben gibt es noch eine ganze Menge andere gesundheitliche Vorteile.

Schritt 2: Mehr Fett, aber von der richtigen Sorte

Unser Gehirn besteht zu 60 Prozent aus Fett und das heißt: Das Fett in unserer Ernährung spielt eine wichtige Rolle im Hinblick auf unsere kognitive Funktion. Fette werden gebraucht, um die Zellmembranen aufzubauen und damit die Zellen richtig arbeiten können. Fette sind auch der Stoff, aus dem die Myelinschichten des Gehirns bestehen, welche die Nervenfasern umhüllen und die Gehirnzellen in die Lage versetzen, ihre Signale schnell und effizient weiterzugeben. Unser Fettverzehr ist wichtig für eine optimale Durchblutung des Gehirns, für die Neubildung von Gehirnzellen und nahezu jede Struktur und Funktion, die etwas mit höherem Denken zu tun hat.

Wenn Sie nicht genug Fett zu sich nehmen, steigt auch das Risiko für den neurodegenerativen Abbau und Krankheiten wie Alzheimer oder Parkinson.

Halt! Es gibt ein Fett, von dem wir alle mehr essen sollten

Nicht alle Fette sind gut fürs Gehirn. Und leider konsumieren wir ausgerechnet von dem Fett am wenigsten, welches unser Gehirn am meisten braucht. Ich spreche von essenziellen Fettsäuren, vor allem von denjenigen, die hauptsächlich in Fisch und Meeresfrüchten enthalten sind. Essenzielle Fettsäuren sind von größter Bedeutung für die Fähigkeit unseres Gehirns, optimal zu arbeiten.[4]

Unser Körper kann essenzielle Fettsäuren nicht selbst herstellen, wir müssen sie ihm mit unserer Nahrung oder mit Nahrungsergänzungsmitteln zuführen. Das Institute of Medicine's Food and Nutrition Board in den USA gibt noch keine Empfehlung für den Konsum von Omega-3 enthaltenden Fetten heraus,[5] aber die American Heart Association empfiehlt mindestens zwei 100-Gramm-Portionen Fisch pro Woche, um den Konsum von mehrfach und einfach ungesättigten Fettsäuren zu erhöhen.[6] Diese Richtlinien sind wichtig, denn man vermutet, dass mehr als 90 Prozent aller US-Amerikaner zu wenig Omega-3-Fettsäuren aus Fisch und Meeresprodukten zu sich nehmen.[7] Es gibt drei Arten von Omega-3-Fettsäuren:

1. Alpha-Linolensäure (ALA), die in Nüssen, Rapsöl, Leinsamen und anderen pflanzlichen Lebensmitteln vorkommt.
2. Eicosapentaensäure (EPA) in atlantischem Hering oder Lachs.
3. Docosahexaensäure (DHA), die in Fisch und Meeresprodukten vorkommt.

Alle Omega-3-Fettsäuren sind in der Lage, die Leistungsfähigkeit des Gehirns zu steigern, aber DHA ist in diesem Zusammenhang am bedeutsamsten.

DHA enthält 90 Prozent der Fettsäuren, die auch im Gehirn enthalten sind. Sie ist von entscheidender Bedeutung für fast alle kognitiven Funktionen, darunter auch die Lebensdauer und das Wachstum von Gehirnzellen, Neuroplastizität, Übermittlung von Signalen durch die Synapsen, Durchblutung des Gehirns und heile Zellmembranen. All diese Faktoren sind wiederum entscheidend für Fähigkeiten wie Gedächtnis, Konzentration, Problemlösung und Informationsverarbeitung.

ALA kommt in der normalen amerikanischen Ernährung relativ häufig vor, weil diese Fettsäure in vielen Pflanzen enthalten ist, die wir regelmäßig zu uns nehmen, darunter Nüsse und Hülsenfrüchte. Einen Teil der ALA kann unser Körper auch in DHA umwandeln, aber eben nur einen Teil: 15 Prozent der ALA können zu DHA und EPA umgebaut werden.[8] Um die Gesundheit und Funktion des Gehirns zu verbessern, müssen Sie auch Lebensmittel zu sich nehmen, in denen DHA enthalten ist. Denken Sie daran: Ihr Körper kann dieses Fett nicht in ausreichender Menge selbst produzieren. Mithilfe der folgenden Tipps bekommen Sie aber mehr von dieser essenziellen Fettsäure:

1. *Springen Sie ins Meer.* Den höchsten DHA-Anteil enthalten Lachs, Thunfisch, Forellen, Muscheln, Hering, Makrelen, Sardinen und einige andere Meeresprodukte. Als Faustregel kann man sagen: Fette Kaltwasserfische enthalten insgesamt mehr Omega-3-Fettsäuren als beispielsweise Barsch, Tilapia oder Kabeljau/Dorsch. Eine oder zwei Portionen fetter Fisch reichen aus, um Ihre Versorgung mit DHA zu verbessern.
2. *Fisch, der nicht „fischig" schmeckt.* Wenn Sie den Fischgeschmack nicht mögen, probieren Sie Scholle, Heilbutt, Wels,

Forelle oder Saibling. Manche Fische, beispielsweise Dorsch, verhalten sich bei der Zubereitung ein bisschen wie Hähnchenfleisch: Sie nehmen jedes Gewürz und jede Soße an. Auf diese Weise können Sie Ihre Rezepte wunderbar variieren – denken Sie auch an Fisch-Tacos, Fischburger, gebratene Fischstäbchen mit einer Kruste aus Haferflocken oder Muschelsuppe.

3. *Seien Sie wählerisch.* Sowohl Fische aus Wildfang als aus Zuchtanlagen können Schadstoffe enthalten, die Ihrem Gehirn schaden. Sie sollten alles tun, um den Kontakt mit Polychlorierten Kohlenwasserstoffen und Quecksilber zu vermeiden. Bevor Sie Fisch kaufen oder im Restaurant bestellen, überprüfen Sie ihn mithilfe der Apps oder Webseiten des Monterey Bay Aquarium Seafood Watch oder des WWF. Hier werden nicht nur der Wert für die eigene Gesundheit, sondern auch die Nachhaltigkeit des Fischfangs bewertet.
4. *Probieren Sie Meeresgemüse.* Abgesehen von Nahrungsergänzungsmitteln, gibt es noch andere Möglichkeiten, genug DHA zu sich zu nehmen. Algen, vor allem Tang und Spirulina (eine blaugrüne Algenart), enthalten ebenfalls diese spezielle Omega-3-Fettsäure, wenn auch mit einem geringeren Anteil. Beide bieten auch eine hohe Konzentration von Mikronährstoffen. Die Spirulinaalge wird uns als Nahrungsergänzung auch noch in Kapitel 5 begegnen.
5. *ALA optimieren.* Meeresprodukte enthalten sehr viel DHA, aber ein gewisser Teil von ALA lässst sich auch in DHA und EPA umwandeln. Um Ihren Körper für diese Umwandlung möglichst fit zu machen, sollten Sie Lebensmittel mit hohem ALA-Anteil zu sich nehmen: Chiasamen, Hanfsamen, Leinsamen, Walnüsse, Edamame- und Kidneybohnen. Einige Pflanzenöle, darunter Leinöl, Walnuss-, Hanf- und Chiaöl, sind ebenfalls reich an ALA.
6. *Vorsicht vor Lebensmittelzusätzen.* Da in den USA viel zu wenig Omega-3-Fettsäuren in der normalen Nahrung enthalten sind, werden viele Produkte mit DHA und EPA angereichert, darunter Frühstücksflocken, Orangensaft, Energieriegel, Salatdressings und sogar Backwaren. Viele dieser Lebensmittel sind hoch verarbeitet und enthalten mehr Zucker, leere Kohlenhydrate und chemische Zusätze als DHA.

Die Wahrheit über gesättigte Fettsäuren und Cholesterin

In den letzten zehn Jahren wurde unter Ernährungsexperten heftig diskutiert, was die Themen gesättigte Fettsäuren und Cholesterin angeht. Sind diese Stoffe tatsächlich die Bösewichte, als die man sie lange Zeit bezeichnet hat? Tatsache ist: Ihr Gehirn und Ihr gesamter Körper brauchen gesättigte Fettsäuren und Cholesterin, um optimal zu funktionieren. Vor allem gesättigte Fettsäuren sind wichtig für die Zellmembranen, während Cholesterin unter anderem dabei hilft, bestimmte Hormone zu produzieren, die in Sachen geistige Gesundheit eine entscheidende Rolle spielen.

Wer jetzt behauptet, wir sollten mehr Bacon, Steaks, Eier und Käse essen, hat allerdings nicht ganz begriffen, was für unser Gehirn gesund ist. Nahezu jede einzelne Langzeitstudie zeigt, dass eine Aufnahme von zu viel gesättigten Fettsäuren und ungesundem LDL-Cholesterin katastrophale Auswirkungen auf das Gehirn hat. Sie führt zu Entzündungsreaktionen, Gedächtnisschwund und Stimmungsschwankungen. Außerdem erhöht sie das Risiko für Alzheimer und andere Krankheiten. Wir werden uns in Kapitel 10 noch genauer mit LDL-Cholesterin befassen.[9]

Da wir aber für eine optimale Gesundheit unseres Gehirns durchaus gesättigte Fettsäuren und Cholesterin benötigen, empfehle ich Kokosnüsse und Kokosöl. Beide enthalten reichlich gesättigte Fettsäuren – Kokosöl etwa zu 90 Prozent, also doppelt so viel wie fetter Speck. Aber es handelt sich um eine andere Art von gesättigter Fettsäure, als sie in Fleisch, Eiern, Milchprodukten und Fertiggerichten vorkommt.

Die gesättigten Fettsäuren in Kokosnüssen gehören zu den sogenannten mittelkettigen Triglyzeriden (MCT). Sie sind kürzer als die langkettigen Triglyzeride (LCT) in tierischen und hoch verarbeiteten Lebensmitteln. Deshalb werden sie vom Körper leichter aufgenommen und schneller in Brennstoff für Gehirn und Körper umgewandelt,[10] sodass sie weniger Gefahr laufen, als Körperfett gespeichert zu werden. Studien zeigen auch, dass mittelkettige Triglyzeride besser sättigen und den Spiegel an ungesundem LDL-Cholesterin im Blut senken.

Im Gehirn bewirken MCT wahre Wunder, weil sie zu Stoffen verarbeitet werden, die man Ketone nennt. Diese Ketone können die Gehirnzellen als Brennstoff nutzen, wenn gerade kein Zucker zur Verfügung steht. MCT verbessern auch die Durchblutung des Gehirns und bekämpfen altersbedingte Entzündungen in den Gehirnzellen.[11] Sie sind für das Gehirn so wichtig, dass es bereits Forschungsprojekte gibt, in denen untersucht wird, ob sie vielleicht sogar zur Behandlung von Alzheimer und anderen Formen der Demenz genutzt werden können.[12]

Kokosöl lässt sich leicht in die Ernährung aufnehmen, indem man es zum Kochen und Braten verwendet. Es schmeckt neutral und lässt sich hoch erhitzen, sodass man es gut zum Braten im Wok und in der Pfanne, aber auch für alle anderen Zubereitungsarten verwenden kann. Außerdem wird es bei Zimmertemperatur fest und stellt deshalb eine gute Butteralternative zum Backen dar.

Schritt 3: Ja, Sie sollten Kohlenhydrate essen – aber die richtigen

Das Gehirn braucht eine ständige Versorgung mit Glukose, also Zucker, um gut zu arbeiten. Die beste Quelle für Glukose sind Kohlenhydrate, die der Körper leichter zu Zucker verarbeiten kann als Fett oder Eiweiß.

Das heißt nun nicht, dass Sie sich mit Brot, Nudeln, Keksen und Kartoffelchips vollstopfen sollten. Raffinierte Einfach-Kohlenhydrate sind sogar schädlich für die geistige Gesundheit. Sie enthalten oft zu viel Zucker und können Blutzuckerspitzen verursachen, die der Funktion der Gehirnzellen schaden und wichtige Gehirnregionen schrumpfen lassen, sodass es zu Gedächtnisschwund, Schwierigkeiten beim Denken und einem erhöhten Risiko für den geistigen Abbau kommt.

Am besten fürs Gehirn sind komplexe Kohlenhydrate, wie sie in Vollkornprodukten, Gemüse, Nüssen, Hülsenfrüchten und Obst vorkommen. Diese Lebensmittel enthalten auch mehr Ballaststoffe, Vitamine, Mineralien und Antioxidantien als einfache oder raffinierte Kohlenhydrate. Der natürliche Zucker, den sie mitbringen, wird vom

Körper langsamer verarbeitet als das Zeug in raffinierten Kohlenhydraten. Ihr Körper verdaut komplexe Kohlenhydrate insgesamt langsamer, weil sie aus längerkettigen Molekülen bestehen. Das führt zu einer längeren Sättigung und dauerhaft mehr Energie.

Komplexe Kohlenhydrate werden oft mit Vollkornprodukten verwechselt. Viele abgepackte Lebensmittel wie Brot, Frühstücksflocken, Cracker und Tiefkühlmahlzeiten werben mit ihrem Vollkornanteil, aber sie enthalten eben auch raffinierte Kohlenhydrate, Zucker und chemische Zusatzstoffe. Diese hoch verarbeiteten „Vollkornprodukte“ bringen oft zu wenig Ballaststoffe und gesundes Fett mit.

Welche Vollkornprodukte sollten Sie denn nun essen? Einige Beispiele sind Vollkornreis, Wildreis, Vollkornhaferflocken, Quinoa, Amaranth, Emmer, Dinkel, Buchweizen, Gerste und Hirse. Sie alle haben einen niedrigen glykämischen Index, was bedeutet, dass sie den Blutzuckerspiegel nicht so stark erhöhen.

Einige heutige Trend-Ernährungsweisen wie Paleo und Keto lassen Vollkornprodukte weg. Ich empfehle das nicht, wenn Sie Ihrem Gehirn wirklich etwas Gutes tun wollen. Obst und Gemüse sind durchaus wichtige Lieferanten für den Zucker, den unser Gehirn braucht, aber im Vollkorngetreide ist dieser Zucker viel höher konzentriert und er wird langsamer verdaut, sodass die Zuckerversorgung dauerhaft gesichert ist.

Vollkorngetreide ist außerdem reich an Ballaststoffen, B-Vitaminen und Vitamin E sowie anderen Nährstoffen, die für die geistige Gesundheit wichtig sind. Die Nährstoffe in Vollkorngetreide helfen uns, Neurotransmitter zu produzieren, darunter auch den „Wohlfühlstoff“ Serotonin (ein Grund, warum manche Menschen sich nach dem Verzehr von komplexen Kohlenhydraten geradezu euphorisch fühlen).

Studien zeigen auch, dass Menschen, die viel Vollkorngetreide zu sich nehmen, ein geringeres Risiko eines altersbedingten geistigen Abbaus aufweisen.[13] Gleichzeitig weiß man, dass Menschen, die überhaupt keine Vollkornprodukte zu sich nehmen, eher Gefahr laufen, kognitive Probleme und Krankheiten zu entwickeln.[14]

Ihr Einkaufszettel: Vollkorn für ein gesundes Gehirn

1. Vollkorn-Haferflocken
2. Quinoa
3. Vollkornreis
4. Wildreis
5. Hirse
6. Dinkel
7. Amaranth
8. Bulgur
9. Buchweizen
10. Roggen
11. Emmer
12. Gerste

Schritt 4: Nahrungsmittel, die besonders wichtig sind

Wenn Sie gesund, schlau und schlank sein wollen, sollten Sie der goldenen Regel des Food-Journalisten Michael Pollan folgen und sich im Wesentlichen pflanzlich ernähren. Menschen, die das tun, leiden seltener an altersbedingtem geistigen Abbau, psychischen Problemen und neurodegenerativen Störungen. Außerdem besitzen sie ein geringeres Risiko für Herzkrankheiten, Fettleibigkeit, Schlaganfall, Krebs, Diabetes, Arthritis und praktisch jedes andere chronische Leiden. Länder, in denen die Menschen sich in der Hauptsache pflanzlich ernähren, weisen auch das geringste Durchschnittsgewicht auf.

Eine pflanzenbasierte Kost heißt, Sie ernähren sich von Lebensmitteln, die aus dem Boden wachsen: Blatt- und andere Gemüse, Obst, Hülsenfrüchte, Nüsse und Saaten, dazu Vollkorngetreide. Im Verhältnis zu ihrem Kaloriengehalt sind Pflanzen, vor allem dunkle Blattgemüse, reicher an Vitaminen, Mineralstoffen, Antioxidantien, sekundären Pflanzenstoffen und anderen Nährstoffen als alle anderen Lebensmittel. Unser Gehirn braucht all diese Nährstoffe, um optimal zu funktionieren. Aber die meisten von uns nehmen nicht genug davon zu sich. In den USA sind es nach Auskunft des CDC nur 10 Prozent der Bevölkerung, die genug Obst und Gemüse essen, um sich gesund zu erhalten.

Hier nun die 6 wichtigsten pflanzlichen Lebensmittelgruppen, die Sie in Ihre Ernährung einbauen sollten, um Ihr Gehirn klüger zu machen und langfristig gesund zu erhalten.

1. Dunkelgrünes Gemüse

Grünkohl, Spinat, Brokkoli, Mangold, Blattkohl, Rucola, Weißkohl, Brunnenkresse, Senfkohl, Pak Choi, Romanasalat, gemischter Blattsalat, Endivie, Kohlrabi.

Warum soll ich das essen? Wenn Sie nur ein Gemüse pro Tag essen, dann sollte es ein dunkelgrünes sein. Diese Sorten enthalten mehr Vitamine, Mineralstoffe, Antioxidantien und sekundäre Pflanzenstoffe pro Kalorie als jede andere Pflanze. Sie sind reich an Magnesium, das für die Gehirnfunktion enorm wichtig ist. Außerdem enthalten sie die Vitamine K, C und E, dazu Folsäure und Beta-Karotin – alles Nährstoffe, die Sie brauchen, um gut gelaunt und wach zu sein und vor allem, um kognitivem Abbau vorzubeugen. Dunkelgrüne Gemüse gehören auch zu den wenigen Quellen für Glukosinolat (einen Stoff, der oxidativen Stress im Gehirn bekämpft) und für Chlorophyll (ein grünes Pflanzenpigment, welches das Blut reinigt und mit mehr Sauerstoff versorgt). Studien zeigen, dass der Verzehr von mehreren Portionen dunkelgrünem Gemüse pro Tag gegen neurodegenerative Abbauerscheinungen hilft und die Funktion und Leistungsfähigkeit des Gehirns steigert.

2. Andere Gemüse

Blumenkohl, Pilze, Artischocke, Rosenkohl, grüner Paprika, Spargel, Avocado, Bohnensprossen, Aubergine, Gurke, Lauch, Zwiebel, Zucchini, Alfalfa-Sprossen, Knoblauch.

Warum soll ich das essen? Auch Gemüse, die nicht dunkelgrün sind, können gut fürs Gehirn sein. Blumenkohl, Steckrüben und Rosenkohl zum Beispiel enthalten genau wie Grünkohl Stoffe, die gegen oxidativen Stress helfen.[15] Spargel und Rosenkohl sind außerdem reich an Folsäure, die unserem Gehirn hilft, damit die Zellen gut arbeiten, aber auch zur Regulation von Stress, gegen Stimmungsschwankungen und zur Vorbeugung von Krankheiten. Tatsächlich besitzt jedes einzelne hier genannte Gemüse eine Schutzfunktion für die Gehirnzellen, bekämpft Krankheiten und hebt die Stimmung.

3. Orangefarbene, gelbe und rote Gemüse

Kürbis, Karotte, roter, orangefarbener und gelber Paprika, Süßkartoffel, Radieschen, Rotkohl.

Warum soll ich das essen? Wenn Sie Ihrem Gehirn etwas Gutes tun wollen, sollten Sie jeden Tag mindestens eine Portion orangefarbenes, rotes oder gelbes Gemüse essen. Diese Gemüsesorten mit der leuchtenden Farbe enthalten sehr viel Vitamine A und C, außerdem die Vitamine des B-Komplexes, Beta-Karotin und Kalium. Diese Nährstoffe sind wichtig für die Gehirnfunktion, helfen beim Stressabbau und wirken als Anti-Aging auf Gehirnebene. Wer viel davon verzehrt, senkt sein Risiko für neurodegenerative Krankheiten und Abbauerscheinungen. Farbige stärkehaltige Gemüse wie Süßkartoffeln und Karotten liefern dem Gehirn außerdem gesunden Zucker. Süßkartoffeln enthalten Vitamin E, das für die Neubildung von Gehirnzellen gebraucht wird und vorbeugend gegen Alzheimer und Parkinson wirkt. Ebenso wie Vollkorngetreide regt der Verzehr von Süßkartoffeln auch die Ausschüttung des Wohlfühlhormons Serotonin an.

4. Obst

Apfel, Blaubeeren, Erdbeeren, Himbeeren, Birne, Orange, Grapefruit, Melone, Brombeeren, Granatapfel, Zitrone, Weintrauben, Wassermelone, Aprikose, Pfirsich, Pflaume, Ananas, Banane, Nektarine, Kirsche, Cranberries, Kiwi, Mandarine.

Warum soll ich das essen? Einige Programme zur Gewichtsreduktion verzichten auf Obst, weil es viel Zucker enthält. Doch Studien zeigen, dass Menschen, die mehr Obst zu sich nehmen, gesünder sind, und zwar sowohl der Körper insgesamt und speziell das Gehirn. Es stimmt, dass Obst Zucker enthält, aber es handelt sich um natürlichen Fruchtzucker, nicht um einen Zusatz und schon gar nicht um künstlichen Süßstoff. Obst ist auch reich an Antioxidantien, die oxidativen Stress und Entzündungen im Gehirn bekämpfen. Speziell Beeren enthalten jede Menge Antioxidantien und Pflanzenpigmente namens Flavonoide, die gut fürs Gedächtnis sind. Blaubeeren sind wahrscheinlich das beste Brainfood überhaupt, weil sie in der Lage sind, die Neubildung von Gehirnzellen anzuregen. Zitrusfrüchte enthalten außerdem relativ viel Vitamin C und andere Mikronährstoffe, die Ihnen helfen können, einen altersbedingten Abbau zu verhindern.[16]

5. Hülsenfrüchte

Schwarze Bohnen, Kidneybohnen, Kichererbsen, Linsen, Sojabohnen, Edamame, grüne Bohnen, weiße Bohnen, Augenbohnen, Cannellini-Bohnen, Mungbohnen.

Warum soll ich das essen? Bohnen und Erbsen sind die stillen Helden im Kampf für mentale Fitness. Sie enthalten viel Eiweiß und Ballaststoffe, sind aber frei von den Schadstoffen, die man leider oft in Fleisch und Milchprodukten findet. Hülsenfrüchte sind auch eine gute Quelle für Folsäure und B-Vitamine, die für eine optimale Gehirnfunktion so wichtig sind. B-Vitamine werden auch gebraucht, um den Serotoninspiegel im gesunden Bereich zu halten. Da diese Vitamine wasserlöslich sind, kann unser Körper sie nicht speichern. Wir brauchen also täglich eine ausreichende Zufuhr mit der Nahrung. Sojabohnen, Edamame und andere Hülsenfrüchte enthalten Polyphenole; das sind Antioxidantien, die eine Demenz verhindern können.[17] Ähnlich wie Vollkorngetreide und Gemüse liegt der glykämische Index von Hülsenfrüchten relativ niedrig. Sie liefern uns komplexe Kohlenhydrate und damit eine stetige Versorgung des Gehirns mit gesundem Zucker.

6. Nüsse und Saaten

Walnüsse, Mandeln, Cashews, Paranüsse, Sonnenblumenkerne, Hanfsamen, Pistazien, Pekannüsse, Kürbiskerne, Macadamianüsse, Haselnüsse, Chiasamen, Pinienkerne.

Warum soll ich das essen? Eine kürzlich erschienene Studie aus China hat für Schlagzeilen gesorgt, weil die Forscher herausfanden, dass schon zwei Teelöffel Nüsse pro Tag bei älteren Menschen die Gehirnfunktion um bis zu 60 Prozent verbessern können.[18] Der Grund dafür liegt in dem hohen Gehalt an Vitamin E, das oxidativen Stress bekämpft, die Gehirnzellen schützt und das Alzheimer-Risiko senkt. Nüsse und Saaten enthalten außerdem Mikronährstoffe und gesunde Fette, die gegen Entzündungen helfen, den Spiegel des schädlichen LDL-Cholesterins senken und die Gehirndurchblutung fördern. Wer täglich Nüsse isst, so besagen Studien, stärkt damit genau die Gehirnwellen, die mit Wissen, Lernen, Gedächtnis und Heilung verbunden sind.[19] Einige Nüsse und Saaten, darunter Walnüsse, Chia, Hanf und Leinsamen, enthalten auch viel ALA. Walnüsse sind überhaupt ein Superfood fürs Gehirn. Sie können die Signalübermittlung der Gehirnzellen verbessern, helfen dem Gedächtnis, reduzieren Entzündungen und lösen die Neubildung von Gehirnzellen aus.[20]

Pflanzliche Lebensmittel richtig einkaufen und essen

Kaufen Sie Bio: Soweit möglich, kaufen Sie Bioware, gerade bei Obst und Gemüse. Konventionell angebaute Pflanzen können Pestizide enthalten, die dem Gehirn schaden, das Denkvermögen herabsetzen und die Gedächtnisleistung schmälern. Außerdem können sie Gewichtszunahme, Bluthochdruck und einen hohen Cholesterinspiegel auslösen. Wenn Sie Bioware kaufen, vermeiden Sie zudem genmanipulierte Zutaten, die sich schädlich auf die Gehirnzellen auswirken könnten.

Essen Sie roh: Die Hitze bei der Zubereitung kann dazu führen, dass Enzyme und Nährstoffe (vor allem Vitamin C und die B-Vitamine) abgebaut werden. Essen Sie also auch rohes Gemüse und Obst, um möglichst viele „lebende“ Enzyme und Mikronährstoffe abzubekommen.

Schritt 5: Bevorzugen Sie Pflanzenproteine und seien Sie wählerisch bei tierischen Lebensmitteln

In den letzten zehn Jahren hat es enorm viele Studien zum Thema pflanzliche Ernährung gegeben, sodass wir heute viel mehr über den gesundheitlichen Nutzen einer solchen Ernährung wissen.[21] Die meisten dieser Studien vergleichen die Wirkung einer pflanzlichen Ernährung mit der einer herkömmlichen Mischkost. Und sie übermitteln schlechte Nachrichten für Fleischliebhaber, denn der Verzehr tierischer Lebensmittel hat zahlreiche Nachteile, darunter ein erhöhtes Risiko für chronische Krankheiten, Gewichtszunahme, niedrige Energielevel, Probleme beim Denken, Stimmungsschwankungen und so weiter. Eine Studie ergab, dass die Sterblichkeitsrate bereits erheblich sinken würde, wenn wir nur 3 Prozent des tierischen Proteins, das wir essen, durch pflanzliches Protein ersetzen würden.[22]

Was ist eigentlich so schlimm an Fleisch, Eiern und Milchprodukten? Die Wisschenschaftler sprechen von schädlichen Bestandteilen wie den krebsauslösenden Nitrosaminen, die sich in Fleisch, Käse, frittiertem Essen und Tabak finden. Nitrosamine sind auch in hoch verarbeiteten Lebensmitteln reichlich enthalten. Sie erhöhen das Risiko für neurodegenerative Störungen, vor allem für Alzheimer.[23]

Fleisch enthält außerdem sehr viel Häme-Eisen. Dieser Nährstoff ist sehr nützlich für Menschen, die unter einer Anämie leiden. Aber wenn wir zu viel davon zu uns nehmen, kann es sich im Gehirn anreichern und dort oxidativen Stress verursachen. Menschen mit Alzheimer, Parkinson und anderen neurodegenerativen Erkrankungen weisen oft einen erhöhten Spiegel an Häme-Eisen auf.[24] Nicht-Häme-Eisen, wie es auch in Vollkorngetreide, Gemüse, Bohnen, Nüssen und Obst vorkommt, hat den gegenteiligen Effekt – es reduziert den oxidativen Stress.[25]

Es gibt immer mehr Hinweise darauf, dass der Verzehr von tierischem Eiweiß systemische Entzündungen im Gehirn fördert. Ein Grund dafür können entzündungsauslösende Stoffe im Fleisch sein, die sich durch die Zubereitung noch vermehren.

Tierische Lebensmittel enthalten außerdem sehr viel gesättigte Fettsäuren in Form von langkettigen Triglyzeriden (LCT). In Ernährungsformen wie Keto und Paleo werden gesättigte Fettsäuren zwar wieder höher geschätzt, doch die Forschung zeigt ein ums andere Mal, dass LCT dem Gehirn schaden und zu Gedächtnisverlust, schlechter Gehirnleistung und anderen kognitiven Problemen führen können.[26]

Milchprodukte enthalten sowohl gesättigte Fettsäuren als auch Zucker – und beides tut dem Gehirn nicht gut. Milchzucker (Laktose) ist zwar ein natürlicher Zucker, aber wir verzehren Käse, Joghurt, Milch, Butter oder Sahne ja selten einfach so. In der Regel kommen noch Weißmehlprodukte (Milch mit Frühstücksflocken, Käse mit Crackern, Butter mit Brot), Zucker (gesüßter Joghurt, Eis, Kaffeespezialitäten) oder hoch verarbeitete Lebensmittel (Käse zu Pizza und Pasta, Butter in Keksen und Kuchen) hinzu.

Unser Körper tut sich schwer mit der Verdauung von Laktose. Entzündungen und Verdauungsprobleme können die Folge sein. Sie schwächen die Verbindung zwischen Darm und Gehirn (mehr dazu in Schritt 6). Das Milchprotein Kasein wirkt zudem schleimbildend – ein Grund, warum der heiße Kakao, den ich als Kind so sehr liebte, wenn ich krank war, eigentlich nicht dazu führte, dass ich mich besser fühlte. Milch wird in der Regel pasteurisiert, um Keime abzutöten. Leider sinkt durch diesen Vorgang auch der Gehalt an Vitaminen, Mineralstoffen und anderen gesunden Bestandteilen.

Fleisch und Milchprodukte aus konventioneller Landwirtschaft können Schadstoffe enthalten – Antibiotika, Hormone, Steroide und Pestizide –, die unsere Vorfahren nicht kannten. Ähnlich wie die chemischen Zusätze in hoch verarbeiteten Lebensmitteln können die Schadstoffe in tierischen Lebensmitteln aber erheblichen Schaden anrichten. Sie beschleunigen die Zellalterung, behindern die kognitive Funktion und zerstören gesunde Darmbakterien.

Sie müssen nicht komplett aufhören, tierische Lebensmittel zu verzehren, aber ich empfehle, die Zufuhr deutlich zu senken: nicht mehr als eine Portion Fleisch oder Milchprodukte pro Tag. Außerdem sollten Sie möglichst Bioware kaufen, um den Kontakt mit genmanipuliertem Futter, Antibiotika und Hormonen zu vermeiden.

Um Ihren Konsum von Kuhmilch zu verringern, empfehle ich, mit den verschiedenen pflanzlichen Alternativen zu experimentieren, die inzwischen auf dem Markt sind. Sie werden auf der Basis von Kokos, Mandeln, Reis, Soja, Cashew und Hafer produziert, sind leichter verdaulich als Kuhmilch und bringen kein gesundheitliches Risiko mit.

Wenn Sie trotzdem noch Milchprodukte zu sich nehmen wollen, probieren Sie es mit Ziegenmilch und -joghurt.[27] Ziegenmilch enthält mehr gesundes Fett als Kuhmilch und schont das Verdauungssystem, falls man Probleme mit Laktose hat. Ich mag auch gern ab und zu etwas einfachen griechischen Bio-Joghurt – er enthält sehr viel Eiweiß und ist frei von Zucker und Zusätzen.

Bevorzugen Sie pflanzliches Eiweiß

Pflanzliches Eiweiß ist nicht nur gesünder als tierisches, es ist auch für sich genommen gesund, denn es schützt das Gehirn, senkt den Blutzuckerspiegel, das LDL-Cholesterin und den Blutdruck und bekämpft Entzündungen.[28]

Studien zeigen, dass die Menschen in Ländern mit einem hohen Verzehr an pflanzlichem Eiweiß eine höhere Lebenserwartung haben. Außerdem genießen sie eine bessere Lebensqualität, bleiben länger mobil, sind glücklicher und erhalten sich ihre kognitive Kraft bis ins hohe Alter. Selbst Spitzensportler wie Tom Brady und Serena Williams decken ihren Eiweißbedarf komplett auf pflanzlicher Basis.

Hier nun 5 großartige Quellen für pflanzliches Eiweiß und die Informationen, wie Sie damit umgehen.

1. Soja

Tofu, Tempeh, Edamame, Sojamilch, Miso, ganze Sojabohnen und Sojanüsse.

Warum soll ich das essen? Soja liefert ein komplettes Protein mit allen neun Aminosäuren. Unser Körper kann dieses Eiweiß gut verarbeiten. 125 Gramm Tempeh enthalten etwa 14 Gramm Eiweiß, dieselbe Menge Tofu etwa 10 Gramm, Edamame 9 Gramm und Sojamilch 4 Gramm, also genauso viel Eiweiß wie Kuhmilch.

Soja enthält viele Nährstoffe, die gut für unser Gehirn sind, darunter B-Vitamine, Zink, Kalzium, Coenzym Q10, Kalium und Magnesium. Es liefert zudem Isoflavone – sekundäre Pflanzenstoffe, die nach Auskunft verschiedener Studien die kognitive Funktion fördern. Isoflavone sind natürliche Östrogene, wirken im Körper aber nicht wie künstliches Östrogen, das heißt, sie erhöhen weder das Brustkrebsrisiko noch verweiblichen sie Männer, die größere Mengen dieses Pflanzenproteins verzehren.[29] Fermentierte Produkte wie Tempeh und Miso enthalten auch noch gesunde Bakterien, die Darm und Gehirn nützlich sind.

Soja an sich bringt keine gesundheitlichen Risiken mit sich; trotzdem sollte man aufpassen, was man da isst. Denn konventionell angebautes Soja ist häufig genmanipuliert und kann aus diesem Grund schädlich wirken – also sollte man Bioware den Vorzug geben. Halten Sie sich auch von den vielen hoch verarbeiteten Sojaprodukten fern, die es im Supermarkt gibt: Sojaöl, Sojaburger, Sojamargarine, Sojakäse und isoliertes Sojaprotein in Pulver und Shakes.

2. Hülsenfrüchte

Linsen, Kichererbsen, Bohnen, Erbsen.

Warum soll ich das essen? 125 Gramm Linsen oder Bohnen liefern 8 Gramm Eiweiß, Erbsen etwa halb so viel. Hülsenfrüchte enthalten nicht alle neun Aminosäuren, doch wenn Sie sich ausgewogen mit Vollkorngetreide und anderen pflanzlichen Lebensmitteln ernähren, muss Ihnen das keine Sorgen bereiten. Bohnen enthalten Ballaststoffe, die unsere Darmflora ernähren, die Gehirndurchblutung regulieren und beim Abnehmen helfen.

3. Vollkorngetreide

Vor allem: Quinoa, Buchweizen, Hafer, Amaranth, Hirse, Vollkornreis, Wildreis, Dinkel, Roggen, Gerste.

Warum soll ich das essen? Quinoa und Amaranth stehen an der Spitze der Pyramide, was pflanzliches Eiweiß angeht. Beide liefern ein komplettes Protein mit allen Aminosäuren: 4 bis 5 Gramm pro 125 Gramm.[30] Vollkornhafer und -reis liefern kein komplettes Protein, enthalten aber immerhin etwa 5 Gramm Eiweiß bei gleicher Menge. Ähnlich wie Soja und Hülsenfrüchte sind Vollkorngetreide reich an Ballaststoffen.

4. Nüsse und Saaten

Darunter: Mandeln, Walnüsse, Cashewkerne, Chiasamen, Hanfsamen, Pekannüsse, Pistazien, Sonnenblumen- und Kürbiskerne, Erdnüsse.

Warum soll ich das essen? Die Erdnuss ist zwar eigentlich eine Hülsenfrucht, wird aber häufig zu den Nüssen gezählt, weil sie sowohl vom Geschmack her als auch in Sachen Nährstoffe den Nüssen ähnlich ist. Sie ist eine wahre Eiweißbombe mit 7 Gramm auf 30 Gramm Gesamtgewicht. Dann folgen Mandeln mit 6 Gramm, Cashew und Pistazie mit 4 bis 5 Gramm, Pekan und Macadamia mit 2 bis 3 Gramm. Saaten haben insgesamt eine höhere Nährstoffdichte als Nüsse. Hanfsamen beispielsweise kommen auf 10 Gramm Eiweiß auf 30 Gramm Gesamtgewicht, Kürbiskerne und Leinsamen auf 5 Gramm, Chiasamen auf 4 Gramm. Sowohl Nüsse als auch Saaten sind darüber hinaus reich an weiteren Nährstoffen, unter anderem an Ballaststoffen, Vitamin E und gesunden ALA-Fettsäuren.

5. Gemüse

Insbesondere: Kartoffeln, Brokkoli, Pilze und Spinat.

Warum soll ich das essen? Wenn es um Ernährungstipps zum Muskelaufbau geht, denken die wenigsten Menschen an Gemüse. Doch eine ganze Reihe von Pflanzen enthält so viel Eiweiß, dass man damit den täglichen Bedarf decken kann. Eine große gebackene Süßkartoffel enthält immerhin 4 Gramm Eiweiß, 125 Gramm Champignons ebenfalls. 3 Gramm sind es in 225 Gramm Brokkoli, ebensoviel in 125 Gramm Spinat.

Schritt 6: Essen für die Zusammenarbeit von Darm und Gehirn

Die Verbindung zwischen Darm und Gehirn umschreibt einen relativ komplexen Prozess im Körper, der die Gesundheit des Gehirns erheblich beeinflusst. Diese Verbindung ist noch gar nicht so lange bekannt. Doch tatsächlich gibt es so etwas wie die Kommunikation zwischen dem Gehirn und dem Verdauungstrakt. Was im Darm passiert, hat Einfluss auf die körperlichen, mentalen und emotionalen Gehirnfunktionen, auf die Produktion von Botenstoffen, das Verhalten, das Schmerzempfinden und den Umgang mit Stress.[31]

Diese Verbindung hat ihren Ursprung in der Darmflora, einer Gemeinschaft von 100 Billionen Mikroorganismen – Bakterien, Pilzen, Protozoen und Viren, die auf und in unserem Körper leben. Diese Gemeinschaft ist gewaltig: Sie enthält mehr als hundert Mal so viele Gene wie das menschliche Genom und kommt auf ein Gewicht von bis zu zweieinhalb Kilo – doppelt so viel wie das Gehirn. Inzwischen weiß man, dass die Darmflora – auch Mikrobiom genannt – eine ganze Reihe von körperlichen und kognitiven Funktionen steuert und auch bei der Entwicklung von Herzkrankheiten, Diabetes, Krebs und neurodegenerativen Störungen wie Alzheimer und Parkinson eine wichtige Rolle spielt.

Unser Mikrobiom besteht aus guten und bösen Bakterien und zwischen beiden Arten besteht ein sehr empfindliches Gleichgewicht.

Wenn die bösen Bakterien die Oberhand gewinnen, kann das den gesamten Körper aus dem Gleis werfen. Dann steigt das Risiko für Gewichtszunahme, Depressionen, Angststörungen sowie einen hohen Cholesterin- und Blutzuckerspiegel, Erschöpfung, Verdauungsprobleme und andere Leiden.

Die beste Methode, um die Darmflora gesund zu erhalten, besteht in einer verstärkten Aufnahme pflanzlicher Nahrung. Die Forschung zeigt, dass schon nach fünf Tagen ausschließlicher Pflanzenkost die Vielfalt der Darmbakterien ansteigt und genetische Veränderungen im Mikrobiom ausgelöst werden.[32] Daneben sollte man so vielfältig wie möglich essen und auf eine ausreichende Versorgung mit Ballaststoffen achten – sie sind die wichtigste Nahrung der guten Bakterien.

Nützlich für Ihre Darmflora ist es auch, wenn Sie auf hoch verarbeitete Lebensmittel verzichten und so weit wie möglich auf biologisch angebaute Produkte umsteigen. Denn häufig verwendete Zusätze wie Zucker, gehärtete Fette, Emulgatoren, künstliche Süßstoffe und Farbstoffe können die gesunden Bakterien abtöten und die Vermehrung der schlechten Bakterien fördern. Pestizide, Antibiotika, Hormone und Steroide, wie sie in der konventionellen Fleischwirtschaft eingesetzt werden, sind ebenfalls tödlich für die gesunden Bakterien.

Einige Lebensmittel enthalten selbst gesunde Bakterien: die sogenannten Probiotika. Dazu gehören fermentierte Produkte wie Tofu, Tempeh, rohes Sauerkraut, Kimchi, Kombucha, Kefir und Naturjoghurt. Probiotika gibt es auch in Form von Nahrungsergänzungsmitteln – mehr dazu in Kapitel 5.

Schritt 7: Intervallfasten

Sollten Sie sich in den letzten Jahren schon einmal mit dem Thema Gewichtsabnahme beschäftigt haben, dann sind Sie sicher über das Intervallfasten – auch intermittierendes Fasten genannt – gestolpert. Intervallfasten heißt nicht, dass Sie tagelang nichts zu sich nehmen. Vielmehr legt man zwischen den Mahlzeiten eine Pause von 12 bis 18 Stunden ein. Bei den meisten bedeutet das einfach eine längere

Unterbrechung zwischen dem Abendessen und dem Frühstück oder Mittagessen am nächsten Tag. Das Intervallfasten ist keine neue Mode, sondern eine gut untersuchte Veränderung des Lebensstils, die dabei helfen kann, länger, gesünder und klüger zu leben. Aus der Forschung wissen wir, dass Menschen, die regelmäßiges Intervallfasten praktizieren, einen geringeren Körperfettanteil haben, ihr Ruhepuls ist niedriger, ebenso der Blutzucker- und Insulinspiegel, der Cholesterinspiegel wie auch der Blutfettspiegel.[33]

Diese tief greifende Wirkung entsteht, weil der Körper durch das Intervallfasten gezwungen wird, seinen Stoffwechsel umzubauen. Er kann sich nicht mehr dauerhaft auf Zucker als Energielieferant verlassen, sondern muss das Speicherfett angreifen. Deshalb nimmt man mit dieser Methode auch ab. Wenn man so viele Stunden lang nichts isst, denken die Zellen, eine Hungersnot wäre ausgebrochen, und gehen in den Überlebensmodus. Dabei trennen sie sich von ungesunden Mitochondrien und bauen neue. Außerdem produziert der Körper während einer Fastenphase kein Insulin und erhöht stattdessen den Spiegel des Wachstumshormons. Es steigert das Wachstum und die Regenerationsrate der Zellen und sorgt für eine Ausschüttung des Botenstoffs Norepinephrin, das gegen Depressionen und Stimmungsschwankungen hilft.

Im Gehirn bewirkt das Intervallfasten eine Verbesserung der Gedächtnisleistung, der Konzentration und Lernfähigkeit sowie der Leistungsfähigkeit.[34] Es kann auch oxidativen Stress und Entzündungen bekämpfen, die Neurogenese anregen und die Plastizität des Gehirns verbessern.

Intervallfasten ist eine gute Methode, um achtsamer zu essen. Viele von uns essen aus Gewohnheit oder Langeweile, wenn sie sich etwa aufgeregt haben oder gestresst sind. Fasten jedoch zwingt uns dazu, darauf zu achten, was und wann wir essen. So gelangen wir zu bewussteren Entscheidungen, was das Essen angeht.

In 5 Etappen zum Intervallfasten

1. *Beginnen Sie mit 12 Stunden Fasten:* Stürzen Sie sich nicht gleich am ersten Tag in ein sechzehnstündiges Fastenabenteuer. Versuchen Sie, zwölf Stunden zu fasten, indem Sie Ihr Abendessen bis 19 oder 20 Uhr beenden – danach gibt's keine Snacks mehr. Am nächsten Morgen essen Sie erst gegen 7 oder 8 Uhr wieder etwas. Wenn Sie mit dem zwölfstündigen Fasten gut zurechtkommen, können Sie die Pause halbstundenweise verlängern, bis sie bei 16 Stunden angekommen sind und sich damit wohlfühlen.
2. *Fasten heißt nicht Dürsten:* Sie sollten viel Wasser, koffeinfreien Kaffee und ungesüßten Tee trinken, um ein gewisses Sättigungsgefühl aufrechtzuerhalten, Ihren Stoffwechsel und die Durchblutung anzuregen und sich mit Energie zu versorgen. Getränke mit Kalorien bzw. Zucker sollten Sie jedoch meiden: Sie würden das Fasten torpedieren.
3. *Konzentrieren Sie sich auf Lebensmittel von hoher Qualität:* Wenn die letzte Mahlzeit des Tages viel Weißmehl und Zucker, aber wenig Fett, Eiweiß und andere Nährstoffe enthält, dann steigert sie Ihren Appetit und macht das Intervallfasten unnötig schwer. Schon aus diesem Grund sollten Sie ein gesundes Abendessen zu sich nehmen mit reichlich Ballaststoffen, Eiweiß und gesundem Fett. So halten Sie bis zum nächsten Morgen gut durch.
4. *Denken Sie daran, Sie dürfen bald wieder essen:* Zu Beginn des Intervallfastens sind Hungergefühle normal, aber geben Sie nicht auf, Sie dürfen ja bald wieder etwas essen. Nach ein paar Tagen hat sich der Körper an die neuen Verhältnisse gewöhnt. Das Hungergefühl lässt nach. Im Übrigen ist Hunger auch nichts grundsätzlich Schlechtes: Es sagt Ihnen, dass der Körper damit beschäftigt ist, kranke Zellen rauszuschmeißen, und dass Ihr Verdauungssystem Zeit bekommt, um in Ruhe zu heilen.
5. *Sprechen Sie mit Ihrem Arzt:* Schwangere und Personen mit Diabetes Typ 1, Krebs und Essstörungen sollten nur nach Rücksprache mit ihrem Arzt mit dem Intervallfasten beginnen. Das gilt im Übrigen für jede Form des Fastens.

Nur ein Lebensmittel auf dem Teller – das „Mono Meal“

Wenn Ihr Verdauungssystem Nahrung verarbeiten muss, egal, wie gesund diese Nahrung ist, dann leistet es Schwerarbeit. Es dauert bis zu einer Stunde, komplexe Kohlenhydrate wie Obst oder Gemüse zu verdauen. Lebensmittel mit hohem Eiweißgehalt – Fisch, Soja, Bohnen und so weiter – brauchen bis zu drei Stunden. Wenn Sie viele verschiedene Nahrungsmittel in großer Menge zu sich nehmen, gerät Ihr Verdauungssystem unter Stress.

Deshalb finde ich die Idee des Mono Meal am Abend so gut. Ein Mono Meal besteht nur aus einer einzigen Zutat. Das kann ein Teller rohes oder gedämpftes Gemüse sein, eine Schale mit frischem Obst, einfaches Porridge oder geröstete Süßkartoffeln. Sie sollten nicht jeden Abend ein Mono Meal zu sich nehmen, aber wenn Sie es ein oder zwei Mal pro Woche tun, verschaffen Sie Ihrem Verdauungstrakt eine gesunde Pause und sorgen dafür, dass auch Ihre Geschmacksnerven wieder sensibler werden, sodass Sie auch Essen mit geringeren Mengan an Zucker und Zusatzstoffen ganz neu genießen können.

4 Ernährungspläne für ein gesünderes Gehirn

Wie auch immer Ihre Ernährung derzeit aussieht, Sie können mit Sicherheit etwas verbessern, um die Leistungsfähigkeit Ihres Gehirns zu steigern. Ich habe mit Menschen gearbeitet, deren Ernährung unglaublich schlecht war und die Stein und Bein schworen, sie könnten niemals auch nur damit anfangen, pflanzliche Kost und überhaupt so etwas wie „richtiges Essen“ zu sich zu nehmen. Und wie haben sie gestaunt, wenn es dann doch klappte! Sie schaffen das auch, nicht indem Sie von einem Tag auf den anderen alles verändern, sondern indem Sie sich Strategien zulegen, die Ihnen helfen, Ihre Ernährung in kleinen, wirkungsvollen Schritten umzustellen. Vier solche Schritte will ich Ihnen hier zeigen.

1. Essen wie am Mittelmeer

Im Grunde genommen ist die Ernährungsweise, die ich in diesem Buch vorstelle, der beliebten Mittelmeerkost sehr ähnlich. Beide enthalten Vollkornprodukte, Gemüse, Obst, Hülsenfrüchte, gesunde Öle, Nüsse und Saaten und etwas Fisch und Geflügel. Die Mittelmeerkost ist ein wunderbarer Ausgangspunkt, doch noch besser für die Gesundheit des Gehirns ist die sogenannte MIND-Ernährung, welche die Mittelmeerkost mit einem Ansatz gegen Bluthochdruck und neurodegenerative Störungen verbindet. Diese Ernährungsform entstand 2015, nachdem Forscher an der Rush University festgestellt hatten, dass Personen, die sich in dieser Weise ernährten, nicht nur ein geringeres Risiko für Bluthochdruck zeigten, sondern auch ihr Alzheimer-Risiko um 53 Prozent senken konnten. Selbst diejenigen, die sich nur gelegentlich auf diese Weise ernährten, kamen immer noch auf eine Senkung des Risikos um 35 Prozent.[35]

Mir persönlich gefällt an der MIND-Diät besonders, dass sie genau angibt, wie viele Portionen welcher Lebensmittel man essen soll. Das macht den Umgang damit ganz leicht. Man nimmt täglich mindestens zwei bis drei Portionen Gemüse zu sich, darunter immer ein dunkles Blattgemüse, und drei Portionen Vollkorngetreide. Dazu kommen pro Woche mindestens zwei Portionen Beeren, vier Portionen Hülsenfrüchte, fünf mal 30 Gramm Nüsse und Saaten, eine Portion Fisch oder Meeresfrüchte und zwei Portionen Geflügel. Die Portionsgrößen beruhen auf den Richtlinien der USDA, dem Landwirtschaftsministerium der USA.

Bei der MIND-Diät wird statt Butter, Margarine und anderen Speisefetten im Wesentlichen Olivenöl verwendet, rotes Fleisch gibt es nur maximal drei Portionen pro Woche, außerdem wird praktisch nichts gebraten. Käse, Weißmehl und Lebensmittel mit Zuckerzusatz entfallen.

2. Die modifizierte MIND-Diät

Die MIND-Diät ist ein großartiger Ausgangspunkt, wenn man nur etwas für die geistige Gesundheit tun will. Abnehmen wird man damit nicht. Da ich aber mit Footballspielern und Hunderten anderen Klienten gearbeitet habe, die gerne abnehmen und ihrem Gehirn einen Schub geben wollten, beschloss ich, die MIND-Diät weiterzuentwickeln, um beide Ziele zu erreichen.

Mit meiner Ernährung für ein besseres Gehirn wird die Gewichtsabnahme beschleunigt, indem noch mehr Gemüse, Obst, Hülsenfrüchte, Nüsse und Saaten verzehrt werden. Außerdem ermuntere ich meine Klienten, rotes Fleisch und Geflügel durch pflanzliches Eiweiß zu ersetzen, das leichter verdaulich ist und zu einer dauerhaften Gewichtsabnahme führt. Diese Ernährungsform umfasst auch Kokosöl, das den Appetit zügelt und den Fettabbau anregt.

Bei dieser Ernährungsform isst man täglich drei Portionen grünes und eine Portion orangefarbenes, gelbes oder rotes Gemüse. Dazu kommen zwei Portionen Obst je nach Saison (Beeren sind optimal für ein gesundes Gehirn), eine Portion Hülsenfrüchte, zwei Portionen Pflanzenprotein oder Fisch/Meeresfrüchte, eine Portion Vollkorngetreide, eine Portion Nüsse/Saaten und drei Portionen gesundes Öl (Kokosöl, Olivenöl, Lein- oder Hanföl).

Die MIND-Diät erlaubt ein Glas Wein pro Tag. Mein Vorschlag einer Ernährung für ein besseres Gehirn enthält überhaupt keinen Alkohol, und zwar aus zwei Gründen. Zum einen liefert Alkohol nur leere Kalorien und kann den Appetit anregen. Zum zweiten habe ich so viele Gehirnscans von Personen gesehen, die regelmäßig Alkohol tranken, dass ich einen täglichen Konsum im Rahmen einer gehirnfreundlichen Ernährung wirklich nicht empfehlen will. Wenn Sie allerdings noch nie eine Gehirnerschütterung oder eine andere Verletzung des Gehirns hatten und weder unter psychischen noch neurologischen Problemen leiden, lassen Sie sich ein bis zwei Gläser Wein pro Woche nicht nehmen, wenn Ihnen danach zumute ist. Wein enthält schließlich auch einige gesunde Stoffe, darunter das Antioxidans Resveratrol.

3. Experimentieren, probieren und modifizieren Sie selbst

Eine Ernährungsumstellung zugusten eines gesünderen Gehirns wird nur funktionieren, wenn Sie Ihr Essen an Ihre persönlichen Bedürfnisse anpassen. Sie müssen nicht jedes Gemüse oder Lebensmittel mögen, das in diesem Kapitel erwähnt wird. Aber es lohnt sich, offen zu sein, zu experimentieren und auch mal etwas Neues zu testen. Lebensmittel aus der gleichen Gruppe können vollkommen unterschiedlich schmecken. Sie sollten keine Kategorie ausschließen, bevor Sie nicht verschiedene Lebensmittel und Zubereitungsweisen probiert haben. Auch mit der Anzahl der Portionen können Sie ruhig experimentieren. Wenn Sie nicht jeden Tag Obst essen wollen, nehmen Sie einfach etwas mehr buntes Gemüse dazu. Wenn Sie Bohnen nicht ausstehen können, essen Sie mehr Nüsse und Saaten, um auf eine vergleichbare Menge an Eiweiß und Ballaststoffen zu kommen.

4. Schreiben Sie auf, was Sie essen

Bevor Sie eine neue Ernährungsweise ausprobieren, sollten Sie sich bewusst machen, wie Sie sich derzeit ernähren und wo Sie ansetzen wollen. Bevor Sie sich also auf eine gehirnfreundliche Ernährung einlassen, führen Sie ein paar Tage lang Buch über Ihre Ernährungsgewohnheiten: Was, wann, wie viel …

Seien Sie ehrlich mit sich selbst, niemand sonst bekommt diese Aufzeichnungen zu sehen. Wenn Sie das ein paar Tage oder eine Woche lang gemacht haben, schauen Sie sich die Aufzeichnungen an, um herauszufinden, welche Lebensmittelgruppen häufig vorkommen, welche vernachlässigt werden und zu welcher Tageszeit Sie am ehesten dazu neigen, zu viel zu essen. Wann haben Sie Lust auf Zucker, wann kommt es am ehesten zu ungesunden Entscheidungen, was das Essen angeht? Auf diese Weise können Sie bereits existierenden gute Gewohnheiten identifizieren und Muster entdecken, an denen Sie etwas ändern wollen.

Wenn Sie sich nicht besonders gut ernähren, fühlen Sie sich bitte weder überfordert noch entmutigt. Denken Sie stattdessen daran, wie viel Macht Sie haben, Ihr geistiges Potenzial und Ihre Gesundheit zu verbessern, indem Sie kleine Veränderungen in der Ernährung vornehmen.

Fallbeispiel: Wie Paul 50 Kilo abnahm und die Kontrolle über das eigene Denken wiedererlangte

Paul ist 56 Jahre alt und Buchhalter, er lebt im Süden Kaliforniens. Er kam vor einigen Jahren zu mir, weil ihm Stress und Ängste über den Kopf wuchsen. Im Zusammenhang damit hatte er auch sehr stark zugenommen. Paul brachte mindestens 50 Kilo Übergewicht auf die Waage, als wir uns zum ersten Mal sahen. Sobald er begann, mir seine Geschichte zu erzählen, wurde mir auch klar, woher das kam.

Paul ist verheiratet und hat vier Kinder, was schon mal die weit verbreiteten Stressauslöser mit sich bringt, die viele Männer betreffen: Er will ein guter Vater und Ehemann sein und er ist für die finanzielle Sicherheit seiner Familie verantwortlich. Hinzu kam, dass Paul jeden Tag drei Stunden pendeln musste, da sein Büro in Hollywood lag. Sein Weg führte ihn über eine der meistbefahrenen Schnellstraßen Kaliforniens, die 405.

Wenn Paul im Büro ankam, frühstückte er mit süßem Gebäck, Muffins oder anderen Weißmehlprodukten, die es dort für die Mitarbeiter gab. Er berichtete mir, dass er oft gar nicht über das Essen nachdachte, sondern einfach zugriff, wenn er etwas sah, schon um sich zu trösten. Das galt auch für Eis aus der Cafeteria und Kartoffelchips aus dem Automaten. Mittags ging er in ein Lokal, wo es ein Buffet gab, oder er nutzte die Zeit für Arbeitsessen mit Kunden oder Kollegen. Auch dort achtete er kaum darauf, was er zu sich nahm. Nach einem langen Arbeitstag und dem Horrortrip nach Hause hielt er oft noch unterwegs bei einem Fastfoodladen an, bevor er dann zu Hause mit der Familie zu Abend aß. Vor dem Schlafengehen gönnte er sich ein Glas Wein oder einen Martini.

Als ich begann, mit Paul zu arbeiten, stellte ich ihm dieselbe Frage wie fast allen meinen Klienten: „Was denken oder empfinden Sie in Bezug auf Ihr Gehirn?“ Pauls Antwort war typisch. Er sagte, für ihn sei das Gehirn ein Organ wie alle anderen und würde sich von Mensch zu Mensch nicht stark unterscheiden. So wie wir alle relativ ähnliche Lebern, Nieren oder Gallenblasen hätten, seien auch unsere Gehirne wohl ähnlich. Nach Pauls Vorstellung unterschied sich sein Gehirn kaum von meinem, dem seiner Frau oder der Kollegen im Büro. Deshalb nahm er auch an, dass wir alle über dieselbe Willenskraft verfügen, wenn es um Essgelüste geht: Wer sein Essverhalten nicht kontrollieren könne, dem sei die Willenskraft abhandengekommen.

Paul hatte insofern recht, als wir vom körperlichen Standpunkt her recht ähnliche Gehirne haben. Doch was unser Denkvermögen angeht, unterscheiden wir uns. Die Genetik, Lebenserfahrungen, Schadstoffexposition, Unfälle und so weiter können unsere Fähigkeit beeinflussen, mental und emotional gut zu funktionieren.

Mit anderen Worten: Was Paul als individuelle Schwäche interpretierte – seine Unfähigkeit, sein Essverhalten zu steuern –, hatte weniger mit mentaler Schwäche zu tun als damit, dass Teile seines Gehirns nicht optimal funktionierten. Die Tatsache, dass er ständig hoch verarbeitete Lebensmittel mit viel Zucker und Schadstoffen zu sich nahm und dadurch zunahm, verschlimmerte seinen Zustand noch. Er war in einen Teufelskreis aus herabgesetzter Willenskraft und schlechter Ernährung geraten. Doch ich wusste, Pauls Gehirn konnte sich verändern. Wir mussten lediglich den Schalter umlegen.

Zunächst forderte ich Paul auf, alles aufzuschreiben, was er aß. Wenn er einen einzelnen Kartoffelchip aus der Tüte nahm, wollte ich das wissen. So konnte auch er gut sehen, was er eigentlich aß, wie viel und wann und wie oft er einfach gedankenlos in sich hineinstopfte, was ihm unter die Finger kam. Oft naschte er zum Beispiel beim Kochen. Erst durch seine Aufzeichnungen wurde ihm klar, wie viel er aß, bevor er sich überhaupt zum Abendessen hingesetzt hatte.

Meine nächste Empfehlung lautete: Paul sollte aufhören, hoch verarbeitete Lebensmittel zu sich zu nehmen – entsprechend dem ersten Schritt meiner Ernährung für ein besseres Gehirn. Daraufhin räumte er seine beiden großen Versuchungen – Brot und Chips – aus dem Haus und bat seine Familie, so etwas nicht mehr einzukaufen, bis er seinen Stress überwunden hätte und wieder klar denken könne.

Indem er hoch verarbeitete Lebensmittel vermied, ließ Paul auch fast alle Zuckerzusätze weg, die er bisher konsumiert hatte. Er trank auch keine kalorienfreie Limonade mehr und ließ damit die Süßstoffe weg, die unserem Gehirn und der Taille gleichermaßen schaden. Statt kalorienfreier Limonaden trank er mehr Wasser, regte so seinen Stoffwechsel an und blieb länger satt.

Allmählich fing Paul an, frisches Obst und Gemüse zu essen. Bald machten planzliche Bio-Lebensmittel den Hauptteil seiner Kalorienzufuhr aus. Tierische Fette, vor allem Butter, behandelte er eher als Gewürz und nicht mehr als Zutat. Heute mag Paul sein früheres Lieblingsessen, Filet Mignon, immer noch, aber er genießt es zu besonderen Gelegenheiten. Außerdem kaufte er eine Küchenwage, mit der er Gewicht, Kalorien und Nährstoffe berechnen kann. Für Paul stellte sie eine große Hilfe dar, weil er endlich genau sah, was er aß. Er empfand die Waage nicht als Einschränkung, sondern als ausgezeichnetes Werkzeug, das ihm das nötige Wissen vermittelte.

Paul kocht sehr gern und entdeckte im Zuge seiner Ernährungsumstellung neue Zubereitungsweisen, ganz ohne Zucker, tierische Fette, ungesunde Öle, schwere Sahnesaucen oder andere Zusätze. Er fing an, mit Kräutern und Gewürzen zu experimentieren: Knoblauch und Kurkuma bei herzhaften Gerichten, Zimt und Muskat bei Haferflocken, gerösteten Süßkartoffeln und Yamswurzelpüree.

Unterstützt durch seine Frau baute Paul auch täglich gehirnfreundliche Lebensmittel wie Walnüsse, Avocados, Blaubeeren, Erdbeeren und grünes Gemüse in seine Ernährung ein. Ich stellte ihm ein Programm an Nahrungsergänzungsmitteln zusammen, die ihm helfen sollten, seinen Stress zu reduzieren und die Gesundheit seines Gehirns wie auch die Gewichtsabnahme zu fördern. Was Bewegung angeht, fing er mit Walking an und kam irgendwann zum Laufen, Schwimmen und sogar zu Fitnesskursen auf der Basis von Kampfsport.

Heute wiegt Paul 50 Kilo weniger als zu Beginn unserer Zusammenarbeit – und er ist glücklicher und gesünder. Durch die Umstellung seiner Ernährung und seines sonstigen Lebensstils hat er Stress und Ängste überwunden. Er kann sich besser konzentrieren, klar und scharf denken. Als schlanker Mann ohne gesundheitliche Probleme müsste er der Ernährung, wie wir sie für ihn entwickelt hatten, gar nicht mehr so strikt folgen, aber er tut es, weil er das Essen genießt und sich nie besser gefühlt hat als heute.

> *Mein Tipp:* Stressessen ist ein echtes Problem, wie man aus Pauls Geschichte ablesen kann. Achten Sie mehr darauf, was Sie essen. Genießen Sie richtige Mahlzeiten, statt ständig zu naschen. Essen Sie nicht am Schreibtisch, vor dem Computer oder beim Fernsehen. Nehmen Sie sich Zeit, Ihr Essen zu genießen und wirklich zu schmecken.

4

Mehr Bewegung für ein aktiveres Gehirn

Ich habe immer schon gern Sport getrieben, vom Gymnastik-Sommercamp bis hin zu Tennisstunden. Als ich mit sieben Jahren ein ernsthaftes Interesse am Reiten zeigte, überraschten mich meine Eltern eines Tages mit einem grau gefleckten Pony namens Razzmatazz. Die nächsten zehn Jahre war ich eine begeisterte Reiterin, verbrachte jeden Tag im Stall und trainierte, um an Wettbewerben im gesamten Mittleren Westen teilzunehmen. Ich ritt, bis meine Muskeln schmerzten, meine Lunge brannte und mein Pferd schweißgebadet war – und noch ein bisschen mehr. Und ich liebte es.

Irgendwann war ich so weit, dass ich an Springwettbewerben teilnehmen konnte. Nichts machte mich glücklicher, als mit meinem Vollblut Lexington im vollen Tempo über ein 1,50 Meter hohes Gatter zu springen und auf die Ziellinie zuzurasen.

Nach dem Ende meiner Reitkarriere suchte ich nach einer anderen Möglichkeit, meinen sportlichen Ehrgeiz auszutoben. Ich lief, ging ins Fitnessstudio, zum Schwimmen, zum Boxen, fuhr mit dem Rad, machte Seilspringen und probierte alles Mögliche aus, um meinen Bedarf an Endorphinen zu stillen. Golf, Basketball, Rudern, Pilates, das Schnellkraft-Training Plyometrics und Surfen – ich ließ nichts aus. Bis heute brauche ich täglich körperliche Aktivität, am liebsten draußen, wenn das Wetter es zulässt. Aber ich bin nicht dogmatisch, und wenn ich mal einen Tag nichts tue, mache ich mir keine Vorwürfe.

Abgesehen vom Wettkampfsport ist Laufen mein Favorit unter den Sportarten. Für mich bedeutet es gleichzeitig Sport und Meditation in Bewegung. Ich stimme mich auf den Gesang der Vögel ein, beobachte andere Menschen oder Autos, plane meinen Tag. Laufen hilft mir, meine Gedanken zu ordnen. Außerdem ist es einfach, mir die Schuhe anzuziehen und einfach loszulaufen. Wenn ich nach einer Stunde heimkomme, bin ich bereit für den Tag.

Wenn Sie im Moment gar nicht oder nur gelegentlich Sport treiben, wird Ihnen der Gedanke, jeden Tag sportlich aktiv zu sein, als Überforderung oder Wahnsinn erscheinen. Für manche Menschen ist meine Lust an der Bewegung sicher übertrieben. Aber das stimmt nicht. Ich habe das Glück, dass mich eher Wettkampfspiele und ähnliche Herausforderungen anziehen, sodass die negativen Assoziationen, die manche mit Sport verbinden, für mich nicht gelten. Was ich tue, steht jedem Menschen zur Verfügung und es ist nie zu spät, etwas Neues zu entdecken, das Ihnen Freude macht. Ich verspreche Ihnen: Wenn Sie sich die Zeit nehmen, herauszufinden, auf welche Weise Bewegung Ihnen Spaß macht, wird Sport zu einer echten Bereicherung Ihres Lebens und hört auf, bloß eine lästige Pflicht zu sein.

Doch abgesehen von diesen unbestreitbaren Vorteilen möchte ich Sie schon allein deshalb dazu animieren, sich mehr zu bewegen, weil es kaum etwas Besseres für die Optimierung Ihres Gehirns gibt. Sport macht Sie klarer und klüger und er schützt Ihre kognitiven Funktionen auch im Alter.

Sport maximiert die Durchblutung des Gehirns

Als ich begann, in den Amen Clinics zu arbeiten und mir Hunderte von Gehirnscans ansah, überraschte mich eines sehr: der Unterschied in der Durchblutung des Gehirns zwischen Menschen, die Sport trieben, und solchen, die das nicht taten. Die sportlich Aktiven wiesen eine wesentlich bessere Durchblutung im Gehirn und weniger Schäden auf als diejenigen, die sich weniger bewegten. Die gesunde Durchblutung verhalf den sportlich Aktiven zu einer schnelleren und effizienteren Gehirnleistung, sodass es bei diesen Menschen auch nicht so leicht zu kognitiven Abbauerscheinungen kam.

Für viele Menschen ist wohl schwer zu verstehen, warum die Durchblutung des Gehirns so wichtig für die kognitive Funktion ist und warum es kaum einen besseren Weg gibt, sie zu steigern, als Bewegung. Ein Beispiel hilft, das zu illustrieren: Im menschlichen Gehirn sind Blutgefäße mit einer Gesamtlänge von etwa 1000 Kilometern enthalten – auf einem Raum, der gerade einmal 1200 Kubikzentimeter umfasst. Um das Blut tief in das Adersystem des Gehirns zu transportieren, müssen Ihr Herz stark und Ihre Arterien und Venen offen sein. Die beste Gesundheitsvorsorge für das Herz-Kreislauf-System aber besteht darin, sich ausreichend zu bewegen. So wird Ihr Herz trainiert und Ihre Blutgefäße werden zu gut ausgebauten Schnellstraßen: geschmeidig, weit und schnell. Bei älteren Menschen, die sich regelmäßig bewegen, sehen die Blutgefäße genauso jung und gesund aus wie bei Personen, die nur halb so alt sind – das ist durch Studien belegt.

Im Übrigen müssen Sie ja keinen Marathon laufen, um die Durchblutung Ihres Gehirns zu steigern. Eine Studie hat ergeben, dass ältere Frauen, die mehrmals pro Woche 30 bis 50 Minuten lang schnell gingen, in nur drei Monaten ihre Gehirndurchblutung um sage und schreibe 15 Prozent steigerten.[1] Umgekehrt kann ein vollkommenes Aussetzen körperlicher Bewegung schon nach zehn Tagen dazu führen, dass die Durchblutung des Gehirns um bis zu 30 Prozent sinkt.[2]

Je mehr Blut Sie in Ihren Kopf pumpen können, desto mehr Sauerstoff, Zucker und andere Nährstoffe bekommt Ihr Gehirn. Das hilft Ihnen, zu reagieren, Informationen zu verarbeiten, zu denken, sich zu erinnern, zu lernen und sich zu konzentrieren. Eine Steigerung der Gehirndurchblutung sorgt auch für eine Vergrößerung des Gehirnvolumens, stärkt die synaptischen Verbindungen, hilft bei der Herstellung lebenswichtiger Eiweißstoffe und Hormone, baut Schadstoffe ab, die Demenz verursachen können, und lässt neue Gehirnzellen wachsen.

Der beste Sport für eine optimale Gehirndurchblutung

Studien zeigen, dass aerober Ausdauersport, der den Puls für eine gewisse Zeit nach oben treibt – Laufen, Fahrradfahren, Schwimmen – besonders effektiv ist. Doch auch Krafttraining hat seine Berechtigung, weil es die Durchblutung der Gliedmaßen stärkt und für Muskelaufbau sorgt. Je mehr Muskeln Sie haben, desto weiter kann Ihr Körper das Blut pumpen, sodass der Druck auf die Arterienwände sinkt. Yoga senkt nachweislich den Blutdruck und fördert die Durchblutung des Gehirns.[3] Gehen steigert die Durchblutung des Gehirns ebenfalls, vor allem wenn Sie so zügig gehen, dass Ihr Herz schneller schlägt. Zügiges Gehen hat noch einen weiteren Vorteil: Wenn Ihre Füße den Boden kräftig berühren, setzt sich der Aufprall wellenförmig durch die Arterien nach oben fort und steigert die Gehirndurchblutung noch mehr.[4]

Eine neue Definition von Sport

Sobald Sie sich so bewegen, dass Ihr Herz schneller schlägt oder Ihre Gliedmaßen und Lungen sich anstrengen müssen, ist das Sport. Das gilt also auch fürs Gärtnern, Wandern oder für die Arbeit im Haushalt.

Viele Menschen halten die Aktivität ihres Körpers für eine Selbstverständlichkeit, aber nicht jeder hat die Möglichkeit dazu. Verletzungen, hohes Alter, chronische Schmerzen oder degenerative Erscheinungen können Hindernisse sein. Ich glaube trotzdem fest daran, dass es für jeden Menschen eine Möglichkeit gibt, sich mehr zu bewegen. Wenn Sie nicht gut stehen oder gehen können oder wenn Sie einen Gips oder eine Schiene tragen, machen Sie Sitz-Aerobic und bewegen Sie im Sitzen Ihre Arme und/oder Beine. Viele Yogastellungen kann man sogar im Bett einnehmen, Sie können auch zu Hause mit Gewichten trainieren oder Ihre Muskeln im Sitzen mithilfe eines Stretchbandes stärken. Im Internet finden Sie viele Anleitungen dazu. Allerdings sollten Sie mit Ihrer Ärztin oder dem Physiotherapeuten sprechen, bevor Sie eine neue sportliche Aktivität aufnehmen.

Der kürzeste und effektivste Weg zu neuen Gehirnzellen

Für meine Klienten ist die Neurogenese, also die Fähigkeit, neue Gehirnzellen wachsen zu lassen, das Thema, das sie am meisten interessiert. Denn wir alle hätten doch gern mehr davon! Ich sage Ihnen, was ich meinen Klienten rate: Wenn Sie neue Gehirnzellen wachsen lassen, Ihre kognitiven Fähigkeiten und Ihre Intelligenz verbessern wollen, dann sollten Sie irgendeine Art von Ausdauersport betreiben, denn nach Aussage aller Forscher auf diesem Gebiet ist das der effektivste Weg, um die Neurogenese anzuregen.

Der Naturwissenschaftler Fred Gage vom Salk Institute for Biological Studies und seine Kollegen am Sahlgrenska Universitätskrankenhaus in Schweden haben durch bahnbrechende Untersuchungen festgestellt, dass auch erwachsene Menschen neue Gehirnzellen wachsen lassen können, und zwar im Hippocampus, dem Bereich, der für das Lernen und das Gedächtnis so wichtig ist.[5] Dr. Gage und seine Kollegen fanden heraus, dass Mäuse, die Zugang zu einem Laufrad hatten, neue Gehirnzellen bildeten. Außerdem stimulierte die Bewegung die Neuroplastizität und das Lernvermögen stärker als bei Mäusen, die ein solches Sportgerät nicht zur Verfügung hatten.[6] Daraus schlossen die Forscher: Neurogenese wird durch körperliche Bewegung gefördert.

Seither haben zahlreiche Studien gezeigt, dass aerober Ausdauersport die Zahl neuer Gehirnzellen im Hippocampus verdoppeln oder sogar verdreifachen kann.[7] Wir wissen zwar noch nicht genau, auf welche Weise das passiert, aber wir wissen, dass körperliche Aktivität das Gehirn dazu anregt, den BDNF-Wachstumsfaktor zu bilden (BDNF lautet die Abkürzung für *b*rain-*d*erived *n*eurotrophic *f*actor). Und genau dieser Wachstumsfaktor steuert die Neurogenese.

Sport sorgt außerdem für die Ausschüttung bestimmter Proteine, die zur Neubildung von Gehirnzellen im Hippocampus erforderlich sind.[8]

Neurogenese – neue Zellen für Ihr Gehirn

Die Durchblutung des Gehirns lässt sich einfach dadurch anregen, dass man sich mehr bewegt. Die Neubildung von Gehirnzellen wird durch ganz spezielle Arten von Bewegung stimuliert, vor allem durch Laufen und anderen aeroben Ausdauersport. Tierstudien haben gezeigt, dass die Gehirne von Ratten, die sechs bis acht Wochen lang in einem Laufrad trainierten, die stärkste Neubildung aufwiesen, mehr als ihre Artgenossen, die während dieser Zeit häufige Sprints oder andere Arten von intensivem Intervalltraining hinlegten. Bei Ratten, die ausschließlich Krafttraining machten, indem sie beispielsweise mit Gewichten eine senkrechte Leiter hochkletterten, zeigte sich keine erkennbare Steigerung der Neurogenese, verglichen mit der bewegungsarmen Kontrollgruppe.[9]

Tipps für ein schlaueres, größeres Gehirn

Zahllose Studien zeigen, dass Menschen, die regelmäßig Sport treiben, bei allen kognitiven Tests die Couch Potatoes überflügeln.[10] Doch wie kommt das? Warum macht uns Sport schlauer? Ein Teil der Antwort besteht in der beschriebenen Steigerung der Durchblutung und der daraus resultierenden Stimulation der Neurogenese. Doch darüber hinaus gibt es noch weitere Vorteile.

Regelmäßiger Sport vergrößert den Hippocampus, jenen Teil des Gehirns, der, wie schon erwähnt, für Gedächtnis und Lernen zuständig ist. Je größer der Hippocampus ist, desto besser kann das Gehirn Erinnerungen speichern und neue Informationen und Fähigkeiten erlernen.

Ein Aufbau des Hippocampus schützt auch vor Stimmungsschwankungen, beugt Depressionen vor und senkt das Risiko für neurodegenerative Erkrankungen wie Alzheimer.

Ähnlich wie andere Bereiche des Gehirns schrumpft auch der Hippocampus, wenn wir älter werden – und in der Folge bekommen wir Probleme mit dem Gedächtnis und dem Denken. Studien zeigen aber, dass Sport diesen altersbedingten Abbau verhindern und sogar rückgängig machen kann. Tatsächlich ist Bewegung eine der wenigen

„bewiesenen" Methoden, um die Größe und Funktion des Hippocampus aufrechtzuerhalten.[11]

Körperliche Aktivität vergrößert auch das Volumen der grauen Substanz im Gehirn. Was daran so toll ist? Je mehr von diesem Gewebe vorhanden ist, desto besser kann unser Gehirn denken, schlussfolgern und sich erinnern. Eine dickere und gesündere graue Substanz schützt wiederum auch vor Alzheimer und anderen neurodegenerativen Störungen. Schon mit einem gewissen Maß an Haus- und Gartenarbeit lässt sich die graue Substanz aufbauen. Studien zeigen, dass Menschen, die nicht ins Fitnessstudio gehen, sich aber im Alltag viel bewegen, mehr graue Substanz ihr Eigen nennen als solche, die sich nur wenig bewegen.[12]

Und die weiße Substanz? Es zeigt sich, dass körperliche Bewegung auch hier Wunder wirkt. Sie vergrößert das Volumen und die Verbindungsmöglichkeiten der Nervenfasern, die mehr als die Hälfte des Gehirns ausmachen.[13] Auch die Verbindung zwischen linker und rechter Gehirnhälfte wird gestärkt, was zu einer Verbesserung in den Bereichen Kreativität, Sprache, Gedächtnis, Konzentration und Muskelkoordination führt.

Mit welchen Sportarten erreicht man ein größeres und schlaueres Gehirn?

Richtig geraten: Aerobe Ausdauersportarten – Laufen, Gehen und so weiter – sind bestens dazu geeignet, den Hippocampus und die graue Substanz aufzubauen. Neuere Studien zeigen auch, dass Yoga die Größe des Hippocampus beeinflusst.[14] Was das Krafttraining angeht, ist das letzte Wort noch nicht gesprochen.[15]

Dauerlauf ist wiederum am besten geeignet, um die Anzahl und Vielfalt der Synapsen zu erhöhen. Scans von Läufergehirnen zeigen nach Auskunft verschiedener Studien mehr Verbindungen zwischen den Netzwerken, in denen es um Bewegung und motorische Kontrolle geht.[16] Der Grund: Wenn man joggt oder läuft, ist das Gehirn gezwungen, so etwas wie Multitasking durchzuführen, weil es den Weg suchen, auf Reize von außen reagieren, die Wegeverhältnisse wahrnehmen und bestimmte Muskelbewegungen steuern muss.

Tun Sie etwas gegen Stress im Gehirn

Jeder, der schon mal nach einem anstrengenden Tag einen langen Spaziergang oder eine schweißtreibende Einheit im Fitnessstudio absolviert hat, weiß, wie sehr Sport hilft, Stress abzubauen. Er beruhigt die Nerven und sorgt insgesamt für eine positivere Lebenseinstellung. Der Grund dafür liegt in einer ganzen Kaskade von körperlichen Auswirkungen, die dem sympathischen Nervensystem guttun. Beim Sport wird zwar das Stresshormon Cortisol ausgeschüttet, aber es versorgt das Gehirn eher mit Energie, als dass es der kognitiven Funktion schadet. Sport steigert die Ausschüttung von Endorphinen und der Botenstoffe Dopamin, Serotonin, GABA und Noradrenalin, die alle die Stimmung verbessern und beim Stressabbau helfen.

Bewegung versetzt darüber hinaus den Körper zunehmend in die Lage, den Cortisolhaushalt zu regulieren.[17] Studien zeigen, dass Tiere mit unbeschränktem Zugang zu Bewegungsmöglichkeiten weniger starke Kampf-oder-Flucht-Reaktionen aufweisen als solche, die sich nicht so viel bewegen können.[18]

Ein weiteres Forschungsergebnis, das geradezu furchteinflößend klingt: Wenn Sie keinen Sport treiben, können Ihre Gehirnzellen die Form verändern und neue Verästelungen herausbilden, die Sie empfänglicher für Angst und Anspannung machen.[19]

Stressabbau durch Sport

Jede Bewegung, die Sie glücklich macht, ist gut gegen Stress. Vergessen Sie, was Ihre Freunde machen oder was man Ihnen empfohlen hat, Ihnen aber keinen Spaß macht. Wenn Sie sich zu etwas zwingen, was Sie nicht gern tun, erhöht das den Stress und kehrt die Vorteile dieser Bewegungsart ins Gegenteil um.

Abgesehen davon, dass Sie etwas finden müssen, was zu Ihnen passt, sollten Sie noch eines wissen: Menschen, die in Gruppen Sport treiben – in einer Laufgruppe, im Yogakurs oder etwa der Tanzschule –, bauen erfolgreicher Stress ab als Menschen, die allein trainieren. Die sozialen Vorteile von Sport in der Gruppe verstärken zusammen mit der emotionalen und mentalen Unterstützung, die eine Gruppe bietet, den Stressabbau.[20]

Auf den ersten Blick weniger anstrengende Aktivitäten wie Yoga, Tai Chi und Pilates, bei denen Bewegung und Atemübungen aufeinander abgestimmt sind, sorgen für eine besonders tiefe Beruhigung und heben die Stimmung. (Zu den Vorteilen des tiefen Atmens kommen wir noch.) Bewegungsformen abseits des klassischen Sports (zum Beispiel Gartenarbeit) sind ebenfalls sehr effektiv in Sachen Stressabbau. Tatsächlich konnte in einer Studie gezeigt werden, dass Gartenarbeit besser geeignet ist und Stress wirksamer abbaut, als wenn man etwa dasitzt und liest.[21]

Fallbeispiel: Die richtige Bewegung bringt das Gehirn in Schwung

Es macht mir immer Mut, wenn ich sehe, wie Menschen ihre Komfortzone verlassen und etwas Neues wagen. So ging es mir auch, als ich anfing, mit Lance Zeno zu arbeiten, einem ehemaligen Angriffsspieler der Football League, der für die Cleveland Browns und die Green Bay Packers gespielt hatte. Lance war erst Collegespieler, später Profi und hatte sein Leben lang Sport getrieben. Allerdings hatte er hauptsächlich Krafttraining gemacht und nur sehr wenig Ausdauersport betrieben.

Als ich den Scan seines Gehirns sah, wusste ich, dass Lance dringend etwas gegen das Blitzlichtgewitter in seinem Kopf unternehmen musste. Er hatte Schlafstörungen und fühlte sich häufig gestresst. Wie die meisten Spieler machte er sich außerdem Sorgen um den Preis, den sein Gehirn für all die vielen Jahre im Football bereits bezahlte oder in absehbarer Zeit bezahlen würde. Als ich ihn kennenlernte, studierte Lance Erziehungswissenschaften. Er hatte den Eindruck, als fiele ihm die Arbeit viel schwerer als früher, obwohl sein Grundstudium an der Universität UCLA wirklich anstrengend war.

Wir vereinbarten eine Ernährungsumstellung und bestimmte Nahrungsergänzungen und ich empfahl Lance, Yoga, Stretching und Meditation in sein Trainingsprogramm einzubauen. Er fing mit zwei Yogastunden pro Woche an und hatte zunächst den Eindruck, dass er sich aus seiner Komfortzone herausbewegte. Doch dann sank sein

Stresslevel tatsächlich ab, er konnte sich besser konzentrieren und durchschlafen – und damit war seine Begeisterung geweckt.

Nachdem er seine Fortschritte ein paar Monate lang aufgezeichnet hatte, sagte mir Lance, Yoga habe mehr für seine körperliche, geistige und emotionale Gesundheit getan als jede andere Übungsform, die er in seinem Leben ausprobiert hatte. Er hatte mehr Energie, sein Gleichgewichtssinn wurde wieder besser, die Gelenkschmerzen ließen nach und er spürte eine ganz neue Klarheit in Studium und Alltag. Außerdem hatte er zwischenzeitlich 15 Kilo abgenommen.

Heute praktiziert Lance immer noch zwei bis drei Mal pro Woche Yoga und sagt, er sei noch aus jeder Stunde mit aufgeladenen Batterien, zentriert und positiver gestimmt herausgegangen. Er hält inzwischen sogar Yogastunden ab für die Risiko-Kids in einem Jugendzentrum am Rand von Los Angeles, wo er sich engagiert. Als Beweis für die positive Kraft des Yoga erzählt er von einem Teenager, einem ehemaligen Gangmitglied, der die Euphorie beim Yoga mit der Einnahme von Drogen verglich – allerdings mit einer sehr viel sanfteren und langfristigeren Auswirkung auf die Stimmung.

> *Mein Tipp:* Experimentieren Sie mit ungewohnten Bewegungsformen, auch wenn Sie damit Ihre Komfortzone verlassen oder glauben, sie würden Ihnen nicht gefallen. Manchmal haben wir gerade solche Aktivitäten, die uns nicht sehr attraktiv erscheinen, besonders nötig.

Den Körper bewegen, den Geist verändern

Stressabbau ist nicht die einzige Art, wie Sport positive Auswirkungen auf unsere Stimmung hat. Körperliche Aktivität kann auch Traurigkeit, Ruhelosigkeit, Langeweile, Frust, ein schwaches Selbstbewusstsein und sogar Depressionen lindern. Tatsächlich soll regelmäßiger Sport selbst bei einer klinischen Depression ebenso gut helfen wie verschreibungspflichtige Antidepressiva.[22] Auch bei ADHS wirkt Sport ebenso gut wie Ritalin oder Adderall, einfach indem er Botenstoffe aktiviert, welche die Konzentration stärken.

Wenn Sport zum Problem wird

Sport ist eine der besten Möglichkeiten, etwas gegen chronischen Stress zu unternehmen, aber wenn Sie zu lange, zu oft und/oder zu intensiv trainieren, kann sich der Effekt ins Gegenteil verkehren. Und wenn Sie ohnehin schon am Limit sind, bekommen Sie durch sehr ausgedehnten oder intensiven Sport womöglich eine Überdosis Cortisol ab.

Symptome für einen ungesunden Cortisolspiegel sind Schlafstörungen, Erschöpfung, Gewichtszunahme trotz Bewegung, Ängste und Konzentrationsschwierigkeiten. Sprechen Sie mit Ihrem Arzt und lassen Sie Ihren Cortisolspiegel überprüfen, wenn Ihnen diese Symptome bekannt vorkommen. Wenn Sie zu viel oder zu intensiv trainieren, suchen Sie sich Alternativen zum Stressabbau ohne Sport, beispielsweise Meditation oder Atemübungen (siehe auch Kapitel 7).

Am Ende einer richtig guten aeroben Sporteinheit fühlt man sich oft ganz großartig. Dieser „Runner's High" entsteht, weil beim Sport die Ausschüttung von Endorphinen, Serotonin, Dopamin und Norepinephrin angeregt wird, alles Stoffe, die dazu führen, dass wir uns zufrieden, positiv und friedlich fühlen. Körperliche Aktivität erhöht auch den BDNF-Wachstumsfaktor, den wir schon im Zusammenhang mit der Neurogenese kennengelernt haben. Auch dieser Stoff macht uns glücklicher und optimistischer.[23] Schon nach fünf Minuten Sport fühlt man sich, so haben Untersuchungen ergeben, in der Regel etwas besser.[24]

Der beste Sport für Ihre Stimmung

Welchen Sport Sie auch immer wählen: Er hebt Ihre Stimmung am effektivsten, wenn Sie ihn lieben. Wenn es sich dabei um Krafttraining handelt: Der Wohlfühleffekt ist derselbe wie beim Ausdauertraining. Trotzdem möchte ich eine kleine Warnung aussprechen: Lassen Sie es am Anfang etwas ruhiger angehen und beginnen Sie nicht zu intensiv und schnell. Studien zeigen, dass der positive Effekt auf die Stimmung dann am schnellsten eintritt, wenn Sie beim Sport noch reden können. Wenn Sie sich zu sehr anstrengen, verschiebt sich der Effekt um etwa eine halbe Stunde.[25]

Verdoppeln Sie die Vorteile: Trainieren Sie draußen

Ein Spaziergang durchs Büro oder ein Lauf auf dem Laufband ist eine feine Sache. Doch wenn Sie draußen trainieren, wenn Bäume, Wiesen, Seen und Flüsse oder sonst etwas Grünes oder Blaues in der Natur um Sie herum ist, bekommen Sie auch noch ordentlich Licht ab, sodass Ihr Vitamin-D-Spiegel steigt. „Grüner Sport" in der Natur verringert Zorn, Angst, Depressionen, Traurigkeit und Stress mehr als Sport in der Stadt.[26] Gehirnscans zeigen auch, dass Menschen, die sich in der Natur bewegen, niedrigere Cortisolspiegel und weniger Aktivität in solchen Gehirnarealen aufweisen, in denen negative Gedanken und Grübeleien angesiedelt sind.[27]

Fallbeispiel: Franks Geschichte – mit Gehen und Tanzen 50 Kilo abnehmen

Als Frank zu mir kam, litt er unter einer bipolaren Störung, Depressionen und Gewichtszunahme – und noch einigen weiteren Problemen. Er war 43 Jahre alt und trieb überhaupt keinen Sport, obwohl bei ihm zu Hause ein Laufband, ein Rudergerät und ein NordicTrack-Heimtrainer standen. Diese Geräte benutzte er aber eher als Kleiderhaken, nicht um sich sportlich zu betätigen.

Frank hatte sich ein Buch mit dem verspielten Titel „Lieber Gott, hilf mir, der Teufel will mich fett machen" gekauft, weil er hoffte, es würde ihm helfen. Das Buch brachte ihn zwar zum Lachen, motivierte ihn aber nicht, aufs Laufband zu gehen. Seinen Mangel an Bewegung erklärte er damit, dass er ja in seinem Job sehr viel laufe.

Nachdem er mir seine Symptome geschildert hatte und ich begriffen hatte, wie er tickte, empfahl ich ihm ein echtes Ausdauertraining, das den Namen verdiente – nicht nur das Herumlaufen bei der Arbeit. Auf diese Weise wollten wir seine Stimmung besser ausbalancieren, sodass das manische Gefühl nachließ. Da ich Frank dazu bringen wollte, draußen zu gehen, organisierten wir unsere ersten Treffen so, dass wir zusammen spazieren gingen.

Danach übernahm Frank selbst die Initiative und machte zwei bis drei Mal pro Woche einen zügigen Spaziergang, zu Beginn etwa 30 Minuten, bald waren es schon 45 und schließlich eine Stunde. Er schaffte sich eine Gürteltasche an und nahm seinen alten Discman mit, sodass er beim Gehen seine Lieblingsmusik hören konnte. Um sich noch mehr zu motivieren, spielte er alle möglichen Spielchen mit sich selbst – zum Beispiel, ob er es bis zur nächsten Kreuzung schaffen würde, bevor das nächste Lied anfing. Am Ende war Frank so weit, dass er bis zu drei Stunden am Stück ging.

Außerdem nahm er an einem Zumba-Kurs teil, in dem er meist der einzige Mann war. Das gefiel der Kursleiterin so gut, dass sie ihn immer ganz nach vorn holte, sodass alle ihn sehen konnten. Dies motivierte ihn natürlich, es noch besser zu machen. Da er bald merkte, wie gut ihm die freie Bewegung beim Tanzen gefiel, kaufte er sich ein DVD-Set und trainierte auch zu Hause.

Die körperliche Aktivität verringerte Franks psychische Probleme deutlich, brachte seine negativen Gedanken zum Schweigen und verbesserte seine Stimmung mehr als alles andere, was er über die Jahre hin probiert hatte. Heute macht er weiterhin seine langen Spaziergänge, geht zum Tanzkurs und arbeitet im Garten, wenn er Gelegenheit dazu hat. In Verbindung mit einer gehirnfreundlichen Ernährung hat er auf diese Weise etwa 50 Kilo abgenommen. Seine Taille ist um sage und schreibe 45 Zentimeter geschrumpft.

Mein Tipp: Suchen Sie sich eine Sportart, die Ihnen wirklich Spaß macht. Das hilft Ihnen, aktiv zu werden und regelmäßige Bewegung zu einer lebenslangen Gewohnheit zu machen. Nachdem Frank das Gehen und Tanzen für sich entdeckt hatte, konnte er sein Gehirn und seinen Körper auf ganz erstaunliche Weise verändern.

Sport tagsüber hilft Ihrem Gehirn, nachts besser zu ruhen

Wenn Sie sich nachts im Bett wälzen und tagsüber keinen Sport treiben, schieben Sie Ihre Schlafprobleme nicht auf den Stress in der Arbeit. Unzählige Studien zeigen, dass körperliche Aktivität hilft, schneller einzuschlafen, weniger oft in der Nacht aufzuwachen und am nächsten Morgen erholt aufzustehen.[28] Schon zehn Minuten Sport pro Tag reichen aus, um die Schlafqualität und -quantität zu steigern.[29] Sport senkt auch das Risiko, an Problemen wie Schlaflosigkeit, Apnoe oder dem Restless-Legs-Syndrom zu erkranken.

Der beste Sport für Ihren Schlaf: Fast jede Art von Bewegung hilft, die Schlafqualität und -quantität zu steigern.[29] Das hat die National Sleep Foundation herausgefunden. Die meisten Studien zum Thema beziehen sich auf Ausdauersport wie Gehen, Laufen und Radfahren. Aber auch Yoga hilft sehr vielen Menschen, tiefer zu schlafen, weil es beruhigt und erdet.[30]

Gewicht reduzieren, das Gehirn aufbauen

Sport ist gut, wenn man Abnehmen will. Über die beste Art körperlicher Aktivität im Dienste der Fettverbrennung wird immer wieder diskutiert, aber grundsätzlich sind wir uns wohl alle darüber einig, dass Bewegung die Pfunde purzeln lässt. Zusätzlich unterstützt Bewegung Ihr Gehirn.

Die richtige Uhrzeit für Sport, der gut fürs Gehirn ist

Vom physiologischen Standpunkt aus ist Sport am Morgen von Vorteil, weil er den Schlaf-Wach-Rhythmus des Körpers in Ordnung bringt. Die Kerntemperatur des Körpers steigt und gibt uns das Signal, wach zu werden.[31] Der natürliche Cortisolspiegel ist am Morgen ebenfalls höher, und nachdem Sport das gesamte Hormonsystem in Schwung bringt, sorgt Bewegung kurz nach dem Aufstehen dafür, dass alles gut synchronisiert wird. Und schließlich bekommen Sie auch Sonnen- oder wenigstens Tageslicht, wenn Sie morgens draußen trainieren. Dieses Licht senkt den Melatoninspiegel und sorgt für eine Ausschüttung des Stimmungsaufhellers Serotonin. Dies wiederum führt dazu, dass Ihr Körper früher am Abend wieder Melatonin ausschüttet, sodass Sie schneller einschlafen.[32]

Forschungsergebnisse zeigen zudem, dass Bewegung vor der Arbeit oder Schule die Konzentration verbessert und allgemein dafür sorgt, dass das Gehirn leichter Ideen entwickeln, kreativ sein und lernen kann. Doch was auch immer die Forschung sagt: Wenn Sie lieber abends laufen, nach der Arbeit einen Tanzkurs besuchen oder nachts ins Fitnessstudio gehen, tun Sie's! Die beste Zeit für Sport ist immer der Zeitpunkt, zu dem Sie am wahrscheinlichsten Sport treiben. Achten Sie lediglich darauf, dass Sie zwei Stunden vor dem Schlafengehen damit fertig sind. Ihr Gehirn braucht Zeit, um das Cortisol und andere Stoffe abzubauen, die beim Sport ausgeschüttet werden und Energie liefern.

Unser Gehirn enthält selbst keine Fettzellen, doch überschüssiges Körperfett beeinträchtigt die geistige Leistungsfähigkeit erheblich. In der Forschung wird heute angenommen, dass Fettzellen Schadstoffe freisetzen, welche die Blut-Hirn-Schranke überwinden, also die Barriere, die die Blutgefäße im Gehirn vom Rest des Gewebes und den Gehirnzellen trennt. Wenn Sie zu viel Fett mit sich herumschleppen, kommen da ziemliche Mengen an Schadstoffen zusammen.[33]

Sobald diese Schadstoffe im Gehirn angekommen sind, übernehmen diese sozusagen die Regie. Sie dringen in den Hippocampus ein und beeinträchtigen seine Funktion, sodass die kognitiven Synapsen nicht mehr richtig arbeiten können. Das führt zu Gedächtnisproblemen, langsamerem Lernen und einem allgemeinen kognitiven Abbau.[34]

Ich selbst habe gemeinsam mit Kollegen Studien durchgeführt, die zeigen, dass übergewichtige und fettleibige Erwachsene eine schlechtere Durchblutung des präfrontalen Cortex aufweisen, also genau jener Gehirnregion, die für unser Denken auf einer höheren Ebene zuständig ist.[35] In unserer NFL-Studie stellten wir fest, dass bei den übergewichtigen Teilnehmern in zwei Bereichen die Durchblutung gestört war: im präfrontalen Cortex und in den Temporallappen. Das führte zu schlechter Stimmung, Gedächtnisproblemen und einer insgesamt herabgesetzten Denkfähigkeit.[36]

Natürlich sollte man in erster Linie an eine Gewichtsabnahme denken, um das Problem zu lösen. Doch auch schon mehr Bewegung hilft, die negativen Auswirkungen in Schach zu halten. Wissenschaftler haben herausgefunden, dass Mäuse, die sich viel bewegen, die durch überschüssiges Körperfett hervorgerufenen Schäden im Gehirn umkehren und die Funktion ihres Hippocampus wieder normalisieren. Aktive Tiere schneiden auch bei kognitiven Tests besser ab als inaktive, selbst bei gleichem Gewicht.[37] Studien am Menschen zeigen, dass übergewichtige und fettleibige Personen, die zwei Monate lang Sport treiben, die Durchblutung ihres Gehirns erheblich steigern und so einige Schäden im Gehirn mindern können.[38]

Wenn Sie Gewicht verringern wollen, ohne sich mehr zu bewegen, kann Ihr Gehirn auch davon profitieren, aber nicht so stark, als würden Sie gleichzeitig Sport treiben. Eine Studie hat gezeigt, dass dünne Menschen, die sich wenig bewegen, eine schlechtere kognitive Leistung zeigen als Personen, die zwar mehr wiegen, dabei aber körperlich fit sind.[39]

Der beste Sport, um abzunehmen und das Gehirn in Schwung zu bringen

Eine kürzlich durchgeführte Studie mit mehr als 18.000 Teilnehmern hat gezeigt, dass diejenigen, die joggten, am meisten Gewicht verloren und das niedrigere Gewicht auch halten konnten.[40]

Was aber ist so toll am Joggen? Es ist ein Ganzkörpersport, hält den Puls im fettverbrennenden Bereich und ist für jeden machbar. Man benötigt dafür nur ein paar Laufschuhe, kein Fitnessstudio, keine zusätzliche Ausrüstung, keinen Trainingspartner. Laufen Sie einfach los, jederzeit an jedem Ort.

Kurze Sprints mit hoher Intensität können helfen, dem Fett schneller zu Leibe zu rücken. Ein Intervalltraining mit hoher Intensität führt zu mehr Fettverbrennung, als wenn Sie die ganze Zeit im gleichen langsamen Tempo laufen, schwimmen, radfahren und so weiter.[41]

Hilfe für Menschen mit kognitiven Störungen

Menschen mit einer neurodegenerativen Störung kommt Sport nicht unbedingt als Erstes in den Sinn. Doch wenn man eine Person, die unter Demenz leidet, dazu animieren kann, körperlich aktiver zu werden, wird das die kognitive Gesundheit dieser Person dramatisch verbessern – von der allgemeinen Lebensqualität ganz zu schweigen.

Als mein Vater aufgrund seiner Parkinsonerkrankung mit Schüttellähmung und Gleichgewichtsproblemen zu kämpfen hatte, ging er regelmäßig ins Fitnessstudio und fuhr eine halbe bis eine ganze Stunde auf dem Trainingsrad. Dies tat er drei bis vier Mal pro Woche. Hinzu kamen Physiotherapie, Stretching und ein leichtes Krafttraining, das er auch vor seiner Erkrankung gemacht hatte. Die Übungen halfen seinem Körper, sich zu entspannen, sodass das Zittern nachließ. Trotz der Starrheit seiner Muskeln und seiner Gleichgewichtsprobleme fiel es ihm mit dem Sport leichter, sich zu bewegen. Das Radfahren sorgte auch für mehr Klarheit im Kopf und eine bessere Konzentration, wie man an dem Tempo und dem Eifer sehen konnte, mit dem er sein Kreuzworträtsel im *Chicago Tribune* löste.

Studien mit bildgebenden Verfahren zeigen, dass Radfahren in einem bestimmten Tempo die Verbindungen im Gehirn stärkt, die durch Parkinson beeinträchtigt werden. Es könnte eine sichere, kostengünstige Möglichkeit sein, die motorischen Symptome dieser Krankheit zu lindern.[42] Andere Forschungen zeigen, dass Personen mit Alzheimer im Anfangsstadium oder anderen Formen geistigen Abbaus ihr Gehirnvolumen steigern und ihre kognitive Funktion erhalten können, wenn sie regelmäßig Ausdauersport betreiben.[43]

5

Was Nahrungsergänzungsmittel bringen

Als Jugendliche hatte ich einen Ferienjob am Empfang eines Fitnessclubs außerhalb von Barrington Hills, dem Vorort von Chicago, in dem ich aufwuchs. Der Club war beliebt bei Bodybuildern, die hier für ihre Wettkämpfe trainierten und jede Menge Eiweißshakes, Aminosäuren und andere Nahrungsergänzungsmittel zu sich nahmen, um magere Muskelmasse auf- und Körpergewicht abzubauen.

Ich war nun weiß Gott keine Bodybuilderin, aber ich arbeitete auch als Model und lebte deshalb hauptsächlich von magerem Eiweiß, Gemüse und sogenannten MET-Rx-Shakes, die zu dieser Zeit in Mode waren. Bei mir war die Shake-Geschichte eher kurzlebig, aber ich habe dabei gelernt, dass man den Körper recht effektiv verändern kann, wenn man die richtige Nahrungsergänzung nutzt.

Nach meinem ersten Studienabschluss interessierte mich die Frage, ob Mikronährstoffe – also die Vitamine, Mineralstoffe, Antioxidantien, Aminosäuren und andere essenzielle Nährstoffe, die der Körper braucht – nicht nur bei der Veränderung des Körpers helfen, sondern auch Symptome im Gehirn lindern können. In erster Linie interessierte mich Parkinson – mein Forschungsgebiet – und die Fähigkeit von Mikronährstoffen, den oxidativen Stress im Gehirn abzubauen, der die Krankheit beschleunigt. Also besuchte ich Selbsthilfegruppen von Parkinsonpatienten, hörte mir ihre Krankengeschichten an und konnte beobachten, wie hilflos sich viele von ihnen angesichts ihrer Krankheit fühlten. Das inspirierte mich zu dem Versuch, meine Forschung in ihrem Interesse zu nutzen. Wie konnten diese Menschen wieder mehr Kontrolle über ihren Körper und ihr Gehirn erlangen? Wie konnten Sie die Symptome in den Griff bekommen? Niemals hätte ich mir zu diesem Zeitpunkt vorstellen können, dass meine Arbeit zehn Jahre später auch für meinen Vater relevant sein würde, als er seine Parkinsondiagnose erhielt.

Erst 2009, als ich mit meinen Kollegen die klinische Forschungsreihe mit Footballprofis durchführte, wurde mir so richtig klar, welchen Einfluss Nahrungsergänzungen auf die Gehirnfunktion haben können. Als wir die ersten Scans der Sportler sahen, hatten die meisten von ihnen leichte Schäden im Gehirn und kognitive Störungen. Nur bei wenigen war die Durchblutung des Gehirns in Ordnung, viele litten unter deutlich sichtbaren geistigen Problemen. Indem wir ihnen eine tägliche Dosis speziell ausgewählter Nahrungsergänzungsmittel verordneten, hofften wir, die Durchblutung des Gehirns zu steigern und einige Schäden rückgängig zu machen.

Die Scans, die wir nach sechs Monaten machten, zeigten ein vollkommen anderes Bild als die ersten Aufnahmen. Die Durchblutung in Bereichen, die für Gedächtnis, Denken und Stimmung zuständig sind, war deutlich verbessert.[1] Aus neurokognitiver Sicht kam es zu folgenden Ergebnissen:

- Bei fast der Hälfte der Teilnehmer hatte die kognitive Funktion um mehr als 50 Prozent zugenommen.
- 69 Prozent zeigten verbesserte Gedächtnisleistungen.
- 53 Prozent zeigten verbesserte Aufmerksamkeit.
- 38 Prozent berichteten von deutlichen Verbesserungen ihrer Stimmung.
- 38 Prozent berichteten von deutlichen Verbesserungen ihrer Motivation.
- 25 Prozent berichteten von deutlichen Verbesserungen ihres Schlafes.

Das waren aufregende Ergebnisse! Doch so richtig aufregend wurde es für uns in der Klinik, als wir diese Wirkung auf die Durchblutung des Gehirns und die neuropsychologische Funktion bei Personen ohne erkennbare geistige Beeinträchtigung ebenfalls nachweisen konnten, und zwar mit deutlich niedriger dosierter Nahrungsergänzung.[2] Immer wieder, in den Daten und in unserer klinischen Arbeit, beobachteten wir, wie sehr Menschen die Gesundheit ihres Gehirns verbessern und sogar Schäden rückgängig machen können, einfach indem sie Nahrungsergänzungsmittel mit gehirnfreundlichen Nährstoffen einsetzen.

In einer idealen Welt würde ich jedem, der an seiner kognitiven Gesundheit und Leistungsfähigkeit interessiert ist, empfehlen, die Nährstoffe zu sich zu nehmen, von denen in diesem Kapitel die Rede ist. Sie alle haben in Studien bewiesen, dass sie eine optimale kognitive Gesundheit und Funktion fördern können, wenn man auf seriöse Hersteller setzt und den Dosierungsempfehlungen folgt.

Ich verstehe aber auch, dass nicht jeder die Zeit, das Geld und das Zutrauen hat, um jeden Tag diverse Pillen einzunehmen. Deshalb habe ich drei Stufen entwickelt, die Ihnen die Möglichkeit geben, je nach persönlichen Zielen und Bedürfnissen zu handeln.

- *Basic* – die Nährstoffe, von denen ich glaube, dass sie jeder nehmen sollte, um die Gesundheit seines Gehirns zu fördern.
- *Medium* – Nährstoffe, die Sie hinzunehmen können, wenn Sie wirklich alles für die Förderung Ihrer kognitiven Gesundheit tun wollen.
- *Intensiv* – Nährstoffe, die ich Menschen nach einer Gehirnerschütterung, einer leichten Gehirnverletzung oder einer kognitiven Störung empfehle.

Basic: 6 Nährstoffe, die dem Gehirn helfen

Wenn Sie die folgenden sechs Nährstoffe wenigstens drei Monate lang täglich einnehmen, wird sich Ihr Gehirn verändern. Ich sage das nicht, weil ich Aktien irgendwelcher Nahrungsergänzungsmittelhersteller besitze oder glaube, dass jede Pille aus dem Vitaminregal im Drogeriemarkt alle Ihre Leiden heilt. Im Gegenteil: Ich kenne einige Nahrungsergänzungsmittel, die nach Auskunft der Wissenschaft keinerlei Wirkung aufs Gehirn oder den Körper haben. Im Übrigen war ich selbst skeptisch, was dieses Thema angeht, bis ich während unserer klinischen Studien die Wirkung auf Gesundheit und Funktion des Gehirns sah.

Und so empfehle ich Ihnen, mit Offenheit an diese Liste heranzugehen. Aus neurokognitiver Perspektive ist eine gute Auswahl wissenschaftlich fundierter Nahrungsergänzung eine der besten Investitionen, die Sie im Dienste Ihrer geistigen Gesundheit tätigen können.

> Wichtig: Bevor Sie zu Nahrungsergänzungsmittel greifen, gehen Sie zum Arzt, der Ihren Bedarf mithilfe eines Blutbilds ermittelt und die für Sie optimale Dosis zusammenstellt.

1. Omega-3-Fettsäuren

Omega-3-Fettsäuren sind der Baustoff sämtlicher Zellmembranen im Körper. Unser Gehirn braucht sie für seine Grundfunktionen. Diese Fettsäuren bekämpfen auch oxidativen Stress und leichte Entzündungen, senken das Risiko für Krebs, Herzkrankheiten, Depressionen, Arthritis, ADHS und eine ganze Reihe weiterer körperlicher und geistiger Störungen.

Doch nicht alle Arten von Omega-3-Fettsäuren wirken Wunder im Gehirn und im Körper. Was Ihr Körper benötigt, sind Omega-3-Fettsäuren aus dem Meer: Docosahexaensäure (DHA) und Eicosapentaensäure (EPA). DHA und EPA finden sich nur in Fisch und Meeresfrüchten sowie essbaren Algen (Seetang und Spirulina) – Lebensmittel, welche die meisten Amerikaner eher selten zu sich nehmen. Tatsächlich hat eine kürzlich durchgeführte Studie ergeben, dass beinahe die Hälfte der Amerikaner kaum oder gar keinen Fisch isst.[3] Der durchschnittliche Konsum von Fisch- und Fischereierzeugnissen in Deutschland lag laut dem Statistikportal Statista 2019 bei auch nicht gerade beeindruckenden 13,2 Kilo pro Person *(Anm. d. Redaktion)*. Das ist ein Problem, denn unser Körper kann DHA und EPA nicht selbst herstellen. Aus diesem Grund geht man davon aus, dass bis zu 90 Prozent aller Amerikaner gefährlich niedrige Spiegel dieser wichtigen Omega-3-Fettsäuren haben. Auch in Europa liegt der Wert deutlich unter den Empfehlungen.

Verstärkend kommt hinzu, dass wir zu viele Omega-6-Fettsäuren zu uns nehmen, die in Pflanzenölen, Nüssen, Saaten, fettem Fleisch und verarbeiteten Lebensmitteln vorkommen. Unser menschliche Körper braucht diese Omega-6-Fettsäuren für das Zellwachstum und die Zellfunktion, doch wenn wir zu viel davon bekommen, gerät das empfindliche Gleichgewicht der Fettsäuren in unserem Körper durcheinander. Das führt zu vermehrten Entzündungsreaktionen und einem erhöhten Risiko für Demenz, Herzkrankheiten, Schlaganfall und anderen Leiden. Je mehr Omega-6 wir zu uns nehmen, desto mehr Omega-3 benötigt unser Körper.

Wenn man täglich ein Nahrungsergänzungsmittel zu sich nimmt, das reich an DHA und EPA ist, verbessert das die Gehirndurchblutung, hilft bei der Neubildung von Gehirnzellen, fördert die Denkfähigkeit und reduziert Entzündungen. Zusätzlich zugeführte DHA kann auch die Ausschüttung von Wohlfühlstoffen wie Serotonin anregen und dabei das Risiko für Depressionen, Angststörungen, Diabetes, Gewichtszunehme, Bluthochdruck, Krebs, Herzkrankheiten und neurodegenerative Störungen wie Alzheimer senken.

> *Wichtig:* Suchen Sie sich ein Omega-3-Präparat, das auf Schwermetalle wie Quecksilber getestet ist. Ich nehme Fischöl-Präparate, die sich im Magen nicht auflösen, sodass kein unangenehmer Nachgeschmack auftritt. Da Omega-3-Präparate das Blut verdünnen können, sollten Sie Ihren Arzt konsultieren, wenn Sie bereits blutverdünnende Medikamente zu sich nehmen.

2. Multivitamin

Ein Multivitaminpräparat fürs Gehirn entspricht auf Nahrungsebene der Garage für das Auto. Man braucht sie nicht unbedingt, denn man kann ein Auto besitzen, ohne eine Garage zu haben. Doch die Garage sorgt dafür, dass das Auto länger lebt, besser funktioniert und vor Wind und Wetter geschützt ist. Ähnlich wirken Multivitaminpräparate auf Ihr Gehirn.

Während unserer klinischen Versuche mit den NFL-Spielern konnten wir beobachten, dass diejenigen, die ein hochdosiertes Multivitaminpräparat zu sich nahmen, damit Nährstoffmängel ausgleichen konnten, die sich negativ auf die Gehirndurchblutung und die kognitive Funktion auswirken. Bei gesunden Erwachsenen zeigen Studien, dass eine tägliche Aufnahme eines Multivitaminpräparats helfen kann, altersbedingte Abbauerscheinungen um fünf Jahre hinauszuzögern. Selbst ältere Menschen mit leichter geistiger Beeinträchtigung können ihre kognitive Leistungsfähigkeit erheblich verbessern, wenn sie ein Multivitaminpräparat nehmen.[4]

Aber ist eine ausgewogene Ernährung nicht der beste Weg, um alle wichtigen Nährstoffe zu erhalten? Mit Sicherheit. Doch die meisten von uns ernähren sich eben nicht unbedingt ausgewogen. Etwa 90 Prozent aller US-Amerikaner bekommen nicht genug Vitamin D und E mit ihrer Nahrung, etwa die Hälfte nimmt nicht genug Vitamin A und Magnesium zu sich. Immer noch fast die Hälfte bekommt nicht genug Kalzium und Vitamin C. Und auch Zink, Folsäure und viele B-Vitamine sind in der üblichen Ernährung nicht in ausreichender Menge enthalten.[5]

Selbst bei gesunder Ernährung kann man von einem Multivitaminpräparat profitieren. Denn die gesündeste Ernährung der Welt schützt leider nicht vor Störungen der Aufnahmefähigkeit im Darm. Medikamente, Magen-Darm-Probleme, Alkohol oder zu viel Sport im Fitnessstudio können dazu führen, dass wir nicht genug Nährstoffe aus der Nahrung erhalten.

Ich empfehle, ein hochwirksames Multivitaminpräparat aus natürlichen Quellen (also aus Obst und Gemüse) einzunehmen. Vermeiden sie Multivitaminpräparate in Form von Gummi, Kau- oder Lutschbonbons – sie enthalten Zucker, Farbstoffe und andere ungesunde Zusätze.

3. Probiotika

Probiotika nennt man die gesunden Bakterien, die in unserem Darm leben. Diese Mikroorganismen finden sich in unserer Nahrung: Joghurt, Buttermilch, Miso, Kimchi, Tempeh, nicht pasteurisiertes Sauerkraut und in anderen fermentierten oder mit Bakterienkulturen hergestellten Lebensmitteln. Der Begriff „probiotisch" bedeutet „für das Leben". Und das stimmt. Diese Stoffe sorgen für ein Gleichgewicht der Bakterien in unserem Darm. Den schlechten Bakterien können wir nicht immer ausweichen, aber je mehr Probiotika man zu sich nimmt, desto gesünder ist das Mikrobiom – die Milliarden von Bakterien, Pilzen und anderen Mikroorganismen in unserem Körper. Das führt dazu, dass Ihr Gehirn und Ihr gesamter Körper ebenfalls gesünder werden.

Was machen Probiotika? Die guten Bakterien helfen uns, unsere Nahrung zu verdauen, stärken die Immunfunktion und sorgen dafür, dass unsere Haut glatt und gesund bleibt. Probiotika sind auch wichtig für die Nährstoffaufnahme – wenn wir nicht genug davon bekommen, wirken auch die Nahrungsergänzungen nicht so gut, weil unser Körper möglicherweise nicht in der Lage ist, sie zu verarbeiten.

Aus kognitiver Sicht sorgen Probiotika dafür, dass der Verdauungstrakt Botenstoffe produziert, die das Wohlbefinden stärken, darunter Dopamin, GABA und Serotonin – sie alle entstehen zu 90 Prozent im Darm. Deshalb heben Probiotika die Stimmung und bekämpfen Ängste und Stress.

Probiotische Ergänzungspräparate schützen und verbessern außerdem, so hat die Forschung festgestellt, die kognitiven Funktionen.[6]

Lassen Sie sich ein hoch wirksames Probiotikum verschreiben, das ein relativ breites Bakterienspektrum abdeckt. Tests zeigen, dass einige Probiotika nicht so viele lebende Bakterien enthalten, wie auf dem Etikett angegeben wird – achten Sie also auf ein vertrauenswürdiges Produkt, dessen Wirksamkeit getestet und/oder mit einem Qualitätssiegel versehen ist. Sie können falsche Versprechungen vermeiden, indem Sie ein Produkt wählen, das ein Ablaufdatum hat: Probiotika sind lebende Organismen, sie lassen sich nicht ewig lagern.

4. Vitamin D

Das Sonnenvitamin D ist ein fettlöslicher Nährstoff, der dafür sorgt, dass unsere Knochen und Zähne Kalzium aufnehmen. Es ist sehr wichtig für das Immunsystem und das Zellwachstum. Ein niedriger Vitamin-D-Spiegel kann Entzündungen und Insulinresistenz verursachen, was wiederum zu Gewichtszunahme und Diabetes führt. Dieses Vitamin ist außerdem für die Expression bestimmter Gene verantwortlich, vor allem im Zusammenhang mit der Entstehung von Krebs.

Im Gehirn beeinflusst Vitamin D die Funktion der Neuronen und puffert den Kalziumspiegel ab, sodass Depressionen und Stimmungsschwankungen verhindert werden.[7] Es hilft auch gegen amyloide Plaques, deren Anreicherung mit der Entstehung von Demenz und Alzheimer in Verbindung gebracht wird.[8] Wenn wir nicht genug Vitamin D bekommen, können sich Entzündungen und eine Insulinresistenz verschlimmern, sodass Störungen der geistigen Leistungsfähigkeit und des Stoffwechsels entstehen.

Optimal wäre es, wenn wir genug Vitamin D über die Nahrung aufnehmen würden, aber die Lebensmittel, die besonders viel davon enthalten – Lebertran, Lachs, Thunfisch, Rinderleber – sind nicht gerade alltäglich auf dem Teller. Auch Eigelb enthält etwas Vitamin D, ebenso wie angereicherte Milchprodukte. Doch die einzige Quelle, die mit einer einzigen Portion die nötige Menge Vitamin D liefern kann, ist und bleibt Lebertran.[9]

Aus all diesen Gründen brauchen wir Ergänzungspräparate, um unsere Stimmung zu regulieren, Depressionen vorzubeugen, das Gedächtnis zu stärken und etwas gegen neurodegenerative Störungen zu unternehmen. Eine Nahrungsergänzung mit Vitamin D kann auch das Risiko für Krebs, Diabetes, Osteoporose und andere Leiden senken.

Achten Sie darauf, dass das Präparat, das Sie nehmen, Vitamin D3 enthält, die biologisch aktive Form dieses Nährstoffs.

5. Mikromineralien / Spurenelemente

Wenn man an Mineralstoffe denkt, die unser Körper benötigt, um gesund zu bleiben, fallen einem am ehesten Kalzium, Magnesium, Natrium, Kalium und andere Makromineralien ein. Es gibt aber noch eine andere Gruppe von Mineralien, die man als Mikromineralien oder Spurenelemente bezeichnet. Auch sie werden von unserem Körper und unserem Gehirn dringend gebraucht. Zu dieser Gruppe gehören Bor, Chrom, Kupfer, Germanium, Iod, Eisen, Mangan, Molybdän, Selen, Silizium, Schwefel, Vanadium und Zink.

Jedes Spurenelement hat eine andere Funktion, aber als Gruppe zusammengenommen helfen uns diese Mineralien, Enzyme und Hormone herzustellen und Zellen aufzubauen, die extrem wichtig für unsere kognitiven Funktionen sind. Einige Spurenelemente wirken auch antioxidativ und senken Entzündungsreaktionen. Andere werden gebraucht, um Botenstoffe herzustellen oder den Körper und das Gehirn von Schadstoffen zu befreien.

Ein Mangel an einem dieser Spurenelemente kann ernsthafte Nebenwirkungen nach sich ziehen, auch im Gehirn. Die Folgen sind vielfältig, aber allgemein lässt sich sagen, dass unzureichende Spiegel dieser Mikromineralien Stimmungsschwankungen auslösen und die geistige Leistungsfähigkeit senken können. Ein Zinkmangel kann die exekutiven Funktionen behindern, das Gedächtnis schwächen und einen altersbedingten geistigen Abbau beschleunigen.[10] Ein Selenmangel beeinträchtigt die Funktion der Gehirnzellen und das Lernen.[11] Chrommangel wiederum kann Schwankungen des Blutzuckers, einen Mangel an Botenstoffen, Depressionen und Gewichtszunahme auslösen.

Um genug Spurenelemente zu bekommen, sollten Sie auf jeden Fall eine große Vielfalt an Gemüse, Obst und anderen pflanzlichen Lebensmitteln zu sich nehmen. Leider essen aber die meisten US-Bürger (und auch viele Europäer) nicht genug Pflanzenkost, und wenn sie es doch tun, dann nicht in der Vielfalt, die nötig wäre, um den Körper optimal zu versorgen. Außerdem sind in den letzten Jahrhunderten, bedingt durch die intensive Landwirtschaft, unsere Böden ärmer an Spurenelementen geworden, sodass Pflanzen weniger Nährstoffe enthalten als noch vor einigen Jahrzehnten. Falls Sie Schwierigkeiten haben, genug Nährstoffe über den Darm aufzunehmen, brauchen Sie auf jeden Fall Spurenelemente, unabhängig von Ihrer Ernährung.

Mithilfe einer Blutuntersuchung lässt sich feststellen, ob der Spiegel an Spurenelementen in Ordnung ist. Ich empfehle dringend, eine solche Untersuchung vornehmen zu lassen. Ein Präparat mit den nötigen Mikromineralien ist die einfachste Versicherung für Körper und Gehirn, um eine ausreichende Versorgung zu garantieren.

Wählen Sie ein flüssiges Präparat mit Spurenelementen. So kann Ihr Körper die Stoffe leichter aufnehmen.

6. Kurkumin

Sollten Sie jemals indisches Essen genossen haben, kennen Sie vermutlich Kurkumin, den Wirkstoff in Kurkuma, auch Gelbwurz genannt, der diesem Gewürz seine gelbe Farbe verleiht. Immer mehr Studien zeigen, dass Kurkumin eine der wirksamsten Nahrungsergänzungen für die Gesundheit unseres Gehirns ist. Es kann Entzündungen lindern und die kognitive Funktion verbessern.

Kurkumin wird in Indien schon seit Jahrhunderten als Medizin genutzt. Es ist ein starkes Antioxidans, denn es neutralisiert freie Radikale, die oxidativen Stress verursachen und die Gehirnzellen schädigen. Der Stoff verbessert auch die körpereigene antioxidative Abwehr, sodass es leichter fällt, mit oxidativem Stress umzugehen.[12]

Kurkumin ist auch ein starker Entzündungshemmer, denn es blockiert Moleküle, die Gene aktivieren, die ihrerseits mit Entzündungen in Verbindung gebracht werden.[13] Darüber hinaus stimuliert Kurkumin den BDNF, den Eiweißstoff, der für das Überleben, das Wachstum und den Erhalt gesunder Gehirnzellen verantwortlich ist.[14]

Ein optimaler Spiegel an BDNF in den Gehirnregionen, die für die Stimmung zuständig sind, hat antidepressive Wirkungen und schützt vor Alzheimer wie auch vor anderen neurodegenerativen Erkrankungen.

Kognitive Tests zeigen, dass Kurkuminpräparate auch die Gedächtnisleistung und die Aufmerksamkeit verbessern können.[15] Darüber hinaus schützt Kurkumin vor Krebs (und kann sogar bei seiner

Bekämpfung helfen), vor Gelenkschmerzen und Herzkrankheiten.[16] Leider reicht es aber nicht aus, das Essen mit Kurkuma zu würzen, um diese Vorteile zu genießen. Das Gewürz enthält zu wenig von dem Wirkstoff (nur etwa 3 Prozent).[17] Forschungsergebnisse zeigen, dass die gesundheitliche Wirkung von Kurkumin im Gehirn hauptsächlich mithilfe von Nahrungsergänzung erreicht werden kann.

Kaufen Sie ein Präparat, das nicht nur Kurkumin enthält, sondern auch Piperin, einen Extrakt aus schwarzem Pfeffer, der dazu beiträgt, dass der Wirkstoff besser ins Blut aufgenommen wird.[18]

> *Wichtig!* Falls Sie blutverdünnende Medikamente nehmen, sollten Sie Kurkumin nicht nehmen, denn auch dieser Stoff verhindert die Blutgerinnung.

Fallbeispiel: Astrid und ihre Nahrungsergänzungsmittel

Die 59-jährige Astrid hatte sich lange um ihre Schwiegereltern gekümmert, die an Alzheimer und Demenz litten. Nachdem beide verstorben waren, fühlte sie sich geistig und emotional erschöpft, weil sie immer noch stark sein musste – für ihren Mann, ihre drei Töchter und ein Enkelkind.

Selbst beim Golfspielen, das sie seit mehr als 30 Jahren aktiv betrieb, ließ etwa an Loch 13 oder 14 ihre Konzentration nach. Sie wünschte sich, es müsste doch etwas geben, das ihr helfen könnte, aber sie hatte auch keine Lust mehr, Geld für Behandlungen oder selbst ausgewählte Nahrungsergänzungsmittel auszugeben, die nichts bewirkten. Sie kam zu mir, weil sie jemanden suchte, der ihr sagen konnte, welche Nahrungsergänzungsmittel in Bezug auf die Gesundheit des Gehirns klinisch erprobt seien.

Der Scan ihres Gehirns sah sehr gut aus und wies keinerlei Anzeichen für frühe Formen von Demenz oder andere geistige Probleme auf. Darüber war sie sehr erleichtert – und für mich bestand die Herausforderung nun darin, ein vollkommen gesundes Gehirn durch gezielte Nahrungsergänzung wieder in Schwung zu bringen.

Astrid nahm seit Jahren ein Multivitaminpräparat, allerdings hatte sie nie geglaubt, dass es ihre Gehirnleistung förderte. Ich schlug ihr vor, das Präparat weiterhin zu nehmen und mit Omega 3, Kurkumin, Spirulina sowie Vitamin C und D zu ergänzen.

Nach drei Monaten bemerkte Astrid, dass sich ihre Konzentration und Agilität verbessert hatten. Beim Golf waren auch wieder Fortschritte zu sehen. Wenn ihr Enkelkind einen Wutanfall bekam, konnte sie damit besser umgehen, weil sie geduldiger und widerstandsfähiger war.

Sie fing an, mit dem Zeitpunkt der Einnahme zu experimentieren. Einige Kapseln nahm sie direkt vor dem Golfspielen, um herauszufinden, ob das einen Unterschied ausmachte. Durch Versuch und Irrtum stellte sie fest, dass sie sich beim Golf besser konzentrieren konnte, wenn sie eine Stunde davor Spirulina nahm, also blieb sie dabei. Astrid berichtete mir auch, dass sie es sofort merkte, wenn sie ihre Nahrungsergänzung einmal nicht nahm. Bei einer Reise hatte sie ihre Kapseln nicht mitgenommen und spürte, dass ihr Kopf wie benebelt war. Auch bei den vier Golfrunden in diesen Tagen schnitt sie schlecht ab.

Heute nimmt Astrid nach wie vor Spirulina, Omega 3, Vitamin D und Kurkumin ein. So kann sie ihre große Familie bestens managen, zu der inzwischen sechs Enkelkinder und zwei Hunde gehören. Ihr Mann, der lange Zeit jeder Form von Nahrungsergänzung skeptisch gegenüberstand, nimmt inzwischen dieselben Präparate wie sie, weil er beobachten konnte, welche Wirkung sie auf seine Frau hatten.

> *Mein Tipp:* Wenn Sie Nahrungsergänzungsmittel mit wissenschaftlich nachgewiesener Wirkung auf ihre kognitive Funktion einnehmen, kann das eine erhebliche Wirkung in vielen Lebensbereichen entfalten. Sie werden besser in der Lage sein, Ihre Familie oder Ihren Beruf zu managen, Ihren Hobbys nachzugehen oder bei anderen Aktivitäten bessere Leistungen zu erbringen.

Medium

Das Basisprogramm ist bestens für den Einstieg in die Nahrungsergänzung geeignet. Für den Fall, dass Sie noch mehr für Ihr Gehirn tun wollen, denken Sie über die nun folgenden fünf Wirkstoffe nach. Alle sind gut erforscht und haben bewiesen, dass sie einen Einfluss auf die geistige Leistungsfähigkeit besitzen.

1. Vitamin-B-Komplex

Unter diesem Oberbegriff wird eine ganze Familie von Vitaminen zusammengefasst: acht lebenswichtige Nährstoffe, die wir täglich brauchen. Die B-Vitamine werden für fast jede Körperfunktion benötigt, beispielsweise für die Verwandlung von Essen in Energie, die Bildung neuer Blutzellen, eine gute Herz-Kreislauf-Funktion, ein gutes Energielevel, die Hormonproduktion, einen ausgeglichenen Cholesterinspiegel, den gesamten Stoffwechsel und gesunde Muskeln.

B-Vitamine sind besonders wichtig für unser zentrales Nervensystem. Alle acht Vitamine dieser Gruppe können die Blut-Hirn-Schranke passieren und spielen eine entscheidende Rolle im Hinblick auf unsere geistige Leistungsfähigkeit. Die wichtigsten drei B-Vitamine für das Gehirn sind B6, B12 und B9 (Folsäure).

Wenn Sie schon mal eine Anämie oder einen Eisenmangel gehabt haben, kennen Sie Folsäure, denn sie hilft dem Körper bei der Produktion von roten und weißen Blutkörperchen, Neurotransmittern und DNA. Folsäure bewirkt auch einen Abbau von Homozystein, einer Aminosäure, die mit der Entstehung von Alzheimer in Verbindung gebracht wird. Ein Folsäuremangel lässt das Gehirn schneller altern und löst kognitive Störungen aus. Auch die Stimmung kann unter einem Folsäuremangel leiden – viele Menschen mit Folsäuremangel leiden unter Depressionen und anderen psychiatrischen Störungen.[19]

Ein Mangel an Vitamin B12 kann Gedächtnisprobleme verursachen, lässt Gehirnzellen schneller absterben und beschleunigt ein altersbedingtes Schrumpfen des Gehirns.[20] Psychologen und Psychiater untersuchen oft den B12-Spiegel ihrer Patienten, weil ein Mangel an diesem Vitamin das Risiko erhöht, an einer Depression zu erkranken.[21] Außerdem gibt es deutliche Hinweise darauf, dass ein Mangel an Vitamin B12 das Alzheimerrisiko erhöht. Studien zeigen, dass ein solcher Mangel Demenz-ähnliche Symptome auslösen kann.[22]

Vitamin B6 hilft dem Körper – genau wie B12 und Folsäure – bei der Herstellung von Neurotransmittern, also Botenstoffen, darunter auch Serotonin. Ein Mangel an Vitamin B6 beeinträchtigt das Gedächtnis und die Konzentration und erhöht deutlich das Risiko für Stimmungsstörungen.

Für eine schlechtere Gehirnfunktion und Stimmungsprobleme müssen Sie nicht einmal einen klinischen Mangel an B-Vitaminen zeigen. Vitamin B6 und Folsäure sind in vielen Nahrungsmitteln enthalten, aber je älter wir werden, desto weniger nehmen wir von diesen Nährstoffen auf. Übergewicht, Alkohol und bestimmte Medikamente „fressen" ebenfalls B-Vitamine. Auch eine vegetarische oder vegane Ernährung kann leicht zu einem Mangel an Vitamin B12 führen, da sich dieser Nährstoff hauptsächlich in tierischen Lebensmitteln findet.

Achten Sie auf ein Präparat, das alle acht B-Vitamine enthält – sie arbeiten als Gruppe viel besser zusammen. Und nehmen Sie eines, das natürliches, bioidentisches Vitamin B12 (Methylcobalamin) enthält. Die synthetische Form (Cyanocobalamin) ist deutlich schwächer in ihrer Bioverfügbarkeit.[23]

2. Vitamin C

Viele Menschen nehmen eine kräftige Dosis Vitamin C, wenn sie einen Schnupfen oder eine andere Atemwegserkrankung haben. Doch es gibt gute Gründe dafür, dieses Vitamin das ganze Jahr über einzunehmen, das zu den stärksten Antioxidantien in der Natur gehört. Tatsächlich zeigen Forschungsergebnisse, dass eine tägliche Ergänzung von Vitamin C über fünf Jahre hinweg den Spiegel im Blutserum um 30 Prozent erhöhen kann, sodass auch die antioxidative Fähigkeit des Körpers dramatisch erhöht wird.[24] Das hilft beim Kampf gegen freie

Radikale und oxidativen Stress und gegen jene Entzündungsreaktionen, die mit der Entstehung von Demenz in Verbindung gebracht werden.

Wenn Sie Ihre Vitamin-C-Aufnahme über die Nahrung und Nahrungsergänzung erhöhen, verbessern sich Ihr Gedächtnis und die gesamte exekutive Funktion; das belegen Studien.[25] Ältere Menschen, die regelmäßig Vitamin C einnehmen, zeigen auch weniger Symptome eines geistigen Abbaus.

Ein Großteil des Vitamin C sollte über die Nahrung aufgenommen werden: Erdbeeren, Orangen, Zitronen, Spargel, Avocado, Brokkoli und andere Früchte und Gemüse enthalten eine ordentliche Menge davon. Da es aber schwierig ist, genug Vitamin C über die Nahrung zu erhalten, vor allem in der erhöhten Menge, die nach Auskunft der Forschung etwas fürs Gehirn bringt, sollten Sie sich von Ihrem Arzt beraten lassen, ob Sie ein Vitamin-C-Präparat einnehmen sollten.

Ihr Körper kann immer nur eine bestimmte Menge Vitamin C aufnehmen, deshalb sollten Sie die Dosis splitten und die Hälfte am Morgen, die andere Hälfte am Abend nehmen.[26]

> *Wichtig:* Falls Sie blutverdünnende Medikamente nehmen, sprechen Sie unbedingt mit Ihrem Arzt, bevor Sie zusätzlich Vitamin C einnehmen möchten.

3. Magnesium

Die meisten von uns bekommen nicht genug Magnesium, einen Mineralstoff, der für jede Zelle im Körper und eben auch im Gehirn wichtig ist. Magnesium ist für mehr als 300 biochemische Reaktionen im Körper erforderlich, darunter auch solche, die Stressabbau bewirken, bei der Produktion von Botenstoffen helfen, für die Muskelentspannung und die Wasserversorgung zuständig sind.

Ein Magnesiummangel erhöht das Risiko für Depressionen ganz erheblich. Auch Angststörungen, Aggressionen, Reizbarkeit und „Nebel im Kopf" können von einem Magnesiummangel herrühren. Ein niedriger Magnesiumspiegel verhindert, dass Ihr Gehirn richtig arbeiten kann. Andererseits lässt sich nachweisen, dass eine zusätzliche Versorgung mit Magnesium die Lernfähigkeit und das Gedächtnis stärkt und gleichzeitig altersbedingten kognitiven Abbau verhindert.[27] Auch Menschen mit einer leichten Gehirnverletzung können ihre kognitive Funktion stärken, indem sie Magnesium einnehmen.[28]

Magnesium ist in vielen Nahrungsmitteln enthalten, dazu gehören Cashewnüsse, Vollkornreis, Grünkohl, Spinat, Mandeln, schwarze Bohnen, Quinoa und Sonnenblumenkerne. Trotzdem ist es schwierig, genug Magnesium über die Nahrung aufzunehmen. Etwa die Hälfte aller US-Amerikaner kann nicht einmal den eigenen Grundbedarf über die Nahrung decken; dazu kommen viele, die einen nicht optimalen Spiegel aufweisen.

In Deutschland sieht das Bild laut Verbraucherzentrale etwas anders aus. Die Aufnahme von Magnesium sei lediglich bei Jugendlichen zwischen 14 und 18 Jahren unterdurchschnittlich *(Anmerkung der Redaktion)*.

Achten Sie darauf, organische Formen von Magnesium zu sich zu nehmen, also Magnesiumcitrat oder Aminosäuren-Chelate. Beide Formen haben eine besonders gute Bioverfügbarkeit.[29]

4. Spirulina

Wie bereits erwähnt, sind die beiden marinen Omega-3-Fettsäuren DHA und EPA von entscheidender Bedeutung für die Gesundheit Ihres Gehirns. Man nimmt kaum genug von diesen essenziellen Fettsäuren über die Nahrung zu sich. Spirulina ist eine blau-grüne Alge, die besonders viel DHA und EPA enthält und helfen kann, den Bedarf zu decken. Diese Algen gibt es in Pulver- oder Tablettenform. Sie enthalten auch noch eine Menge weiterer Nährstoffe, von denen hier bereits die Rede war: Magnesium, Zink und die Vitamine B6, B12 und B9 (Folsäure). Dazu verfügt Spirulina über alle neun essenziellen Aminosäuren, darunter auch Tryptophan, das der Körper unbedingt braucht, um Serotonin herzustellen. Studien zeigen, dass Spirulina gut für eine gesunde Darmflora ist, den Blutzuckerspiegel senkt, bei der Gewichtsabnahme hilft und freie Radikale abbaut.

Spirulina gibt es in den meisten Naturkostläden. Wenn Sie ein Pulver nehmen, rühren Sie es am besten in Wasser oder Smoothies ein.

5. Coenzym Q10

Coenzym Q10, auch CoQ10 genannt, ist ein Nährstoff, der antioxidativ wirkt und von den Mitochondrien der Zellen gebraucht wird, um Energie zu erzeugen und Körper/Gehirn zu ernähren. CoQ10 ist nachweislich ein starkes Mittel gegen oxidativen Stress. Es reduziert das Risiko für Herzkrankheiten, Krebs und neurodegenerative Störungen wie Alzheimer und Parkinson.

Unser Gehirn verbraucht 20 Prozent des Sauerstoffs in unserem Körper. CoQ10 hilft ihm, seinen Energiebedarf zu decken, indem es für ausreichend Brennstoff und eine gute Funktion sorgt. In Tierversuchen hat sich gezeigt, dass CoQ10 die Lernfähigkeit, das Gedächtnis und die gesamte kognitive Leistungsfähigkeit stärkt.[30] Mittlerweile gibt es auch Studien zur Wirkung von CoQ10 auf die Gehirngesundheit bei älteren Menschen.[31]

CoQ10 findet sich in Innereien, Fleisch und fettem Fisch, aber die stärkste Wirkung auf die kognitive Gesundheit ergibt sich bei der Verwendung als hoch dosierte Nahrungsergänzung. Das gilt auch, weil unser Körper dieses Antioxidans nicht speichern kann und weil der CoQ10-Spiegel mit zunehmendem Alter sinkt.

Suchen Sie sich ein Präparat mit Ubiquinol aus – die Bioverfügbarkeit ist besser als bei Ubiquinon, der gebräuchlichsten Form von CoQ10. Wenn Sie das Präparat zu den Mahlzeiten einnehmen, wird es besser vom Körper verwertet.[32]

Intensiv – die Reserve für Menschen mit einer Gehirnverletzung

Nach einer Gehirnverletzung oder bei Demenz im Frühstadium sind die folgenden sieben Wirkstoffe von Belang, um das Gehirn wieder aufzubauen und weitere Beeinträchtigungen zu verhindern.

1. Phosphatidylserin (PS)

Phosphatidylserin (PS) ist ein Lipid und ein Bestandteil jeder Zellmembran in unserem Körper und Gehirn. Es ist relevant für eine gesunde Nervenfunktion und hilft bei der Herstellung von Myelin, der fettigen Umhüllung jeder einzelnen Nervenzelle, die es unserem Gehirn erlaubt, Signale schneller und effizienter weiterzuleiten. PS als Teil der Zellmembran sorgt für den Transport von Nährstoffen und den Abtransport von Abfallstoffen aus den Gehirnzellen.

Der PS-Spiegel im Gehirn sinkt mit zunehmendem Alter. Aus diesem Grund verlangsamen sich die Signalwege der Zellen, was auch unser Gedächtnis, unsere Stimmung und die gesamte exekutive Funktion betrifft. Nimmt man jedoch ein PS-Präparat, dann lassen sich die altersbedingten Mangelerscheinungen aufhalten oder sogar zurückbilden.[33] Vor allem ist eine Nahrungsergänzung mit Phosphatidylserin in der Lage, die Herausbildung und Speicherung von Erinnerungen, die Verarbeitung neuer Informationen sowie die Konzentration, Kommunikation und Problemlösungsfähigkeit zu fördern.[34]

Menschen mit Alzheimer, die sechs bis zwölf Wochen lang ein entsprechendes Präparat einnehmen, konnten nach Auskunft der Forschung ebenfalls einige Symptome der Krankheit reduzieren.[35]

PS hilft nachweislich bei der Vorbeugung von Depressionen und bei der Stimmungsregulation, selbst wenn man es nur ein paar Wochen lang einnimmt.[36] Bei ADHS sind die Erkenntnisse ebenfalls vielversprechend – PS hilft gegen die Hyperaktivität, das impulsive Verhalten und die depressiven Verstimmungen, die mit dieser Störung einhergehen.[37] PS kommt auch in einigen Lebensmitteln vor, darunter Soja, Eigelb, Leber und weißen Bohnen. Doch um wirklich genug davon aufzunehmen und eine gesunde Gehirnfunktion zu gewährleisten, sind Nahrungsergänzungsmittel eine wertvolle Option. Falls Sie sich dafür entscheiden, sollten Sie Präparate auf natürlicher Basis (aus Soja oder Kohl) bevorzugen.

2. N-Acetylcystein

N-Acetylcystein (NAC) ist die als Nahrungsergänzung verfügbare Form der Aminosäure Cystein, die dem Körper bei der Herstellung von Eiweißstoffen wie Collagen hilft. Der Mensch benötigt NAC, um das Antioxidans Glutathion herzustellen, das freie Radikale neutralisiert. NAC steuert auch den Botenstoff Glutamat, der für die Signalübermittlung zwischen Gehirnzellen zuständig und in der Forschung als wichtigster Botenstoff für eine gesunde Hirnfunktion anerkannt ist.[38]

Menschen mit einer leichten Gehirnverletzung oder einer Demenz im Frühstadium brauchen NAC, weil dieser Stoff den Homocysteinspiegel deutlich senkt.[39] Das ist wichtig, da ein erhöhter Homocysteinspiegel zu kognitiven Schäden, Dysfunktionen und Alzheimer führen kann. NAC bindet auch Schwermetalle wie Blei, Quecksilber und andere Umweltgifte, die sich in den Gehirnzellen anreichern können. Und schließlich wirkt NAC entspannend auf die Blutgefäße, sodass der Sauerstofftransport ins Gehirn beschleunigt wird.

> *Wichtig:* Falls Sie blutverdünnende Medikamente nehmen oder unter Asthma leiden, müssen Sie mit Ihrem Arzt sprechen, bevor Sie NAC als Nahrungsergänzungsmittel einnehmen.

3. Acetyl-L-Carnitin

Acetyl-L-Carnitin, kurz ALC, ist die als Nahrungsergänzung verfügbare Form der Aminosäure Carnitin, die den Gehirnzellen hilft, Energie zu produzieren. Ähnlich wie NAC ist auch ALC ein Antioxidans, das gegen freie Radikale und Entzündungen wirkt. Es hilft bei der Reparatur von Gehirnzellen, was gerade für Menschen nach einer

Gehirnerschütterung oder einer anderen leichten Gehirnverletzung sehr wichtig sein kann. Studien zeigen, dass Personen, die hoch dosiertes ALC als Nahrungsergänzung einnehmen, die Reaktionszeiten, das Gedächtnis und die kognitive Funktion verbessern können. Der Nährstoff scheint auch in der Lage zu sein, altersbedingten geistigen Abbau zu verlangsamen und kognitive Dysfunktionen zu verhindern, die auf eine beginnende Demenz hindeuten können.[40]

Bei Menschen mit depressiven Verstimmungen oder einer klinischen Depression ist ALC in der Lage, die Ausschüttung der stimmungsaufhellenden Botenstoffe Noradrenalin und Serotonin anzuregen.[41] Gegen leichte Depressionen hilft es ebenso gut wie verschreibungspflichtige Medikamente.[42]

> *Wichtig:* Falls Sie Probleme mit der Schilddrüse haben oder blutverdünnende Medikamente nehmen, sprechen Sie mit Ihrem Arzt, bevor Sie ALC als Nahrungsergänzung einnehmen.

4. Huperzin A

Dieser Wirkstoff aus der Natur wird aus Bärlappgewächsen gewonnen und befindet sich derzeit mit Anfangsergebnissen als Mittel gegen Alzheimer in der experimentellen Testphase. In China ist Huperzin A bereits als Alzheimermedikament zugelassen.[43] Forschungsergebnisse legen nahe, dass eine Nahrungsergänzung mit Huperzin A das Gedächtnis und die geistige Leistungsfähigkeit steigern kann, sowohl bei Gesunden als auch bei Personen mit Alzheimer und anderen Formen von Demenz. Die Wirkung ergibt sich aus einer erhöhten Produktion des Botenstoffs Acetylcholin, der zu einer verbesserten kognitiven Funktion und Aufmerksamkeit führt.

> *Wichtig:* Menschen, die Beta-Blocker oder krampflösende Medikamente einnehmen oder bei denen Alzheimer oder eine andere Form von Demenz festgestellt wurde, müssen mit ihrem behandelnden Arzt sprechen, bevor sie Huperzin A als Nahrungsergänzung einnehmen.

5. Vinpocetin

Auch Vinpocetin ist ein pflanzlicher Stoff, in diesem Fall aus den Samen des Kleinen Immergrüns. Der Extrakt gilt in den USA als Nahrungsergänzung, wird aber in Japan, Teilen Europas, Mexiko und Russland als Medikament zur Förderung der Gehirndurchblutung, des Stoffwechsels der Gehirnzellen und der allgemeinen kognitiven Funktion verschrieben, vor allem bei Menschen nach einem Schlaganfall und anderen Störungen der Blutgefäße im Gehirn.[44]

Bei Personen mit Gehirnverletzungen und anderen kognitiven Problemen kann Vinpocetin die Aufnahme von Glukose und Sauerstoff im Gehirn verbessern. Außerdem wirkt der Extrakt erweiternd auf die Blutgefäße, sodass die Durchblutung des Gehirns beschleunigt wird. Wissenschaftler, die Studien mit dem Extrakt durchgeführt haben, empfehlen Vinpocetin gegen leichtere kognitive Beeinträchtigungen.[45]

> *Wichtig:* Wenn Sie Blutdruckmedikamente oder solche zur Blutverdünnung nehmen, sprechen Sie mit Ihrem Arzt, bevor Sie Vinpocetin einnehmen.

6. Ginkgo biloba

Diese Nahrungsergänzung stammt aus dem Blättern des Ginkgo-Baums. Sie wird schon seit Jahrhunderten in der chinesischen Medizin als wirksames Medikament empfohlen. Heute nutzt man den Extrakt in Europa zur Behandlung von Alzheimer und Demenz im Frühstadium.[46] Es gibt inzwischen auch Forschungsergebnisse, die zeigen, dass dieser Nährstoff eine leichte Wirkung auf Symptome und Defizite hat, die mit Alzheimer einhergehen.[47] Im Übrigen kann Ginkgo auch bei Gesunden eine Verbesserung des Gedächtnisses und der Denkfähigkeit bringen.[48]

Ein Grund, warum diese Wirkung eintritt, liegt in der verbesserten Gehirndurchblutung. Die Blutgefäße werden geweitet und die Fließfähigkeit des Blutes wird gesteigert, sodass mehr Blut ins Gehirn kommt. Von vielen ganzheitlich arbeitenden Medizinern wird der

Stoff allgemein für eine Verbesserung der Durchblutung empfohlen. Im Übrigen ist Ginkgo ein starkes Antioxidans, das freie Radikale zerstört, bevor sie die Zellen schädigen können.

> *Wichtig*: Da Ginkgo eine starke Wirkung auf den Kreislauf hat, sprechen Sie bitte mit Ihrem Arzt, bevor Sie den Extrakt einnehmen. Beachten Sie dies insbesondere, wenn Sie bereits blutverdünnende Medikamente nehmen. Es gilt allerdings auch für Aspirin, Thrombozytenaggregationshemmer, Mittel gegen Diabetes, nichtsteroidale Antirheumatika, krampflösende Mittel, Antidepressiva und Lebermedikamente.

7. Alpha-Liponsäure

Alpha-Liponsäure ist ein Antioxidans, das die Gehirnzellen vor oxidativem Stress schützt. Anders als die meisten anderen Antioxidantien, die entweder fett- oder wasserlöslich sind, ist Alpha-Liponsäure beides. Deshalb kann sie die Blut-Hirn-Schranke leichter überwinden und in verschiedenen Arten von Geweben ihre Wirkung entfalten.

Alpha-Liponsäure befreit das Gehirn nachweislich von Schwermetallen und bekämpft die altersbedingte Verlangsamung der Produktion von Botenstoffen, die zu Stimmungsproblemen und Gedächtnisverlust führen kann.[49] Menschen mit Alzheimer oder anderen Formen von Demenz, die Alpha-Liponsäure einnehmen, können sich so vor Gedächtnisverlust schützen und ihre kognitive Funktion verbessern.

Alpha-Liponsäure findet sich in rotem Fleisch, Spinat, Brokkoli, Kartoffeln und Hefe. Wenn Sie jedoch wirklich optimale Mengen dieses starken Antioxidans zu sich nehmen wollen, benötigen Sie ein Nahrungsergänzungsmittel.

> *Wichtig:* Konsultieren Sie bei Diabetes und anderen Problemen mit dem Blutzuckerspiegel Ihren Arzt, bevor Sie Alpha-Liponsäure einnehmen, denn diese kann den Blutzuckerspiegel senken. Außerdem können sich bei bestimmten Chemotherapieformen und Schilddrüsenmedikamenten Wechselwirkungen ergeben.

Fallsbeispiel: John und die Sorgen über seine Gehirnerschütterungen

John hatte sein Leben lang Football gespielt, in der Highschool sogar in der obersten Liga. Danach spielte er vier Jahre als Angriffsspieler in der NFL. Nach so vielen Jahren, in denen er immer wieder heftige Schläge auf den Kopf erhielt, machte er sich verständlicherweise Sorgen um die Gesundheit seines Gehirns. Wie so viele andere Spieler beschäftigte ihn der Gedanke an eine chronische traumatische Enzephalopathie (CTE) – auch Boxersyndrom genannt. Er sagte, er wolle nicht an der Seitenlinie sitzen und warten, bis in fünf, zehn oder 25 Jahren die ersten Symptome dieser degenerativen Krankheit aufträten.

Als ich begann, mit John zu arbeiten, nahm er bereits Nahrungsergänzungsmittel, darunter täglich ein Multivitaminpräparat, die Vitamine C, D und E und gelegentlich auch Omega-3-Fettsäuren. Er sagte mir allerdings, diese Präparate nähme er nur wegen seiner körperlichen Gesundheit – er wolle aber mehr für sein Gehirn tun.

Nachdem wir mit unserer Studie an NFL-Spielern so großen Erfolg hatten, empfahl ich John, ein hoch wirksames Multivitaminpräparat und regelmäßig Omega-3-Fettsäuren zu nehmen, dazu all die Nahrungsergänzungsmittel, die wir den Spielern in unserer Studie gegeben hatten – und zwar die, welche in diesem Kapitel im Abschnitt „Intensiv“ beschrieben werden: Phosphatidylserin, N-Acetylcystein, Acetyl-L-CArnitin, Huperzin A, Vinpocetin, Ginkgo Biloba und Alpha-Liponsäure.

John nahm diese Präparate mehr als ein Jahr lang täglich ein, folgte ansonsten der Ernährung für ein besseres Gehirn, machte weiterhin Krafttraining, lief und absolvierte ein Intervalltraining mit hoher Intensität. Obwohl er acht bis 15 Tabletten auf einmal nehmen musste, kam er mit der Nahrungsergänzung gut zurecht. Er nahm sie morgens zum Frühstück und abends zum Essen, sodass sie bald genauso zu seinen Mahlzeiten gehörten wie Messer und Gabel.

Nach sechs Monaten berichtete er mir, dass er klarer und konzentrierter denken könne und dass sich auch sein Gedächtnis allem Anschein nach verbessert habe. Er fand es unglaublich, dass man ihm und seinen Mitspielern nie gesagt hatte, wie sehr bestimmte Nahrungsergänzungsmittel, eine gute Ernährung, Bewegung und Stressabbau die Gesundheit des Gehirns fördern könnten.

Nach anderthalb Jahren erklärte mir John, unser Programm habe einen erheblichen Einfluss auf die Gesundheit seines Gehirns gehabt. Seine kognitive Funktion war deutlich verbessert, er fühlte sich klarer und konzentrierter. Er hatte sogar angefangen, noch weitere Nahrungsergänzungen in seinen Plan aufzunehmen, die wissenschaftlich abgesichert waren, darunter Rhodiola (Rosenwurz, ein Gewächs aus der Familie der Dickblattgewächse), das gegen Ängste helfen soll.

> *Mein Tipp:* Rhodiola wird seit Jahrhunderten eingesetzt, um Ängste und Erschöpfung zu lindern. Ich empfehle es zum Abbau von Stress, zur Stimmungsaufhellung und für mehr Energie. Da es sich um ein Antioxidans handelt, schützt Rhodiola das Gehirn auch vor den Auswirkungen von Stress.

8 Tipps, wie Sie das Beste aus Nahrungsergänzungsmitteln machen

1. Geben Sie Ihr Geld klug aus

Nahrungsergänzungsmittel sind nicht billig. Es gibt durchaus preiswerte Möglichkeiten, aber ein solches Programm kostet unweigerlich Geld. Betrachten Sie's als Investition – wenn Sie jetzt etwas ausgeben, können Sie in der Zukunft möglicherweise sehr viel Geld sparen.

2. Kaufen Sie bei online bei verlässlichen Händlern

Ich kaufe meine Präparate online, weil ich im Internet genau die Marken, Spezifikationen, Dosierungen und Preise finde, die ich suche. Viele Online-Händler bieten Rabatte an, wenn man sich entschließt, regelmäßig bei ihnen einzukaufen.

3. Achten Sie auf Zertifizierungen

Nahrungsergänzungsmittel sind ein Milliardengeschäft, das leider weitgehend unreguliert abläuft. Um sich zu schützen, achten Sie auf entsprechende Zertifikate. Bei Präparaten aus den USA sind das das blau-gelbe Siegel der *United States Pharmacopeia* (USP) oder ein Gütesiegel von *NSF International* oder *ConsumerLab.com.* Alle drei Organisationen testen unabhängig Nahrungsergänzungsmittel auf Qualität und Wirkung der Inhaltsstoffe. Verwenden Sie Produkte, die in Betrieben mit dem Zertifikat Good Manufacturing Processes (GMP) hergestellt werden. Bei ihnen können Sie sich auf Stärke, Zusammensetzung, Qualität und Reinheit verlassen.

In Deutschland bietet die Verbraucherzentrale Orientierung zu Wirksamkeit und Anwendung von Nahrungsergänzungsmitteln unter: klartext-nahrungsergaenzung.de *(Anm. d. Redaktion).*

4. Suchen Sie nach der richtigen Marke

Stellen Sie Nachforschungen an, bevor Sie etwas kaufen. Finden Sie heraus, woher die Zutaten kommen – gute Herstellerfirmen geben Ihnen diese Information. Ich persönlich kaufe am liebsten bei Firmen, die nur reine Nährstoffe oder Zutaten verwenden, die in einem unabhängigen Labor getestet wurden. Normalerweise muss man nur etwas genauer im Internet suchen, um an Marken zu kommen, die wissenschaftlich fundiert arbeiten.

5. Vermeiden Sie Zusatzstoffe.

Wenn Sie Ihre Gesundheit durch Nahrungsergänzungsmittel verbessern wollen, dann sollten die Präparate nichts enthalten, was Ihrem Körper oder Ihrem Gehirn schadet. Ich spreche von künstlichen Farb- und Aromastoffen, Zucker, Süßstoffen und Magnesiumstearat als Trennmittel – ein Stoff, der dem Immunsystem schaden kann. Profitipp: Präparate, die Gluten, Soja, Mais oder Milchprodukte enthalten, sind oft von eher geringer Qualität.

6. Präparate richtig. lagern

Nahrungsergänzungsmittel sollten an einem kühlen, trockenen Ort gelagert werden, weg von Sonnenlicht, Wärmequellen, Klimaanlagen oder extremer Kälte. Schrauben Sie die Behälter wieder fest zu, denn manche Präparate, darunter solche, die Omega-3-Fettsäuren enthalten, verderben, wenn sie zu viel Sauerstoff abbekommen. Achten Sie auf das Ablaufdatum. Nahrungsergänzungsmittel verlieren mit der Zeit ihre Wirkung.

7. Geben Sie sich drei Monate Zeit

Denken Sie daran, dass Nahrungsergänzungsmittel keine Medikamente sind und auch nicht mit einer Operation verglichen werden dürfen. Selbst bei täglicher Einnahme kann es Monate dauern, bis sich Symptome bessern oder Wirkungen auf die kognitive Funktion sichtbar werden. Geben Sie nicht auf!

8. Sprechen Sie immer mit Ihrem Arzt!

Ich habe in diesem Kapitel bereits mehrfach auf Punkte hingewiesen, über die Sie auf jeden Fall mit Ihrem Arzt sprechen sollten. Ich sage es dennoch noch einmal, denn es ist wichtig:

> Generell sollte jeder, der darüber nachdenkt, Nahrungsergänzungsmittel zu nehmen, mit seinem betreuenden Arzt reden. Dabei sollte es primär um Ihren Gesundheitszustand, medizinische Aspekte der eigenen Krankheiten und um persönliche Gesundheitsziele gehen, aber auch um Nahrungsergänzungen oder frei verkäufliche Arzneimittel, die Sie vielleicht nehmen. Es kann zu Wechselwirkungen kommen, wenn Sie unbedarft etwas einnehmen. Vor einer geplanten Operation sollten Sie in jedem Fall erneut mit Ihrem Arzt über Ihr Nahrungsergänzungsprogramm sprechen.

6

Mehr Wasser, bitte!

Beim Thema „Trinken fürs Gehirn“ geht es um viel mehr als nur um den Konsum von Wasser. So wie ein leistungsstarker Sportwagen hochpotenten Treibstoff braucht, um gut zu laufen, braucht Ihr Gehirn sauberes Wasser, um Spitzenleistungen zu bringen. Glauben Sie mir, die Auswirkungen einer mangelhaften Hydrierung können brutal sein. Tatsächlich kann meine eigene Geschichte Ihnen vielleicht klar machen, wie wichtig dieses Thema ist und wie sehr es auch Sie betrifft.

Als ich an meiner Doktorarbeit saß, musste ich an verschiedenen Stellen meine Forschungsergebnisse präsentieren. Zu dieser Zeit trank ich nur wenig Wasser. Ich dachte, ich sei bestens hydriert, weil ich jeden Tag mehrere grüne Säfte trank und viel Obst und Gemüse aß. Eine meiner ersten Präsentationen fand in Los Angeles statt, im Cedars-Sinai Medical Center, einer der besten Kliniken der Staaten. Kein Wunder, dass ich ziemlich eingeschüchtert war.

Ich hatte schon öfter Vorträge gehalten, aber bei dieser Gelegenheit fiel ich zum ersten Mal auf dem Podium in Ohnmacht. Ich sprach vor der Abteilung für Neurologie und Neurochirurgie über meine klinische Forschung – und auf einmal wurde mir schwindelig. Ich sah Sternchen. „Mein Gott, jetzt falle ich gleich um“, dachte ich noch. Und so war es. Zehn Minuten nachdem ich mit meinem Vortrag begonnen hatte, war Schluss. Zum Glück stand ein Sessel hinter mir, der mich auffing. Das Nächste, woran ich mich erinnere, ist, dass ich zu mir kam und fragte, ob ich weiterreden könne. Man erklärte mir höflich, es sei besser, wenn ich zu einem anderen Zeitpunkt noch mal von vorn anfangen würde.

Nachdem die Sache ausgestanden war, fragte ich mich natürlich, was passiert war und warum. Hatten meine Nerven versagt? Ich hatte schon oft Vorträge gehalten, das konnte es nicht sein. Also tat ich den Vorfall als eine einmalige Geschichte ab.

Als ich das nächste Mal umfiel, war es noch peinlicher. Ich hielt einen Vortrag vor dem National Institute of Health in Bethesda, Maryland, wo man mir ein Forschungsstipendium gewährt hatte. Während ich vor einer Gruppe von Wissenschaftlern über meine Forschung sprach, kippte ich einfach um. Als ich aufwachte, beugten sich mehrere Ärzte über mich. Der eine sah mich an und sagte: „Na, wenn Sie schon umfallen müssen, haben Sie sich dafür jedenfalls einen der bestqualifizierten Orte der Welt dafür ausgesucht."

Jetzt war mir aber klar, dass ich ein Problem hatte. Ich sprach mit meinem Hausarzt darüber, der mich erst mal zum Neurologen und zum Kardiologen schickte. Als die Untersuchungen nichts ergaben, fragte er nach meinen Trinkgewohnheiten und erklärte mir, wahrscheinlich sei ich ganz einfach dehydriert. Ich hatte zwar im Alltag keine Symptome, die darauf hindeuteten, aber wenn ich Stress hatte, kamen die Belastung, Wassermangel und ein Mangel an Elektrolyten zusammen – und ich fiel in Ohnmacht. Wenn ich nichts dagegen täte, könnte ich mir irgendwann mal den Kopf anschlagen. Das wäre dann nicht mehr nur peinlich, sondern könnte eine Gehirnerschütterung oder Schlimmeres nach sich ziehen.

Nach diesem Gespräch wurde mir ständig schwindelig. Das war natürlich eine psychosomatische Sache, aber von da an trug ich überall eine Wasserflasche mit mir herum. Zum ersten Mal in meinem Leben wurde mir klar, dass ich auf meine Wasserversorgung achten musste, wenn ich gesund bleiben wollte.

In den Jahren danach bin ich nur noch einmal ohnmächtig geworden. Das war in Südamerika, wo ich einen Werbespot für die Realityshow „The Mole" drehte und aus meiner Trink-Routine komplett herausfiel.

Ich stand gerade vor einem Green Screen, als mir schwindelig wurde. Zum Glück kippte ich nicht um, aber wir mussten den Dreh unterbrechen, damit ich mich hinlegen konnte. Mein Körper hatte mir wieder einmal deutlich gesagt: „Wenn du nicht mit mir zusammenarbeitest, dann arbeite ich auch nicht mehr für dich."

Heute trinke ich vor jeder potenziell stressigen Situation eine große Portion Wasser mit Elektrolyten, egal wo ich bin und was ich tue. Außerdem habe ich auf Reisen ständig Wasser bei mir, ebenso bei Vorträgen und Fernsehauftritten, so schwierig das manchmal auch sein kann. Ich habe gelernt, dass man in Sachen Wasserversorgung keine Kompromisse machen darf. Es geht im Übrigen auch nicht darum, einfach jede Menge Wasser in sich hineinzukippen, sondern es geht um den richtigen Zeitpunkt, die richtige Menge Elektrolyte und darum, Getränke mit viel Koffein und/oder Zucker zu meiden.

In meinem Job an den Amen Clinics konnte ich beobachten, was Dehydrierung im Gehirn anrichtet. Wir sahen uns die Gehirnscans von Profi-Bodybuildern an, die vor Wettkämpfen praktisch gar nichts tranken, um möglichst wenig Wassergewicht auf die Waage zu bringen. Dabei ging es nur um ein paar Stunden, doch das reichte bereits aus, um die Durchblutung des Gehirns deutlich herabzusetzen – was erstaunlich war, wenn man bedachte, wie fit und gesund diese Männer waren. Ihre Scans öffneten mir die Augen und zeigten mir, wie schnell und tief greifend Wassermangel das Gehirn beeinträchtigen kann.

Was passiert, wenn Ihr Gehirn nicht genug Wasser bekommt

Drei Viertel aller Amerikaner sind chronisch dehydriert.[1] Das heißt, die Mehrheit von uns leidet ständig unter Wassermangel. Es geht nicht um das eine Glas Wasser am Nachmittag, das man vergessen hat, sondern wirklich um einen gravierenden, dauerhaften Mangel.

Wenn man bedenkt, dass unser Gehirn zu 75 Prozent aus Wasser besteht und es diese Wassermenge auch braucht, um optimal zu funktionieren, wird die Sache bedrohlich. Schon ein Wasserverlust von einem Prozent Ihres Körpergewichts kann der kognitiven Leistungsfähigkeit schaden: dem Gedächtnis, der Stimmung, der mentalen Energie und der Konzentration.[2]

Bei einem Verlust von zwei Prozent – und da sprechen wir immer noch von einer leichten Dehydrierung – fährt Ihr Gehirn nur noch im Sparmodus. Es wird dumpf in Ihrem Kopf, Ihre Reaktionszeiten werden länger, das Kurzzeitgedächtnis leidet, Sie empfinden vielleicht mentale Erschöpfung, Verwirrung, Angst oder Stimmungsschwankungen.[3] Eine solche leichte Dehydrierung kann auch die motorische Koordination beeinträchtigen, die Unfallneigung erhöhen. Das kann gefährlich sein, wenn man Auto fährt, joggt oder einen Job in der Produktion oder im Transportwesen hat, der ständige Aufmerksamkeit erfordert.[4] Und schlimmer noch: Studien zeigen, dass die Wirkung des Wassermangels auf die Stimmung auch dann noch anhält, wenn Sie Ihre Wasserspeicher wieder aufgefüllt haben.[5]

Bei Wassermangel schrumpft die kostbare graue Substanz im Gehirn.[6] Wenn Sie nicht genug trinken, leidet Ihre kognitive Leistung, weil Ihr Gehirn viel härter arbeiten muss, um dieselbe Menge an Informationen zu verarbeiten. Es überrascht also nicht, dass gut hydrierte Menschen bei kognitiven Tests besser abschneiden und dass auch ihre Gedächtnisleistungen, ihre motorischen Fähigkeiten, die mentale Energie, Aufmerksamkeit und Konzentration besser sind.[7]

Aus der Sicht des Körpers ist Wassermangel an so ziemlich jeder Störung beteiligt, übrigens auch bei Gewichtszunahme. Studien zeigen, dass Menschen, die empfohlene tägliche Trinkmenge erreichen oder übertreffen, sich satter fühlen und mehr Kalorien verbrennen als solche, die in einem Zustand leichter Dehydrierung leben. Und dabei geht es nicht um Kleinigkeiten: Die Forschung zeigt, dass wir unsere Energieleistung um bis zu 30 Prozent steigern können, indem wir einen halben Liter Wasser trinken.[8] Ich persönlich merke es sofort, wenn ich nicht genug Wasser trinke, weil ich dann viel mehr Hunger habe.

Und was passiert, wenn Sie richtig stark dehydriert sind? Schwerer Wassermangel kann zu extremer Verwirrung und Lethargie führen und einen regelrecht erstarren lassen, weil der Blutdruck absackt. Fieber, Atemprobleme, Schmerzen in der Brust, sogar Krampfanfälle sind die Folgen. Letzten Endes kann man an einem schweren Wassermangel sterben.

Viele Menschen glauben, solange sie sich nicht in einem heißen, feuchten Klima aufhalten, spiele die Flüssigkeitsaufnahme keine große Rolle, weil sie nicht viel schwitzen. Doch selbst wenn man still, ohne einen Muskel zu bewegen, in einem klimatisierten Raum sitzt, verliert der Körper Wasser, einfach dadurch, dass man lebt. Allein über den Atem geht über den Tag ein Viertelliter Wasser verloren. Anderthalb Liter verlieren wir über Urin und Stuhl, einen weiteren halben Liter durch Schwitzen.[9]

Wenn Sie Medikamente einnehmen, beispielsweise Antihistaminika, Abführmittel, Magenmittel, Blutdruckmedikamente oder Entwässerungstabletten, erhöht sich das Risiko einer Dehydrierung. Auch das Alter spielt eine Rolle: Wenn Sie über 60 Jahre alt sind, verringert sich das Durstempfinden und die Nieren arbeiten nicht mehr so gut.[10]

Fallbeispiel: Ein Wasserglas, das Katys Leben veränderte

Katy kam zu mir, nachdem die Ärzte bei ihrem Sohn ein postkommotionelles Syndrom nach einer Gehirnerschütterung festgestellt hatten. Er war zu diesem Zeitpunkt erst 16 Jahre alt, spielte aber seit drei Jahren als Verteidiger in der Footballmannschaft seiner Highschool und litt unter Gehirnnebel, chronischen Kopfschmerzen und Erschöpfungszuständen. Außerdem hatte er zunehmend Probleme, sich auf die Schule zu konzentrieren. Auch zwölf Monate nach der letzten Gehirnerschütterung hatten sich die Symptome nicht gebessert.

Wir nahmen einige Änderungen an der Ernährung des Jungen und an seinen Lebensgewohnheiten vor, führten Blutuntersuchungen durch, testeten seine kognitive Leistung und machten Scans von seinem Gehirn, um seinen neurologischen Zustand zu prüfen. Doch dann entwickelte ich auch ein Programm für Katy selbst, denn sie sagte zu mir, sie hätte das Gefühl, mit ihr würde ebenfalls etwas nicht stimmen. Sie hatte Angstattacken, ihre Gedanken rasten, manchmal fühlte sie sich benommen, hatte Sehstörungen und vergaß ständig etwas. Außerdem berichtete sie, dass sie Mühe habe, Informationen zu behalten und sich auf ihre Arbeit am Computer zu konzentrieren. Da sie 53 Jahre alt war, fragte sie sich, ob das bereits Alterserscheinungen sein konnten.

Wie so viele Menschen in Los Angeles hat auch Katy einen stressigen Job. Sie arbeitet als Führungskraft in einem erfolgreichen Unterhaltungsunternehmen. In ihrem Leben war so viel los, dass sie immer erst dann ans Trinken dachte, wenn sie wirklich durstig war. Als wir durchrechneten, wie viel sie tatsächlich trank, kamen wir im Schnitt auf etwa einen Liter pro Tag.

Katy trank kaum Wasser, sondern mehrere Tassen Kaffee, zuckerfreien Cranberrysaft und Wasser mit Vitaminzusätzen. Das bedeutete, sie nahm jede Menge Süßstoff zu sich – und diese Stoffe verursachen bekanntermaßen neurologische Probleme. Dabei ging sie davon aus, diese Getränke seien gesund. Ihr war überhaupt nicht klar, wie viel Zucker, Süßstoff und Aromastoffe sie zu sich nahm und dass diese Stoffe alles andere als gut fürs Gehirn sind.

Auf meine Empfehlung hin ließ Katy als Allererstes die Getränke mit künstlichen Süßstoffen weg, und zwar sowohl im Job als auch zu Hause. Dann kaufte sie sich drei Halbliter-Metallflaschen und einen Entsafter. Die Flaschen füllte sie mit gefiltertem Wasser und trug sie bei sich, wohin sie auch ging. Wenn das Ganze ein bisschen Geschmack haben sollte, fügte sie dem Wasser etwas Zitronensaft oder Minze hinzu oder gab einen Spritzer Granatapfelsaft hinzu. Auf meine Empfehlung hin führte sie außerdem ein Trinktagebuch und schrieb auf, was sie trank, wie viel und wann. Ihr Tag begann jetzt nicht mehr mit einer Tasse Kaffee, sondern mit einem großen Glas frisch gepresstem grünem Saft. Am Vormittag trank sie nach wie vor eine Tasse Kaffee, aber wenn sie später am Tag etwas Warmes zum Wohlfühlen brauchte, nahm sie grünen Tee oder Kräutertee.

Nach zwei Monaten waren die neurologischen Symptome verschwunden. Keine Benommenheit mehr, kein Nebel im Gehirn, keine Ängste, Gedächtnisprobleme, Konzentrationsschwierigkeiten. Sie hatte das Gefühl, dass sie wieder klarer denken und kommunizieren konnte, dass sie sich auch an kleine Details erinnerte und überhaupt glücklicher, ruhiger und entspannter war. Außerdem leuchtete ihre Haut förmlich und sie fühlte sich viel jünger. Und das alles nur, weil sie endlich aus dem chronischen Wassermangel herausgekommen war!

Nach acht Monaten mit grünem Saft und Tee war Katy so begeistert, dass sie auf Instagram von ihren Erfolgen berichtete. Unter dem Hashtag #teamgreen erzählte sie von ihren Erfolgen und hat inzwischen Hunderte von Followern.

Alle kognitiven Probleme, mit denen Katy zu mir kam, sind verschwunden. Dafür sind nicht nur ihre veränderten Trinkgewohnheiten verantwortlich, sondern auch das maßgeschneiderte Programm, das wir entwickelten, nachdem wir ihre Blutwerte genau angesehen hatten. Sie führt immer noch ihr Trinktagebuch, weil sie das Gefühl hat, ihre Gewohnheiten besser im Griff zu haben. Sie und ihr Sohn haben die ganze Familie motiviert, sodass heute alle genug Wasser trinken und gesund sind. Katy sagt ganz klar: Der Umstieg auf mehr Wasser und weniger ungesunde Flüssigkeiten hat ihr Leben und das ihrer Familie verändert.

> *Mein Tipp:* Versuchen Sie nicht, Ihren Wasserbedarf mit Getränken zu stillen, die künstliche Süßstoffe enthalten. Auch wenn Sie denken, es sei doch nur Wasser mit Geschmack: die Chemikalien und Süßstoffe können Ihre kognitive Funktion stören und Ihre Versuche, besser hydriert zu sein, ins Gegenteil verkehren.

So viel sollten Sie trinken

Es gibt keine verbindlichen Empfehlungen für die richtige Trinkmenge, einfach weil der Flüssigkeitsbedarf eine sehr individuelle Sache ist. Die beste allgemeine Empfehlung kommt wohl vom Institute of Medicine (IOM). Sie besagt, dass Männer am Tag 3,7 Liter Wasser trinken sollten, Frauen etwa 2,7 Liter.[11]

Ja, das ist viel. Die meisten von uns bleiben erheblich unter dieser Trinkmenge. Manche Menschen brauchen eigentlich mehr als angegeben, ich zum Beispiel, denn ich bin 1,80 Meter groß und treibe täglich Sport, ich müsste also mehr trinken als die Durchschnittsfrau. Wer in einer warmen Gegend lebt, braucht ebenfalls mehr Flüssigkeit, denn man kann bis zu einem halben Liter Flüssigkeit ausschwitzen – in der Stunde(!) –, wenn man bei großer Hitze draußen arbeitet, Sport treibt oder spielt.

Wenn Sie regelmäßig Sport treiben, benötigen Sie vermutlich ebenfalls mehr Flüssigkeit. Auch die Höhe über dem Meeresspiegel Ihres Aufenthaltsortes ist ein wichtiger Faktor, denn in großer Höhe ist der Sauerstoffgehalt der Luft geringer, man atmet schneller und verliert dadurch mehr Wasser. Schwangere, Kinder und alte Menschen haben ebenfalls einen speziellen Wasserbedarf.

Auch die Ernährung beeinflusst den Wasserbedarf. 20 Prozent der durchschnittlichen Flüssigkeitsmenge kommen aus der Nahrung, aber es kann auch weniger sein, je nachdem, was man isst. Gemüse und Obst enthalten sehr viel Wasser und können sogar besser hydrieren als reines Wasser, weil sie hilfreiche Stoffe wie Lutein und Zeaxanthin enthalten, dazu Zucker, Elektrolyte und Mineralien, die für einen optimalen Flüssigkeitshaushalt wichtig sind.

Was auch immer Sie essen: Trinken Sie hauptsächlich Wasser, und davon richtig viel. Selbst wenn Sie viel Gemüse, Obst und Suppen zu sich nehmen, deckt das bestenfalls 40 Prozent Ihres Wasserbedarfs.[12] Erinnern Sie sich noch an meine Ohnmachtsanfälle? Ich ernährte mich von Gemüse, aber das reichte bei Weitem nicht aus.

Woher wissen Sie, ob Sie genug trinken? Am einfachsten lässt sich dies feststellen, wenn Sie sich die Farbe Ihres Urins ansehen. So ein regelmäßiger Blick in die Toilette klingt vielleicht nicht besonders toll, aber es gibt keinen besseren Indikator für eine Einschätzung Ihrer Hydrierung. Vielleicht dachten Sie bisher, Urin sei einfach gelb, aber das stimmt nicht! Er kann alle möglichen Farbschattierungen aufweisen und diese sagen einiges über unsere Hydrierung und unseren allgemeinen Gesundheitszustand aus.

Wenn der Urin ein helles Strohgelb zeigt oder sogar weiß ist, sind Sie optimal hydriert. Wenn er dunkler ist als heller Honig, leiden Sie unter einem leichten Wassermangel und sollten schnell etwas trinken. Warten Sie auf keinen Fall, bis Ihr Urin bernsteingelb oder gar orangefarben ist, denn das kann auf eine mittlere oder gar schwere Dehydrierung hindeuten.

Dabei sollten Sie allerdings wissen, dass Ihr Urin leuchtend gelb gefärbt sein kann, wenn Sie B-Vitamine einnehmen, sei es in Form eines Vitamin-B-Komplexes oder eines Multivitaminpräparats. Diese Farbe weist nicht auf eine Dehydrierung hin, sondern darauf, dass Ihr Körper überschüssiges Vitamin B ausscheidet.

Hydrieren und genießen

Die folgenden Lebensmittel sorgen für eine gute Hydrierung. Sie enthalten mindestens 85 Prozent Wasser.

- Gurke
- Kopfsalat
- Grapefruit
- Staudensellerie
- Tomaten
- Zucchini
- Wassermelone
- Erdbeeren
- Preiselbeeren
- Naturjoghurt
- Spinat
- Cantaloupemelone
- Honigmelone
- Grünkohl
- Brokkoli
- Pfirsiche
- Möhren
- Orangen
- Ananas
- Blaubeeren
- Pak Choy
- Aubergine
- Äpfel
- Kraut
- Himbeeren
- Aprikosen
- Kopfsalat
- klare Suppen
- Blumenkohl
- Paprika

Die Wahrheit über Sportgetränke

Hydrierung bedeutet nicht bloß, Flüssigkeit zu sich zu nehmen. Unser Körper braucht auch Elektrolyte, um gut hydriert zu bleiben. Elektrolyte sind Mineralien, die sich in einigen Getränken und Lebensmitteln finden und uns helfen, den Wassergehalt des Körpers und des Gehirns im Gleichgewicht zu halten. Sie transportieren Nährstoffe in die Zellen und Abfallstoffe hinaus. Die wichtigsten Elektrolyte sind Natrium, Kalium, Magnesium, Chlorid, Kalzium und Phosphat.

Wenn man beim Sport durch Schwitzen oder aufgrund von Durchfall, Erbrechen oder hohem Fieber zusätzliches Wasser verliert, kann der Elektrolythaushalt durcheinandergeraten. Bestimmte Medikamente, darunter auch einige Antibiotika und Cortison, sowie einige medizinische Probleme, zum Beispiel Schilddrüsenerkrankungen oder Essstörungen, können ebenfalls zu einer Störung im Elektrolythaushalt führen.

Die Auswirkungen sind ausgesprochen hässlich. Glauben Sie mir, Sie wollen nicht in Ohnmacht fallen, bloß weil Sie gestresst sind. Und zu den Auswirkungen von Elektrolytmangel gehören auch Herzrhythmusstörungen, Verwirrtheit, Schwäche sowie unglaubliche Müdigkeit und Erschöpfung. Eine dauerhafte Störung im Elektrolythaushalt kann das Nervensystem und die Gehirnfunktion schädigen und Ihrer Gesundheit allgemein Schaden zufügen. Ich bin sehr dankbar, dass ich früh auf das Problem aufmerksam wurde, obwohl ich ein paar Ohnmachtsanfälle brauchte, um zu kapieren, was los war.

Genug Wasser und eine ausgewogene Ernährung sind die besten Mittel gegen ein Ungleichgewicht der Elektrolyte. Wenn Sie jeden Tag Sport treiben, ist vielleicht ein Elektrolytmix ohne Zucker und Süßstoff nicht schlecht, den Sie in Wasser einrühren können. Natürliche Getränke wie Kokosnusswasser und grüner Saft (ich komme später in diesem Kapitel noch darauf zurück) enthalten ebenfalls Spurenelemente und sind weniger süß als fertige Sportgetränke und insofern auch besser geeignet, Elektrolyte aufzufüllen. Eine 600-Milliliter-Flasche eines handelsüblichen Sportgetränks kann bis zu 34 Gramm Zucker enthalten – das sind 70 Prozent der empfohlenen Gesamtmenge bei einer Ernährung mit 2000 Kalorien pro Tag. Wenn Sie nicht gerade stundenlang intensiv Sport getrieben haben, kann diese Zuckermenge ihrer kognitiven Gesundheit schaden und ein erhöhtes Hungergefühl auslösen, was wiederum zu Gewichtszunahme und anderen Nebenwirkungen führt.

Kann man auch zu viel trinken?

Die meisten Menschen trinken nicht genug Wasser und leben in einem Zustand chronischer Dehydrierung. Doch manche Leute schaffen es tatsächlich, zu viel zu trinken, sodass sie eine Wasservergiftung erleiden. Das heißt, diese Menschen trinken so viel Wasser, dass die Elektrolyte zu stark verdünnt werden, die Zellen anschwellen und der Druck im Kopf steigt. Das führt zu Kopfschmerzen, Verwirrtheit, Reizbarkeit und manchmal auch zu Übelkeit und Erbrechen.

Wenn man so viel trinkt, dass der Kochsalzgehalt im Blut absinkt, kann man in einen gefährlichen Zustand geraten, der Hyponatriämie genannt wird. Dabei kann das Gehirn so stark anschwellen, dass epileptische Anfälle und Koma auftreten können. Dieser Zustand kann tödlich sein.

Die weitaus meisten von uns müssen sich darüber eher keine Gedanken machen. Doch wenn Sie Sport treiben, unter Durchfall leiden oder eine Unterfunktion der Schilddrüse, eine Herz-Kreislauf-Erkrankung oder Niereninsuffizienz haben, dann sollten Sie in jedem Fall vorsichtig sein. Achten Sie darauf, wie viel Sie trinken, nehmen Sie bei Durchfall und längeren sportlichen Anstrengungen Elektrolyte zu sich und sprechen Sie mit Ihrem Arzt darüber, wie Sie Ihren Kochsalzspiegel im gesunden Bereich halten können.

Die Wasserqualität ist entscheidend

Unser Gehirn besteht zu 75 Prozent aus Wasser, nicht etwa aus Limonade, Saft, Milch, Kaffee, Eistee, Wein, Bier oder gar Diätgetränken. Wasser ist die erste und beste Wahl, um das Gehirn optimal zu versorgen. Und da unser Gehirn kein Wasser speichern kann, muss man ständig trinken, um diese Versorgung sicherzustellen.

Doch es sollte nicht irgendein Wasser sein. In den USA ist das Leitungswasser häufig mit Stoffen belastet, die der Gesundheit und auch der kognitiven Funktion schaden können.[13] Es kann mit Blei,

Arsen, Düngemitteln, Pestiziden, Quecksilber, Medikamentenrückständen oder radioaktiven Substanzen kontaminiert sein.[14] Eine kürzlich erschienene Studie des Natural Resources Defense Council hat ergeben, dass viele Schadstoffe deutlich über den offiziellen Grenzwerten liegen.[15] In Deutschland, Österreich und der Schweiz sieht es damit wesentlich besser aus, hier können Sie das Leitungswasser bedenkenlos trinken *(Anm. d. Redaktion)*. Um sicherzugehen, dass Ihr Trinkwasser nicht belastet ist, sollten Sie sich die Wasseranalyse Ihres Wasserversorgers ansehen.

Außerdem ist das Leitungswasser häufig gechlort, um es keimfrei zu machen. Wenn man jeden Tag mit gechlortem Wasser kocht, wäscht und es auch trinkt, kann sich das im zentralen Nervensystem auswirken[16] und das Risiko für Krebs, Nierenleiden und Hautreizungen erhöhen. Ein erhöhter Fluorgehalt im Wasser (der in Deutschland, Österreich und der Schweiz unwahrscheinlich ist) kann zwar gegen Karies helfen, aber auch die Entwicklung des Gehirns und seine Funktion hemmen.

Leider sieht es bei abgepacktem Wasser nicht viel besser aus. Flaschenwasser kann krebserregende Chemikalien, Schadstoffe und so weiter enthalten.[17] Die Sicherheitsbestimmungen sind mancherorts schwächer als beim Trinkwasser aus der Leitung. Man bekommt einen guten Eindruck von den Inhaltsstoffen des Leitungswassers, indem man sich die Analysen seines Wasseranbieters vor Ort ansieht. Doch welche Schadstoffe im Flaschenwasser enthalten sind, erfahren wir nur, wenn der Hersteller unabhängige Tests zu lässt und die Ergebnisse veröffentlicht.

Dann gibt es noch zusätzliche Probleme mit den Plastikflaschen. Sie können Schadstoffe ins Wasser abgeben, selbst wenn sie nicht direktem Sonnenlicht oder Hitze ausgesetzt sind.[18] Diese Schadstoffe können Gehirnzellen schädigen, das Gedächtnis beeinträchtigen und Stimmungsschwankungen verursachen.[19] BPA-freie Flaschen, Flaschen also, die ohne Bisphenol-A in Hart- oder Weichmachern auskommen, die sich aus dem Plastik lösen und wie Hormone wirken können, sind auch keine Lösung. Denn auch aus ihrem Material können Östrogene ins Wasser geraten.[20] Im Übrigen sind diese Flaschen eine Belastung für die Umwelt.

Aus all diesen Gründen trinke ich nur gefiltertes Wasser aus Glasflaschen, wenn ich zu Hause bin. Für unterwegs nutze ich mehrere

Flaschen aus Edelstahl. Wasserfilter sind bestens geeignet, Schadstoffe zu entfernen. Sie müssen nur daran denken, den Filter regelmäßig zu wechseln und das Gerät ordentlich zu pflegen.[21]

Um hier die richtige Kaufentscheidung zu treffen, sollten Sie zuächst einmal herausfinden, wie es mit der Qualität des Leitungswassers bei Ihnen zu Hause aussieht. Darüber informiert Sie das Wasserwerk, entweder online oder auf telefonische Anfrage hin.[22] Danach können Sie sich genau den Filter aussuchen, der für Ihr Leitungswasser geeignet ist. Ich kaufe Wasser, das mit einem Nanofilter gereinigt wurde. Das ist nicht billig, aber dafür werden mit dieser Technik auch die winzigen Nanopartikel entfernt, welche die meisten Geräte für den Hausgebrauch nicht erwischen. Der Reiniger fügt dem Wasser zudem Sauerstoff hinzu.

Trinken Sie stilles Wasser!

Wasser mit Kohlensäure ist sehr beliebt, dennoch sollten Sie es möglichst meiden. Dieses Wasser ist, wie der Name schon sagt, saurer als stilles Wasser und deshalb weniger gut geeignet, Säuren abzupuffern. Außerdem können Getränke mit Kohlensäure Sodbrennen und Blähungen verursachen.

Das beste Wasser für Ihr Gehirn

Ich möchte immer genau wissen, welches Wasser ich trinke. Nach meiner Ansicht ist das beste Wasser reines, leicht alkalisches gefiltertes Wasser ohne Schadstoffe. Warum alkalisch? Weil alkalische (basische) Nahrungsmittel und Getränke in der Lage sind, Säuren im Blut zu neutralisieren. Wir wissen noch nicht genau, was da in unserem Körper vor sich geht, aber viele ganzheitlich praktizierende Mediziner sind der Ansicht, wir sollten möglichst wenig Säure im Körper speichern, um unser Krankheitsrisiko zu senken. Studien haben jedenfalls gezeigt, dass Tiere, die alkalisches Wasser trinken, länger leben.[23]

Falls Sie kein Fan von kohlensäurefreiem Wasser sind, geben Sie etwas Zitronensaft dazu. Auf diese Weise bekommen Sie auch gleich noch etwas Vitamin C und sekundäre Pflanzenstoffe. Ich bestelle mir im Restaurant immer Zitrone zum Wasser, vor allem, wenn ich die Wasserqualität vor Ort nicht kenne. Es ist nur ein kleiner Zusatz, aber der Saft liefert eben doch einige Nährstoffe. Wenn Sie Zitronen nicht mögen, versuchen Sie es mal mit einer Orangenscheibe, einem Stückchen Wassermelone, Himbeeren, Gurkenstückchen oder ein paar Minzblättchen. So bekommt Ihr Wasser nicht nur Geschmack, sondern auch eine kleine Dosis lebendige Nährstoffe.

Drei Getränke für Ihr Gehirn

Nur weil Wasser das bevorzugte Mittel zur Hydrierung des Körpers ist, müssen Sie natürlich nicht auf alles andere verzichten. Leider enthalten sehr viele Getränke Zucker, Süßstoffe oder andere Zusätze. Doch es gibt ein paar Getränke, die richtig gut fürs Gehirn sind. Hier meine drei Favoriten:

1. Kokosnusswasser

Dieses Getränk ist der Sportdrink der Natur. Es handelt sich um das Wasser, das in der Kokosnuss enthalten ist, und dieses Wasser enthält Elektrolyte, aber keinen Zucker, keine Farbstoffe und auch sonst keine Zusätze, wie sie in handelsüblichen Sportgetränken massenweise vorkommen. Kokosnusswasser enthält außerdem Antioxidantien wie Vitamin C, die gegen oxidativen Stress wirken.[24] Es kann nach Auskunft der Forschung den Blutzuckerspiegel senken,[25] den Blutdruck,[26] das ungesunde LDL-Cholesterin und die Triglyzeride.[27] Ich persönlich trinke es gern, weil es erfrischend schmeckt, ohne irgendwelche Zusätze zu enthalten.

2. Tee

Ich trinke ständig Tee, nicht nur wegen des Geschmacks, sondern auch, weil die Zubereitung und der Genuss so entspannend ist. Vielleicht ist das Teetrinken deshalb in manchen Ländern seit Jahrhunderten ein Ritual. Am liebsten trinke ich Grüntee aus Bio-Anbau, Pfefferminztee und Gewürztee ohne das aufputschende Tein. Tee hat erstaunliche Auswirkungen auf das Gehirn. Egal ob Grüntee, Schwarztee oder Oolong, Sie können damit geistige Abbauerscheinungen um bis zu 50 Prozent verringern, haben kürzlich veröffentlichte Forschungsergebnisse gezeigt.[28] Weitere Studien zeigen, dass Grüntee Ängste lindert, die Gedächtnisleistung und Aufmerksamkeit fördert und die gesamte Gehirnfunktion und Signalübermittlung verbessert.[29] Bereits eine kleine Tasse Grüntee pro Tag senkt das Risiko für Demenz und Depressionen sowie die Ausschüttung des Stresshormons Cortisol.[30] Regelmäßig getrunkener Grüntee verringert Depressionen um 21 Prozent. Die Forscher, die das herausgefunden haben, setzen den Stressabbau, der damit erreicht wird, mit zweieinhalb Stunden Sport pro Tag gleich.[31]

Die erstaunlichen kognitiven Vorteile von Tee haben wohl zum Teil mit einem Stoff namens Epigallocatechingallat (EGCG) zu tun, einem Antioxidans, das besonders in Grüntee, aber auch in schwarzem, weißem und Oolong-Tee zu finden ist. EGCG schützt die Zellen vor oxidativem Stress, bekämpft Entzündungen[32] und moduliert die Gehirnwellen so, dass sie sich in dem mit Entspannung und Aufmerksamkeit verbundenen Bereich bewegen.[33] Deshalb hilft vor allem Grüntee bei einer ganzen Reihe von Störungen, darunter Krebs, Herzkrankheiten, Diabetes, Fettleibigkeit und neurodegenerativen Erkrankungen wie Alzheimer.[34]

Grüner, schwarzer, weißer und Oolong-Tee enthalten außerdem L-Theanin, eine Aminosäure, die das zentrale Nervensystem beruhigt. Und sie enthalten ein wenig Koffein, wenn auch deutlich weniger als Kaffee, der die Aufmerksamkeit steigert und unsere Stimmung aufhellt.[35]

Kräutertees können das Gehirn ebenfalls schützen und neurodegenerative Krankheiten wie Alzheimer verhindern. Um alle gesundheitlichen Vorteile auszuschöpfen, sollten Sie Tee immer ohne Milch, Zucker oder künstliche Süßstoffe trinken.

3. Grüner Saft

Ich liebe grünen Saft und trinke ihn jeden Tag. Grüner Saft entsteht, wenn man ganze grüne Gemüse entsaftet. Der dabei entstandene Saft enthält sehr viele Vitamine, Mineralien, Antioxidantien, Enzyme und Pflanzenstoffe, ist also ein Getränk mit extrem hohem Nährstoffgehalt.[36] Grüner Saft ist auch voll mit Chlorophyll, dem Pigment, das Pflanzen ihre grüne Farbe verleiht. Es trägt zur Entgiftung des Blutes und zur besseren Sauerstoffversorgung bei, außerdem bekämpft es Entzündungen.

Ihr Körper kann die Mikronährstoffe in grünem Saft besser verarbeiten, als wenn Sie das Gemüse einfach so essen. Beim Entsaften werden die Zellwände und Stärken aufgebrochen, sodass die Nährstoffe besser aufgeschlossen werden können. Außerdem enthält grüner Saft keine Ballaststoffe, die Mikronährstoffe an sich binden können, sodass sie den Verdauungstrakt passieren, ohne vom Körper aufgenommen zu werden. Grüner Saft ist dennoch kein Ersatz für den Verzehr von grünem Gemüse. Er bietet einfach eine schöne Möglichkeit, etwas zu trinken, das gut schmeckt, zur Hydrierung des Körpers beiträgt und gesund ist.

Ich trinke jeden Tag mindestens einen Viertelliter grünen Saft, den ich mir zu Hause selbst herstelle. Sie können hierfür alle grünen Gemüse nehmen, die Sie mögen, also beispielsweise Grünkohl, Sellerie, Spinat, Mangold, Rukola, Brokkoli, Weizengras, Petersilie, Gurke und Weißkohl. Mein Saft enthält hauptsächlich Gemüse, aber ich nehme gern auch Obst mit hinzu, zum Beispiel Blaubeeren, Himbeeren, Erdbeeren, Mango, Ananas, Pfirsiche, Birnen oder Äpfel. Hier noch ein paar zusätzliche Tipps:

- *Achten Sie darauf, dass Ihr Saft mehr Gemüse als Obst enthält*, sonst steigt der Zucker- und Kaloriengehalt zu sehr an.
- *Trinken Sie den Saft direkt nach dem Auspressen* (Sie sollten ihn maximal eine halbe Stunde stehen lassen), sonst riskieren Sie Nährstoffverluste durch den Kontakt mit Sauerstoff.
- *Waschen Sie das Gemüse und Obst, bevor Sie es verarbeiten.* Verwenden Sie nur Bio-Ware, um sicherzugehen, dass der Saft frei von Pestiziden und anderen Schadstoffen ist.

- *Wechseln Sie die Gemüsesorten.* So erhalten Sie eine möglichst breite Vielfalt von Nährstoffen.
- *Investieren Sie in einen guten Entsafter.* Es geht auch mit dem Mixer, aber damit lassen sich Fruchtfleisch und Fasern nicht so leicht entfernen. Sie erhalten damit eher ein Püree als einen Saft.
- *Wenn Sie grünen Saft im Café kaufen*, achten Sie darauf, dass er frisch gepresst ist und weder Zucker noch Süßstoff oder sonstige Zusätze enthält.

Ich verwende einen Entsafter von Breville, aber Sie können jedes Modell nehmen, das Ihnen gefällt. Hier verrate ich Ihnen zwei Lieblingsrezepte zum Ausprobieren.

Gehirnturbo für den Morgen: Diesen Saft trinke ich jeden Morgen vor dem Sport. Entsaften Sie 4 bis 5 Stangen Sellerie, eine halbe bis eine geschälte Gurke, eine Handvoll glatte Petersilie, eine Handvoll jungen Spinat und 2 bis 3 Blätter Grünkohl. Wenn Sie den Drink gern etwas süßer haben möchten, geben Sie noch einen halben bis einen ganzen grünen Apfel dazu. Eine Handvoll Koriander peppt den Drink mit noch mehr Detox-Nährstoffen auf. Und er schmeckt!

Kickstarter für den Nachmittag: Dieser Saft ist eine Abwandlung des Morgendrinks, die ich an Nachmittagen einsetze, wenn ich viel zu tun habe und eine Portion schnelle Energie brauche. Entsaften Sie dafür 6 bis 7 Stangen Sellerie, 2 bis 3 Stangen Grünkohl und eine Birne. Macht fit und ist einfach nur köstlich!

Die Wahrheit über Kaffee

Der Grund, warum wir uns nach dem Genuss einer Tasse Kaffee wacher und aufmerksamer fühlen, ist das darin enthaltene Koffein. Es erhöht Blutdruck und Puls, sorgt für die Ausschüttung von Stresshormonen, aktiviert die Nieren und stimuliert unser zentrales Nervensystem. Das alles zusammengenommen ist durchaus eine Belastung für Körper und Gehirn und deshalb steigert Koffein auch bereits vorhandenen inneren Stress und Ängste.

Die antioxidative Wirkung von Kaffee ist zu begrüßen, doch wenn Sie den ganzen Tag über Kaffee trinken, stimulieren Sie eben auch ständig die Stressreaktion des Körpers und das zentrale Nervensystem. Körper und Gehirn verharren dabei andauernd in einem Alarmzustand. Wenn das über einen längeren Zeitraum so weitergeht, leidet die Durchblutung des Gehirns, die graue Substanz schrumpft, es werden weniger neue Zellen gebildet und sowohl die exekutive Funktion als auch die Gedächtnisleistung verschlechtern sich.

Vor allem aber stört Kaffee eine Sache, die das Gehirn ganz dringend braucht: Schlaf. Selbst wenn Sie nur am Morgen Kaffee trinken, kann es trotzdem sein, dass diese Tasse Ihren Schlaf-Wach-Rhythmus durcheinanderbringt.[37] Und das ist nur ein Grund, warum nach Auskunft einiger Studien Menschen, die Koffein zu sich nehmen, eher erschöpft sind als solche, die gar kein Koffein konsumieren.

Beim Rösten der Kaffeebohnen entsteht Acrylamid, ein Stoff, der in hoher Konzentration das zentrale Nervensystem schädigt.[38] Kaffee blockiert auch die Aufnahme von Magnesium, ein extrem wichtiger Mineralstoff, den das Gehirn braucht und von dem wir ohnehin leicht zu wenig bekommen.

Wenn mir ein Klient sagt, dass er morgens eine Tasse Kaffee braucht, um wach zu werden, schlage ich vor, andere Bereiche anzusehen, die vielleicht Unterstützung nötig haben: Ernährung, Wasserversorgung, Bewegung und Nährstoffdefizite. Die meisten sagen mir, dass sie über kurz oder lang leistungsfähiger und wacher sind, wenn sie den Tag mit einem großen Glas Wasser beginnen und nicht mit einem Becher Kaffee.

Meine Kaffee-Alternative: Gewürztee

Dieses Gesundheitselixier trinke ich, wenn ich ein heißes Getränk voller Geschmack haben möchte, das auch meinen Geist anregt. Es enthält viele gehirnfreundliche Mineralstoffe und schmeckt wie Chai.

Und so geht's: Einen Viertelliter Wasser aufkochen und vom Herd nehmen. Dann 2 Esslöffel ungesüßtes Kokosnusspulver, 1 Tropfen flüssige Spurenelemente, 1 Teelöffel Chaga-Extrakt (chinesische Vitalpilze) und 1 Teelöffel Golden Milk Superfood Blend (im Versandhandel erhältlich) hineingeben. Statt Superfood Blend können Sie das Getränk auch mit Kurkuma, Zimt, Ingwer, Kardamom und/oder schwarzem Pfeffer würzen, wie es Ihnen am besten schmeckt. Wenn Sie es gern süß haben, geben Sie ein paar Tropfen flüssige Stevia-Süße hinein.

Fallbeispiel: Der NFL-Star, der ohne Kaffee klarer im Kopf wurde

Ed White, ein ehemaliger NFL-Star, der im Angriff der San Diego Chargers und der Minnesota Vikings gespielt hatte, war 62 Jahre alt, als er im Rahmen einer Untersuchung seines Gehirns zu mir kam. 17 Jahre lang hatte er in der Football Liga gespielt und viele Siege gefeiert, er hatte es vier Mal bis ins Endspiel um den Pro Bowl geschafft und auch um den Super Bowl gespielt. Doch inzwischen machte sich Ed Sorgen um seine geistige Gesundheit, weil er das Gefühl hatte, nicht mehr so klar denken zu können wie früher.

Ähnlich wie viele andere Spieler, mit denen ich gearbeitet hatte, achtete Ed praktisch gar nicht auf das, was er trank, und auf die mögliche Wirkung, die diese Getränke im Gehirn haben könnten. Bald nachdem wir angefangen hatten, miteinander zu arbeiten, fiel mir auf, dass er zu wenig Wasser und viel zu viele koffeinhaltige und gesüßte Getränke zu sich nahm. Ed berichtete mir, dass er bis zu vier Becher Kaffee am Tag trank, obwohl er das Gefühl hatte, dass ihm das nicht besonders guttat. Er sagte auch zu mir, er würde nur dann Wasser trinken, wenn er wirklich durstig wäre. Im Übrigen liebte er Limonaden aller Art.

Nachdem ich ihm genau erklärt hatte, was Koffein in seinem zentralen Nervensystem anrichtete und wie sehr es seiner geistigen Gesundheit schadete, war er sofort bereit, seine Trinkgewohnheiten zu ändern, um seinem Gehirn zu helfen. Er beschloss, seinen Konsum von vier Bechern auf einen Becher Kaffee herunterzufahren. Heute enthält dieser eine Becher zur Hälfte koffeinfreien Kaffee.

Statt Kaffee begann Ed, mehr Tee zu trinken. Da er den Geschmack und das Ritual des Kaffeetrinkens liebte, dachte ich mir, er würde Tee vielleicht ganz gern mögen, denn beide sind ja in einer großen Vielfalt von Geschmacksrichtungen, Mischungen und Zubereitungen erhältlich, sodass jeder die perfekte Form für sich finden kann. Tatsächlich liebte Ed Tee und trank sehr gern Grüntee und Kräutermischungen, zum Beispiel Orangentee. Er kaufte sich eine Teekanne, um mit losem Tee zu experimentieren und noch mehr Geschmack in die Tasse zu bekommen.

Gleichzeitig beendete Ed komplett das Trinken von Limonaden und investierte in eine große Edelstahlflasche, die er mit Eiswürfeln und gefiltertem Wasser füllte. Diese Flasche wurde seine ständige Begleiterin, auch wenn er nur von einem Zimmer ins andere ging. Bis zum Abend leerte er sie mehrmals und füllte sie wieder auf. Er stellte sie sogar auf seinen Nachttisch und trank daraus, wenn er nachts wach wurde.

Diese neuen Gewohnheiten im Zusammenspiel mit einigen kleineren Veränderungen in seiner Ernährung, beim Sport und den Nahrungsergänzungsmitteln veränderten innerhalb einiger Wochen Eds geistige Leistungsfähigkeit ganz erheblich. Am Anfang fiel es ihm schwer, auf den Kaffee zu verzichten, doch er stellte schnell fest, dass es sich eher um eine Angewohnheit handelte und nicht so sehr um ein echtes Bedürfnis. Ohne Kaffee war er tatsächlich klarer im Kopf und nicht so unruhig. Außerdem gefiel ihm die ausgeglichenere Energie, die der Grüntee ihm lieferte.

Seitdem Ed mehr Wasser trinkt, fühlt er sich geistig klarer, konzentrierter und insgesamt gesünder. Da er jetzt besser hydriert ist, fallen ihm auch stundenlange Wanderungen in den Bergen leichter. Das Wasser hält seinen Appetit in Schach, sorgt für mehr Konzentration bei den Kunstwerken, die er herstellt, und verleiht ihm genug Energie, um im Umgang mit seinen Enkeln hundertprozentig präsent zu sein.

Mein Tipp: Vielen Menschen fällt es zunächst schwer, auf Kaffee zu verzichten, weil das morgendliche Ritual zu Hause oder im Coffeeshop so sehr zu ihrem Tagesablauf gehört. Sie können sich den Übergang erleichtern, indem Sie so wie Ed den Kaffee durch ein Teeritual ersetzen.

7

Unternehmen Sie etwas gegen Ihren Stress

Es hilft nichts, sich vor der Erkenntnis zu drücken: Wir alle haben Stress. Mehr als 80 Prozent der Amerikaner haben täglich mit Stress zu tun.[1] Die USA gehören zu den stressigsten Ländern auf der Welt.[2] In Deutschland liegt der Anteil der Menschen, die täglich unter Stress leiden, bei etwa 60 Prozent.

Regelmäßiger Stress ist allerdings etwas anderes als chronischer Stress. Ein Gehirn, das regelmäßig gestresst ist, entspricht einem Auto mit plattem Reifen, während ein Gehirn unter chronischem Stress ein Auto ist, mit dem man im Gelände herumrast, obwohl die Lichtmaschine einen Kurzschluss hat, der Ölstand zu niedrig ist und der Zahnriemen demnächst reißen wird. Es ist also nur noch eine Frage der Zeit, bis der Motor auseinanderfliegt. Aus kognitiver Sicht kann man sagen: Stress tötet Nervenzellen, lässt die graue Substanz schrumpfen, zerstört die Denkfähigkeit und erhöht deutlich das Risiko für den altersbedingten Abbau der Gehirnleistung, für Demenz und Alzheimer.

Ich muss zugeben, dass ich ein relativ ängstlicher Mensch bin, schon seit meiner Kindheit. Im Alter von fünf Jahren entwickelte ich eine psychische Störung namens Trichotillomanie. Ich riss mir ständig die Haare aus, um Stressgefühle abzubauen. Meine Mutter war natürlich beunruhigt, vor allem wenn fremde Leute ihre kleine blonde Tochter mit den komischen kahlen Stellen am Kopf ansahen.

Diese Störung legte sich irgendwann, aber während des Studiums und vor allem nach meinem ersten Abschluss stieg mein Stresslevel noch einmal erheblich an. Die Kurse und die Stunden im Labor fraßen immer mehr von meiner Ruhezeit. Ich versuchte, mithilfe von Bewegung Stress abzubauen, und das half im ersten Moment auch, aber ich bekam unruhige Beine, trat nachts um mich und knirschte im Schlaf mit den Zähnen. Experimente mit verschiedenen Methoden zum Stressabbau – Akupunktur, Meditation und so weiter – führten immerhin zu einigen Erfolgen, sodass ich das Gefühl hatte, auf einem guten Weg zu sein.

Als ich in den Amen Clinics anfing, freute ich mich auf meinen ersten Gehirnscan, weil ich so stolz auf meine gehirnfreundliche Lebensweise war. Ich wusste natürlich, dass ich immer mal wieder unter stressbedingten Angstzuständen litt, aber ich ernährte mich gesund, machte täglich Sport und nahm Nahrungsergänzungsmittel von höchster Qualität zu mir, um mein Gehirn zu unterstützen. Zu meiner Überraschung zeigte der Scan erhebliche elektrische Aktivität in Bereichen, die mit Stress in Verbindung stehen. Um dagegen etwas zu unternehmen, fing ich an, mehrmals in der Woche Yoga zu machen, und baute mir einen neuen Nahrungsergänzungsplan zusammen, der gegen meine Ängste helfen sollte.

Was ich damit sagen will, ist Folgendes: Sie können sich so gehirngerecht ernähren wie Sie wollen, dazu täglich Sport treiben, alle empfohlenen Nahrungsergänzungen nehmen, sich perfekt mit Wasser versorgen, Sudoku machen, bis Sie schielen – wenn Sie zu viel Stress haben, wird es Ihnen niemals gelingen, dass Ihr Gehirn richtig gesund und leistungsfähig wird.

Wie schon in Kapitel 1 gesagt, behindert Stress die Durchblutung des Gehirns und die Neubildung von Gehirnzellen (Neurogenese). Außerdem stimuliert Stress Neuronen, die mit der Zeit neue Verbindungen eingehen, die ihrerseits die kognitive Funktion stören. Zu viel Stress lässt den Hippocampus schrumpfen, schränkt die Gedächtnisleistung ein und verstärkt die Verbindungen zur Amygdala, jenem Bereich, in dem Emotionen verarbeitet werden, sodass wir mehr Angst und Sorge empfinden. Diese Veränderungen können dauerhaft sein und unsere Fähigkeit schwächen, klar zu denken, Probleme zu lösen, kluge Entscheidungen zu treffen, uns zu konzentrieren und glücklich und gesund zu sein.

Stress ist nicht nur ein Gefühl auf mentaler und emotionaler Ebene. Stress entsteht auch im Körper, wenn wir unter chronischen

Krankheiten wie Diabetes, Arthritis und Bluthochdruck leiden oder ungesund leben – indem wir zum Beispiel zu viel Zucker essen, zu wenig schlafen, uns nicht genug bewegen oder zu wenig trinken. Hinzu kommt noch der Umweltstress, verursacht durch Luftverschmutzung und radioaktive Strahlung in der Atmosphäre, Schadstoffe in Lebensmitteln und im Wasser.

Einige Stressfaktoren entziehen sich unserer Kontrolle, aber Sie können einiges tun, um Ihr ganz persönliches Stresslevel zu senken. Um das zu erreichen, sollten Sie genug schlafen und Entspannungstechniken wie Yoga, Meditation und tiefe Atmung praktizieren.

Die Schlafoffensive: Wie viel Schlaf braucht Ihr Gehirn?

Zu 99 Prozent der Zeit kann ich überall und binnen weniger Sekunden einschlafen. Ich kann den Kopf auf den Schreibtisch legen und dösen, ich schlafe im Flugzeug und auf dem Beifahrersitz des Autos und ich kann friedlich auf der Couch schlummern. Einmal bin ich sogar mitten in einem Terminator-Film eingeschlafen. Ich meine, der Film war toll, aber wenn mein Gehirn sich abmelden will, dann tut es das!

Aber dieses eine Prozent ... Wenn dieser Punkt erreicht ist, kann ich überhaupt nicht schlafen. Stattdessen liege ich die ganze Nacht wach und kriege kein Auge zu. Das ist ganz und gar untypisch für mich, aber es gibt ein Muster: Es passiert, wenn ich am nächsten Tag ein stressiges Ereignis – zum Beispiel eine große Präsentation – erwarte.

Wenn ich nicht einschlafen kann, mache ich mir keine Vorwürfe, sonst schlafe ich garantiert überhaupt nicht. Stattdessen konzentriere ich mich auf die Entspannung meines Körpers und gönne ihm Ruhe. Ich bleibe im Bett, lasse die Augen geschlossen und schalte kein Licht ein. Ich widerstehe auch der Versuchung, zu lesen, fernzusehen oder auf mein Handy zu schauen. Wenn ich kann, versuche ich zu meditieren oder mich auf die körperliche Entspannung zu konzentrieren und meinen Geist leer werden zu lassen. Dabei sage ich mir, dass ich meinem Körper auf jeden Fall etwas Gutes tue, indem ich ihm doch eine Art Schlaf zukommen lasse, auch wenn mein Gehirn nicht abschalten kann.

Trotzdem bin ich am nächsten Tag mental nicht auf der Höhe. Ich kann nicht klar denken, habe keine neuen Ideen und neige zu einer gewissen Reizbarkeit. Sogar meine Stimme verändert sich. Normalerweise bin ich ein fröhlicher Mensch, aber wenn ich nicht schlafen kann, fällt es mir schwer, der Welt mit Widerstandskraft und Optimismus zu begegnen.

Warum ist das so? Das Gehirn schaltet nie ganz ab, aber im Schlaf kann es sich mit Energie aufladen und Reparaturarbeiten durchführen. Die Rückenmarksflüssigkeit strömt stärker und spült Schadstoffe und Abfälle weg, die sich sonst anreichern würden. Diese Abfallstoffe – darunter auch Beta-Amyloid, der Eiweißstoff, der bei Menschen mit Alzheimer besonders stark angereichert wird – sind ein Grund, warum die Forschung Schlafstörungen mit dieser Form der Demenz in Verbindung bringt.[3]

Während wir schlafen, verlagert das Gehirn auch Erinnerungen und Gelerntes aus dem Kurzzeitgedächtnis ins Langzeitgedächtnis. Deshalb kommt es vor, dass wir uns nach einer schlaflosen Nacht an Dinge vom Vortag schlecht erinnern. Nach einer durchgeschlafenen Nacht und sogar schon nach einem kurzen Nickerchen schneiden Testpersonen bei Gedächtnistests deutlich besser ab.[4] Schüler und Studenten, die mehr schlafen, haben auch bessere Noten.[5]

Für die gesamte exekutive Funktion ist der Schlaf wichtig – für die Fähigkeit, zu planen, gute Entscheidungen zu treffen, das Leben zu organisieren und sich zu konzentrieren. Schlafmangel kann dazu führen, dass Sie auf Irrtümern beharren und falsche Entscheidungen treffen. Und auch für unser Denken auf höheren Ebenen brauchen wir genug Schlaf. Nur dann kommt es zu den berühmten Aha-Momenten, in denen zufällige Gedanken zu spannenden neuen Unternehmungen und sogar zu gewinnträchtigen Unternehmungen werden.[6]

Wenn wir nicht genug schlafen, werden bestimmte Gehirnregionen übermäßig aktiv und bauen neue Verbindungen auf, die unser Denken, die Konzentration und die kognitive Effizienz behindern. Wer weniger als sieben Stunden Schlaf bekommt, kann sein Stress- und Angstlevel um bis zu 30 Prozent erhöhen[7] und läuft zehn Mal mehr Gefahr, eine Depression zu entwickeln, als wenn er ausgeruht wäre.[8] Manche Schlafforscher sagen sogar, wenn wir alle jede Nacht eine bis anderthalb Stunden länger schlafen würden, wäre unsere Welt ein besserer Ort.[9]

Schlechter Schlaf schadet natürlich nicht nur dem Gehirn. Er führt zu Gewichtszunahme, Bluthochdruck und einem erhöhten Risiko für so ziemlich jede denkbare Störung, von Falten im Gesicht über den ganz normalen Schnupfen bis hin zu tödlichen Verkehrsunfällen, Herzkrankheiten, Krebs, Diabetes und einem vorzeitigen Tod.

Doch wie viel Schlaf brauchen wir tatsächlich? Führende Gesundheitsorganisationen empfehlen mindestens sieben Stunden pro 24 Stunden, manche Menschen brauchen bis zu neun Stunden, je nach Aktivität, Lebensweise und Gesundheit.

Wir alle kennen die Geschichten von erfolgreichen Topmanagern, die angeblich mit vier Stunden Schlaf auskommen. Doch das sind nicht nur Geschichten, sondern Märchen. Es gibt wirklich sogenannte Kurzschläfer. Sie machen etwa 1 bis 3 Prozent der Weltbevölkerung aus, die mit weniger als sechs Stunden auskommen und morgens trotzdem erfrischt aufwachen. Der Grund für diese Fähigkeit ist eine genetische Mutation.[10] Doch das sind, wie gesagt, wirklich nur ganz wenige Menschen.

Dagegen gibt es unglaublich viele Menschen, die ständig unter Schlafmangel leiden. 40 Prozent der Amerikaner schlafen im Schnitt weniger als sieben Stunden, in Deutschland liegt der Wert ähnlich niedrig.[11] Außerdem überschätzen die meisten, wie viel sie schlafen, und interessanterweise gilt das ausgerechnet für diejenigen, die besonders wenig Schlaf bekommen.[12] Der Grund liegt wohl darin, dass Schlafmangel das gesamte Urteilsvermögen beeinträchtigt, auch die Selbstbeurteilung.[13]

6 Tipps für mindestens 7 Stunden gesunden Schlaf

1. *Sorgen Sie für Regelmäßigkeit.* Eine der besten Möglichkeiten, besser zu schlafen, liegt in der Regelmäßigkeit. Gehen Sie jeden Tag zur gleichen Zeit ins Bett und stehen Sie zur gleichen Zeit wieder auf, auch am Wochenende. So bringen Sie Ihre innere Uhr in Ordnung, werden jeden Abend zur gleichen Zeit müde und geben Ihrem Körper das Signal, sich auf den Schlaf vorzubereiten.
2. *Senken Sie die Temperatur im Schlafzimmer.* Unser Körper senkt seine Kerntemperatur, um in den Schlaf zu finden. Wenn Sie die Heizung herunterstellen oder ein Fenster öffnen, kann das hilfreich sein. Die ideale Raumtemperatur zum Schlafen liegt bei 15 bis 18 Grad.[14]
3. *Ignorieren Sie Telefon, Tablet, Fernseher und Laptop.* Diesen Rat haben Sie sicher schon mal gehört. Trotzdem gibt es genug Menschen, die auch noch auf ihr Smartphone starren, wenn sie bereits das Licht ausgeschaltet haben. Das blaue Licht, das von den Monitoren ausgeht, stimuliert aber das Gehirn und verhindert das Einschlafen. Schalten Sie alle elektronischen Geräte mindestens anderthalb Stunden vor dem Schlafengehen ab. Wenn das nicht geht, investieren Sie in eine Brille, die das blaue Licht herausfiltert, oder eine entsprechende App.
4. *Finden Sie ein Einschlafritual.* Bei mir zu Hause dimmen wir gegen 20 Uhr das Licht herunter, sodass der Körper anfangen kann, Melatonin zu produzieren. Um halb zehn gehe ich mit unserem Hund Oscar eine letzte Runde, putze mir die Zähne, wasche mir das Gesicht und lege mich ins Bett. Dann lese ich noch ein paar Minuten, bevor ich das Licht ausschalte.
5. *Kein Essen die letzten drei Stunden vor dem Einschlafen.* Ein Abendessen oder ein Snack kurz vor dem Schlafengehen kann zu Verdauungsproblemen führen und am Ein- oder Durchschlafen hindern.
6. *Nehmen Sie ein Bad mit beruhigendem Duft.* Wenn ich Schwierigkeiten mit dem Einschlafen befürchte, nehme ich ein warmes Bad mit Epsom-Salz. Dieses Salz setzt Magnesium frei, das durch die Haut in den Körper eindringt, wo es die Muskeln und Nerven beruhigt. Ein paar Tropfen essenzielles Lavendelöl fördern die Schlafbereitschaft ebenfalls.[15]

Schlafapnoe – der heimliche Gehirnkiller

Schlafapnoe nennt man die Unterbrechung des Atmens während des Schlafes. Menschen, die darunter leiden, bekommen nicht mehr genug Sauerstoff. In den USA leiden etwa 25 Millionen Menschen darunter, das sind 8 Prozent der Bevölkerung. In Deutschland schätzt man, dass 5 Prozent der Männer und 3 Prozent der Frauen betroffen sind *(Anm. d. Redaktion)*. Diese Störung erhöht das Risiko für geistigen Abbau, Demenz und Alzheimer ganz erheblich. Die Symptome sind lautes Schnarchen, Aufwachen mit Atemnot, ein trockener oder wunder Hals am Morgen und Müdigkeit tagsüber. Sprechen Sie unbedingt mit Ihrem Arzt, wenn Sie den Verdacht haben, dass Sie unter einer Schlafapnoe leiden. Wird sie behandelt, kann sich ihre geistige Leistungsfähigkeit buchstäblich über Nacht verbessern und Sie retten Ihr Gehirn vor Krankheit und Abbauerscheinungen.

Fallbeispiel: Die Kraft der Regelmäßigkeit

Sie erinnern sich vielleicht noch an Kristy, deren Geschichte ich in Kapitel 1 beschrieben habe. Nach außen hin wirkte sie so ruhig und gelassen, aber ihre Gehirnscans zeigten ein ganz anderes Bild. Trotz ihres eher ruhigen Temperaments war in den Gehirnregionen, die mit Ängsten zu tun haben, eine erhebliche Aktivität zu sehen. Der Stress beeinträchtigte nicht nur ihr Gehirn, sie litt auch, wie kürzlich festgestellt worden war, unter Colitis ulcerosa, einer Darmerkrankung, die auf Probleme mit der Verbindung zwischen Geist und Körper hindeutet.

Einen wichtigen Aspekt an Kristys Geschichte haben wir im ersten Kapitel nicht erwähnt. Und das waren ihre schlechten Schlafgewohnheiten. Sie hatte nicht nur Einschlafprobleme, sie konnte auch schlecht durchschlafen. Nach sechs oder noch weniger Stunden stand sie auf und fühlte sich erschöpft und kraftlos, obwohl ihr Gehirn eher überstimuliert war.

Ich gab Kristy den Rat, sich zunächst einmal feste Schlafzeiten zuzulegen. Sie entschied sich, um 22 Uhr ins Bett zu gehen und um 7 Uhr aufzuwachen. Statt einfach so lange aktiv zu bleiben, bis sie müde wurde, fing sie gegen 21 Uhr an, sich auf die Nacht vorzubereiten. Sie dimmte das Licht, schaltete ihr Telefon aus, nutzte essenzielle Öle wie Lavendel, um sich zu beruhigen, und nahm eine halbe Stunde vor dem Zubettgehen eine Dosis Magnesium und das natürliche Antistress-Mittel GABA, das die Erregbarkeit der Nervenzellen herabsetzt. Außerdem hatte sie angefangen, Probiotika zu nehmen, um ihren Darm zu stärken. Diese Rituale funktionierten gut, sie schlief länger und besser und kam bald wieder auf sieben Stunden erholsamen Schlaf.

Nachdem das geschafft war, schlug ich ihr den nächsten Schritt vor: Sie sollte anfangen, ihren Alltagsstress mit Meditation und Atemübungen besser in den Griff zu bekommen. Sobald sie sich überfordert fühlte, atmete Kristy tief in den Bauch und konzentrierte sich auf eine positive Affirmation wie „Ich bin ruhig“. Diese Übung in Verbindung mit Meditation und Yoga gab ihr das Gefühl, ihren Stress besser zu kontrollieren, statt sich von ihm kontrollieren zu lassen.

Bis heute praktiziert Kristy Yoga, Meditation und tiefe Atmung. Sie sagt von sich, dass sie kreativer geworden ist und Probleme besser lösen kann, statt sich in ihnen zu verrennen. Es ist, als hätte jemand den Deckel vom Wasserkessel genommen und den Dampf entweichen lassen – ihre negativen Gedanken, ihre Unruhe und ihre Ängste haben sich aufgelöst.

> *Mein Tipp:* Yoga und Meditation unter freiem Himmel haben Kristy noch besser geholfen, ihren Stress zu bewältigen. Studien zeigen, dass schon zwanzig Minuten in der Natur – mit Meditation, Yoga oder tiefer Atmung – den Geist erheblich beruhigen können.[16]

3 Trainingsmethoden, die Ihr Gehirn beruhigen und es schlauer machen

Um Stress dauerhaft besser zu kontrollieren, brauchen Sie eine Aktivität, die zu funktionellen und strukturellen Veränderungen im Gehirn führt. Nach Auskunft der Forschung sorgen Meditation, Yoga und Tiefenatmung für ein Reset des gesamten Netzwerks im Gehirn, sodass es wieder kraftvoll arbeiten kann. Wenn Sie eine dieser Methoden nur einmal pro Woche anwenden, kann das bereits erhebliche Auswirkungen auf Ihr Gehirn haben.

1. Meditation

Wer es noch nie probiert hat, ist vielleicht etwas skeptisch. Ich war eher neugierig, wie Meditation auf mich wirkt. Wie so viele Menschen, die eher dazu erzogen sind, logisch und linear zu denken, stellte ich mir vor, dass man beim Meditieren im Lotussitz sitzt, die Augen schließt und alle Gedanken zur Ruhe bringt. Nachdem ich vor Jahren meine eigene Meditationspraxis entwickelt habe und Forschungsergebnisse kenne, die darauf hinweisen, wie stark die Wirkung von Meditation auf die Gehirnfunktion ist, habe ich diese Technik viel mehr schätzen gelernt. Es gibt viele Arten von Meditation und viele Denkschulen, was die Praxis angeht. Ich persönlich definiere Meditation als eine Gelegenheit, still zu sitzen, innerlich Inventur zu machen und Achtsamkeit im gegenwärtigen Moment zu üben. Für viele Menschen läuft das so ab, dass sie sich einen ruhigen Ort suchen, an dem sie allein sind und sich auf ihren Atem und ihren Körper konzentrieren. Dabei können Gedanken aufsteigen, doch man hält sie nicht fest, sondern nimmt sie zur Kenntnis und kehrt zum Atem zurück. Diese Praxis ist allgemein als Achtsamkeitsmeditation bekannt.

Und was macht diese Form der Meditation mit dem Gehirn? Wenn Sie sie täglich praktizieren, können Sie lernen, ihre Gehirnwellen zu steuern, sodass sie von einem aufmerksamen Wachzustand (Betawellen) zu einem ruhigeren, entspannteren Zustand (Alphawellen) kommen. Nach einigen Wochen oder Monaten vergrößert nach Auskunft der Forschung Meditation die graue Substanz im Gehirn einschließlich Ihres Hippocampus – des Gedächtniszentrums –, sodass Sie Emotionen besser ausbalancieren können.[17] Meditation verkleinert auch die Amygdala, das Angstzentrum im Gehirn, sodass wir nicht mehr so viel Stress und Ängste empfinden.[18] Interessanterweise wird auch die Aktivität in den Bereichen verringert, in denen wir gedanklich nur um uns selbst kreisen, sodass wir alle Ereignisse, ob groß oder klein, auf uns beziehen.[19] Diese sogenannten selbstreferenziellen Gedanken führen zu Sorgen und Ängsten, aber Meditation kann im Gehirn neue Verbindungen schaffen, die diese Art von Gedanken verhindern.

Außerdem hilft sie, das Stresshormon Cortisol und Entzündungsmarker zu senken. Nach Auskunft der Forschung weisen Menschen, die nur zwei Monate lang regelmäßig meditiert haben, noch drei Jahre später eine geringere Neigung zu Stress und Ängsten auf.[20] Meditation macht uns auch klüger, steigert unsere geistige Klarheit und die Fähigkeit, uns zu konzentrieren und gute Entscheidungen zu treffen. Und schließlich kann sie bei vielen körperlichen Krankheiten helfen, darunter auch Bluthochdruck und chronische Schmerzen. Das Risiko für Alzheimer und andere neurodegenerative Erkrankungen wird gesenkt.

Also: Nehmen Sie sich 20 Minuten Zeit, in denen Sie sich an einen ruhigen Ort zurückziehen können, an dem Sie weder durch andere Menschen noch durch Geräusche oder andere Reize gestört werden. Setzen Sie sich mit geschlossenen Augen aufrecht hin. Konzentrieren Sie sich auf Ihren Atem. Lassen Sie ihn ruhig und langsam fließen. Wenn ein Gedanke Sie ablenkt, ärgern Sie sich nicht darüber, sondern nehmen Sie ihn zur Kenntnis und kehren Sie zu Ihrem Atem zurück. Mit jedem Ausatmen lassen Sie negative Gedanken und Emotionen los.

Es kann sein, dass Sie sich beim Meditieren zuerst ein wenig unbehaglich fühlen. Seien Sie geduldig und halten Sie eine Weile an der Praxis fest, bevor Sie sich ein Urteil bilden. Sie können auch eine Meditations-App wie die kostenpflichtige Headspace nutzen, um sich anleiten zu lassen. Viele Anfänger kommen mit Apps sehr gut zurecht und diese Hilfsmittel kosten nicht viel.

Wenn Ihnen der Gedanke, ein paar Minuten still zu sitzen, wie ein kleiner Urlaub vorkommt, wenn Sie gern allein sind und Sie das Gefühl haben, manchmal nicht aus Ihren eigenen Gedanken herauszufinden, probieren Sie es unbedingt mit Meditation.

Fallbeispiel: Ein ehemaliger Footballstar besiegt seinen Stress durch Meditation

Clinton Jones hatte auf höchstem Niveau Football gespielt, die meiste Zeit bei den Minnesota Vikings. Als wir uns kennenlernten, war das längst Geschichte; er war Mitte 60, arbeitete als Chiropraktiker und hatte ganz andere Arten von Stress kennengelernt als in seiner Zeit als Profisportler. Manchmal war es so schlimm, dass er sich ängstlich und desorganisiert fühlte wie eine Ratte auf einem sinkenden Schiff, ohne dass irgendwo ein Stück Treibholz in Sicht wäre. Er schlief schlecht, kam im Schnitt auf gerade einmal vier bis sechs Stunden pro Nacht, wachte aber immer wieder auf.

Nachdem er seine Schlafgewohnheiten beschrieben hatte, vermuteten wir, dass er unter Schlafapnoe litt. Ich riet Clinton, sich diesbezüglich untersuchen zu lassen. Wie bei vielen Footballspielern, die wir in der Klinik behandelt hatten, wurde die Diagnose bestätigt. Er bekam ein Atemgerät, das er jede Nacht nutzte. Damit wurden seine Schlafqualität und auch die Schlafdauer besser, doch der nächste Schritt musste sein, eine Methode zu finden, die ihm bei der Stressbewältigung half. Meditation interessierte ihn, also schlug ich ihm vor, damit zu beginnen und mit Atemübungen zu ergänzen – alles mit dem Ziel, seine geistige Gesundheit zu stärken.

Clinton folgte meinem Rat mehr, als ich mir hätte vorstellen können. Er meditierte täglich, manchmal sogar zwei Mal. Seine bevorzugte Meditationstechnik umfasste lautes Chanten, während er sich auf ein Mandala konzentrierte – eine Praxis, wie sie im Buddhismus und Hinduismus oft geübt wird.

Die Wirkung war begeisternd. Auf einmal hatten wir es mit einem 65 Jahre alten ehemaligen Profisportler zu tun, der bis zu zwei Stunden am Tag meditierte. Tatsächlich veränderten sich innerhalb kürzester Zeit sein Stressniveau, sein Schlafmuster, aber vor allem seine Lebenseinstellung. Negative Gedanken, die ihn früher tage- und wochenlang beschäftigt hatten, zogen jetzt einfach an ihm vorüber. Er war insgesamt viel achtsamer geworden.

Heute meditiert Clinton morgens und abends mindestens eine Stunde lang. Er sagt, das habe ihm das Leben gerettet. Die Meditation hat sein körperliches, geistiges und emotionales Gleichgewicht wiederhergestellt. Er ist sicher, dass die Meditation jede einzelne Zelle in seinem Körper verwandelt und ihm mehr Mut und Kraft verliehen hat, als er in seiner aktiven Zeit jemals besaß.

> *Mein Tipp:* Es gibt viele Vorurteile über Meditation, doch glauben Sie mir, diese Praxis ist nicht nur für „Esos" geeignet. Viele Topmanager, Politiker, Prominente und Sportler, darunter auch Footballspieler, praktizieren sie täglich. Suchen Sie sich eine Form, die Ihnen gefällt, seien Sie bereit zu Experimenten und bleiben Sie offen.

2. Yoga

Nachdem ich meinen ersten Gehirnscan gesehen und über die Stressaktivität in meinem Kopf gestaunt hatte, fing ich an, morgens vor der Arbeit Vinyasa-Flow-Yoga zu machen. Sobald ich mehrmals pro Woche 60 bis 90 Minuten übte, bekam ich eine Ahnung davon, was es heißt, wirklich im Augenblick zu sein, mich auf meinen Körper zu konzentrieren und die tausend umherspringenden Gedanken in meinem Kopf zu ignorieren.

Statt mir Sorgen über meine Arbeit, meine Pendelei, meinen Vater, mein Liebesleben und hundert andere Dinge zu machen, konzentrierte ich mich auf die Yogastellungen und darauf, sie so präzise wie möglich auszuführen. Ich liebte Yoga auch wegen der körperlichen Wirkung als sanftes Stretching, das mein Körper nach dem vielen Laufen dringend brauchte. Ähnlich wie Meditation lässt Yoga die graue Substanz wachsen[21] und die Amygdala schrumpfen, nicht nur während des Übens, sondern auch noch Tage später.[22] Es stimuliert die GABA-Produktion, die Ängste abbauen hilft. Und dieser Effekt hat nicht nur damit zu tun, dass man etwas Entspannendes tut. Eine Studie hat festgestellt, dass während einer Yogastunde die GABA-Ausschüttung um 27 Prozent stieg, während eine Stunde ruhiges Dasitzen und Lesen keinerlei Auswirkungen auf diesen Botenstoff hatte.[23] Yoga senkt den Cortisolspiegel und steigert die Ausschüttung von Serotonin, Dopamin und anderen Wohlfühlhormonen.[24] Es beruhigt die Aktivität im Frontallappen des Gehirns,[25] der Steuerungszentrale unseres Denkens, und steigert die Ausschüttung von BDNF, dem Protein, das für die Neubildung von Gehirnzellen gebraucht wird.

Wenn Sie mit Yoga anfangen wollen, suchen Sie sich eine zertifizierte Yogaschule oder ein entsprechendes Studio mit ausgebildeten Lehrerinnen und Lehrern und probieren Sie die Kurse aus. Viele Fitnessstudios und Gesundheitszentren bieten Yoga ebenfalls für ihre Mitglieder an. Es gibt Dutzende von Varianten und erhebliche Unterschiede, was die Länge und den Schwierigkeitsgrad der Yogakurse angeht. Suchen Sie sich etwas aus, das zu Ihrem Zeitbudget passt und Ihnen ein gutes Gefühl gibt. Wenn Sie kein Studio und keine Gruppenstunde besuchen wollen, gibt es Hunderte von Apps und Online-Kursen, mit deren Hilfe Sie an jedem beliebigen Ort üben können. Wenn Sie Bewegung Ihnen hilft, leichter zu entspannen, wenn die Vorstellung von körperlichen Übungen Ihnen positiv erscheint und wenn Sie gern mit anderen Menschen zusammen Sport treiben, sollten Sie es unbedingt mal mit Yoga versuchen.

3. Tiefenatmung

Tiefenatmung gefällt mir so gut, weil man sie überall anwenden kann und die Wirkung sofort spürt. Sie senkt den Cortisolspiegel nachweislich innerhalb von Sekunden,[26] ebenso den Blutdruck und den Puls.[27] Das bedeutet: Sie können sich damit in einer Krisensituation praktisch sofort beruhigen. Tiefe Zwerchfellatmung/Bauchatmung hilft bei Phobien, Reisekrankheit, posttraumatischem Stress und anderen stressbedingten emotionalen Störungen.[28]

Ich nutze diese Technik immer dann, wenn ich mir Sorgen über etwas mache oder meinen Geist ganz schnell beruhigen will. Bei mir legt tiefe Atmung den Schalter um und verhindert das Blitzlichtgewitter im Gehirn.

Um es auszuprobieren, legen Sie eine Hand auf Ihren Bauch und die andere auf Ihr Herz. Atmen Sie tief durch die Nase in den Bauch ein, zählen Sie dabei bis acht, halten Sie dann die Luft an und zählen Sie bis vier. Dann atmen Sie langsam durch den Mund aus und zählen dabei wieder bis acht. Falls das Zählen bis acht eine zu große Pause ist, versuchen Sie es mit sechs. Wiederholen Sie das fünf bis zehn Mal. Sie können dabei die Augen schließen, um sich noch besser zu entspannen.

Falls Ihnen Dinge wie Interviews, Flugreisen oder öffentliche Auftritte Sorgen bereiten, wenn Sie eine Technik brauchen, die Sie sofort von Stress befreit, oder wenn Ihnen der Gedanke gefällt, an jedem beliebigen Ort etwas gegen Ihre Ängste unternehmen zu können (zum Beispiel unterwegs, in der Kassenschlange, bei einem Streit etc.), dann sollten Sie es unbedingt mal mit Tiefenatmung probieren.

Massagen – die Pflege für Körper und Geist

Ich hänge ständig über meinem Mikroskop oder sitze vor dem Computer – eine Haltung, die viele Büromenschen kennen. Langes Sitzen, vor allem in schlechter Haltung, ist in vielerlei Hinsicht falsch, aber in Sachen Gehirn ist daran besonders schlimm, dass Sie dabei Spannung im Nacken und in den Schultern aufbauen. Das führt zu einer Verengung der Blutgefäße, sodass das Gehirn weniger gut durchblutet und auch schlechter mit Sauerstoff versorgt wird. Kopfschmerzen, Gehirnnebel und andere kognitive Probleme können die Folge sein.

Massagen können die Verspannungen lösen, den Cortisolspiegel senken und das sympathische Nervensystem beruhigen.[29] Eine gute Massage kann den Blutdruck und den Puls senken, die Produktion von Endorphinen und Serotonin steigern und Ihnen zu besserem Schlaf verhelfen, unabhängig von der Uhrzeit, zu der Sie die Massage bekommen.

Wenn Sie glauben, Sie könnten sich das nicht leisten, denken Sie noch mal darüber nach. Meine Lieblingspraxis gleich bei mir um die Ecke verlangt rund 20 Euro pro Massagetermin, das ist weniger, als die meisten Menschen pro Woche für Kaffee ausgeben. Bitten Sie Freunde, Kolleginnen oder Ihren Hausarzt um eine Empfehlung bzw. ein Rezept oder suchen Sie online nach einer erschwinglichen Möglichkeit in Ihrer Nähe. Sie müssen ja auch nicht jede Woche hingehen, sondern könnten sich einmal im Monat anmelden oder wenn Sie wissen, dass Ihnen ein stressiges Ereignis bevorsteht.

12 weitere Techniken für Stressabbau und Entspannung

Hier ein paar großartige Methoden, um das Gedankenkarussell anzuhalten.

1. *Gehen Sie joggen:* Laufen ist meine liebste Form von Meditation in Bewegung. Es hilft mir, meinen Geist zu beruhigen und meine Gedanken zu ordnen.
2. *Verbringen Sie Zeit mit Tieren:* Vergessen Sie Diamanten – Hunde sind unsere besten Freunde. Wenn Sie kein Haustier haben (können), überlegen Sie doch mal, ob Sie ehrenamtlich in einem Tierheim mitarbeiten könnten.
3. *Rufen Sie Ihre beste Freundin an:* Wenn ich mit meiner besten Freundin telefoniere, und sei es auch nur ein paar Minuten, kann ich immer lachen. Sie hat halt einen ganz anderen, erfrischenden Blick auf meine Probleme.
4. *Gehen Sie in die Natur.* Egal ob Strand, See, Fluss, Wald, Felder, Park oder Berge – die Natur hat eine nachweisbare, messbare Wirkung auf das Gehirn. Im Kontakt mit der Natur bauen Sie Stress ab und verbessern Ihre Stimmung.
5. *GABA:* Ich nutze ein Nahrungsergänzungsmittel mit diesem beruhigenden Botenstoff, immer dann, wenn ich mich überfordert fühle.
6. *Heizen Sie ein:* Wenn Sie schon mal in einem Dampfbad, in der Sauna oder im Jacuzzi gewesen sind, wissen Sie, wie beruhigend das für die Muskeln und den Geist sein kann. Auch ein heißes Bad oder eine Wärmflasche hilft schon weiter.
7. *Lesen Sie ein motivierendes Buch:* Wenn ich ein Buch lese, das mich inspiriert und motiviert, beruhigen sich meine Gedanken und ich sehe wieder klarer. Außerdem regen mich solche Bücher dazu an, ein besserer Mensch zu werden. Derzeit liegen die folgenden Titel auf meinem Nachttisch: *The Little Book of Inner Peace,* eine Autobiografie und Zusammenfassung der Lehre des Dalai Lama, und *Be More Dog* von Alison Davies.
8. *Nutzen Sie Aromatherapie:* Wenn Sie Ihre Nerven beruhigen wollen, geben Sie etwas essenzielles Lavendelöl auf Ihre Handgelenke oder in eine Duftlampe.

9. *Kritzeln Sie herum oder zeichnen Sie:* Kreativität hilft uns, Stress in etwas Schönes und Positives zu verwandeln. Ich habe früher immer Pferde gezeichnet, wenn ich meine Nerven beruhigen wollte. Heute sind es eher Gehirne, Blumen und geometrische Formen.
10. *Erinnern Sie sich an etwas Schönes:* Stellen Sie sich ein kleines digitales oder analoges Album mit Fotos und Notizen zusammen, die Ihnen Freude machen. Wann immer Sie Selbstzweifel spüren, schauen Sie hinein.
11. *Hören Sie sich etwas Entspannendes an:* Das muss keine Musik sein. Bei mir helfen am besten Om-Chants oder Wellenrauschen. Vielleicht sind es bei Ihnen Klaviermusik, Choräle, Regentropfen, der Herzschlag eines Menschen oder irgendetwas ganz anderes. Entdecken Sie, was Sie entspannt.
12. *Schauen Sie ins Helle:* Tageslicht beruhigt und energetisiert das Gehirn. Deshalb halte ich mich so gern in Räumen mit vielen Fenstern auf. Wenn ich in einem fensterlosen Büro sein muss, installiere ich Tageslichtlampen, sodass ich das komplette Lichtspektrum abbekomme.

8

Ihr Denken verändert Ihr Gehirn!

Mein Vater war ein Muster an positiver Lebenseinstellung, obwohl viele sagen würden, dass er dazu wenig Anlass gehabt hätte. Er hatte in seinem Leben Tod und Traumata erlebt, nachdem er zwei Mal als Pilot von Kampfhubschraubern in Vietnam geflogen war und 25 Jahre bei der Feuerwehr mitgearbeitet hatte. Aber seine schmerzhaften Erfahrungen konnten seinem Optimismus nichts anhaben. Bis zu seinem Tod war er ein sonniger, hoffnungsfroher Mensch, der das Gute in den Dingen sah, auch wenn es noch so schwierig schien. Dazu gehörte auch das Gute in anderen Menschen. Nie sagte er etwas Unfreundliches über andere, er war immer positiv eingestellt.

Ich habe in meiner Kindheit und Jugend nicht nur gelernt, welche Kraft im Optimismus liegt, sondern auch, dass eine positive Einstellung uns glücklicher und gesünder machen kann. Doch damals war mir natürlich nicht klar, dass Optimismus auch auf die Gesundheit des Gehirns unglaubliche Wirkung haben und sie verbessern kann.

Wenn Sie sich fragen, was unsere Einstellung mit den kognitiven Funktionen zu tun hat, dann kann ich das gut verstehen. Ich habe auch eine ganze Weile gebraucht, um zu begreifen, wie sehr unsere Gedanken das Gehirn beeinflussen – nicht nur unsere Stimmung und die mentale Gesundheit, sondern tatsächlich die Funktionsweise des Gehirns.

Vereinfacht gesagt verhält es sich folgenermaßen: Jeder unserer Gedanken beeinflusst unsere kognitive Funktion. Negative Gedanken aktivieren Hormone, Botenstoffe und Strukturen, die die Klarheit unseres Denkens, unsere Kreativität, Konzentration, Problemlösungs- und Entscheidungsfähigkeit sowie die Denkfähigkeit beeinträchtigen. Positive Gedanken aktivieren andere Hormone, Botenstoffe und Gehirnregionen, welche die kognitive Funktion fördern, unsere Entscheidungsfähigkeit und insgesamt unsere positive Haltung stärken.

Beweise dafür lassen sich weltweit bei Menschen finden, die besonders lange leben. Dan Buettners fünf „Blue Zones", die sogenannten „Blauen Zonen" mit dem höchsten Bevölkerungsanteil an Hundertjährigen, liegen in Ikaria (Griechenland), Nicoya (Costa Rica), in einer bestimmten Region auf der italienischen Insel Sardinien, auf Okinawa (Japan) und in Loma Linda (USA, Kalifornien). Die Hundertjährigen, die man befragt hat, haben unterschiedliche Gene, essen unterschiedlich (allerdings fast alle mit einem hohen Anteil an Pflanzenkost und einem geringen Anteil industriell vorgefertigter Lebensmittel) und haben verschiedene Gewohnheiten und religiöse Überzeugungen. Doch sie alle haben eines gemeinsam: Sie sind Optimisten und verbringen einen Großteil ihres langen Lebens mit positiven Gedanken.

Statistisch gesehen leben Optimisten 11 bis 15 Prozent länger als der Durchschnitt.[1] Wissenschaftler sind der Ansicht, dass positiv eingestellte Menschen ihre Emotionen und ihr Verhalten besser steuern, bessere Entscheidungen treffen und auch besser mit Stress umgehen können.

Aber kann man denn so einfach beschließen, ein Optimist zu sein? Und kann man seine Gedanken verändern, um sein Gehirn zu verändern?

Kurz gesagt lautet die Antwort zwei Mal „Ja". Das kann man. Ich weiß das, weil ich bei Menschen, die es getan hatten, gesehen habe, wie sie davon profitieren. Niemand kann sich ganz vor negativen Gedanken und Selbstzweifeln schützen und die Praxis der Gedankenmodulation verlangt, wie die meisten wertvollen Dinge, Engagement und Übung. Doch der potenzielle Nutzen für die kognitive Kraft und Leistungsfähigkeit ist enorm.

Fallbeispiel: Wie „Jerry Maguire" sein Leben durch positives Denken verändert hat

Vielleicht kennen Sie Leigh Steinberg, wenn nicht namentlich, so doch durch das, was er bewirkt hat. Leigh ist einer der erfolgreichsten Sportagenten aller Zeiten und das Vorbild für den Titelhelden in dem Film „Jerry Maguire – Spiel des Lebens". Heute ist er Geschäftsführer von Steinberg Sports and Entertainment und vertritt mit seiner Firma mehr als 300 Profisportler aus aller Welt, darunter Troy Aikman, Warren Moon und den Footballchampion Patrick Mahomes.

Als ich 2010 begann, mit Leigh zu arbeiten, war er gerade dabei, sich von seiner Alkoholsucht zu befreien, und er war finanziell ruiniert. Sein Vater, mit dem er sich besonders eng verbunden gefühlt hatte, war kürzlich verstorben, seine Ehe kriselte und seine beiden Söhne litten unter einer schweren Augenkrankheit. Er war ganz unten angekommen und glaubte nicht mehr daran, dass er sich je wieder würde aufrappeln können.

Als wir uns kennenlernten, wollte Leigh etwas für seine kognitive Gesundheit tun, aber mir wurde schnell klar, dass wir dazu an dem Problem ansetzen mussten, das den größten Teil seiner mentalen Energie beanspruchte: Er war voller negativer Gedanken und verstand nicht, welche Wirkung das auf seine kognitiven Funktionen hatte.

Ich erklärte ihm, dass negative Gedanken Gehirnzellen zerstören und neue Verbindungen schaffen, welche unsere Fähigkeit zum klaren Denken und Urteilen behindern. Das wirkte. Er galt einmal als einer der gewieftesten Sportagenten der Welt. Wie sollte er jemals wieder erfolreich sein, wenn er nicht einmal mehr klar denken konnte?

Während unserer Gespräche konzentrierte ich mich zunächst auf das Thema Achtsamkeit. Ich bat ihn, seine Probleme ein paar Minuten beiseitezulegen und sich auf das zu konzentrieren, was genau in diesem Moment passierte. Und ich forderte ihn auf, diese Achtsamkeit immer dann zu praktizieren, wenn er Lust auf einen Drink oder etwas Süßes bekam. Denn ich hatte gemerkt, dass er dabei war, vom Alkohol auf Zucker umzuschwenken, was seine Abhängigkeit anging. Außerdem gab ich ihm den Rat, ein Tagebuch zu führen, in dem er seine Gedanken formulieren sollte.

Ich bat Leigh, seine Ziele zu visualisieren und sich vorzustellen, wie es sein würde, wenn er diese erreicht hätte. Das weckte einen gewissen Optimismus in ihm und er begann damit, auf seine Ziele hinzuarbeiten. Allmählich schien er auch zu glauben, dass irgendwo in seiner finsteren Welt doch noch ein Licht wäre. Positive Gedanken und Bilder halfen ihm, die Signalwege in seinem Gehirn wieder aufzubauen, die er brauchte, um Hoffnung zu schöpfen.

Indem Leigh seine Gedanken veränderte, verwandelte er sein Leben. Bei unserem ersten Treffen konnte er nicht klar denken. Einige Monate später hatte er selbst das Gefühl, er könne die Welt wieder so wahrnehmen, wie sie ist. Er entdeckte ein Gefühl der Dankbarkeit in sich und betrachtete seine Schwierigkeiten realistisch – denn im Grunde genommen waren sie nicht besonders wichtig. Statt in Selbstmitleid zu versinken, konzentrierte er sich auf das, was er hatte: Er war gesund, er hatte eine Familie und alle Möglichkeiten, sein Leben nach seinen Wünschen zu gestalten.

Mit Optimismus und viel Arbeit wurde er wieder ein erfolgreicher Agent und baute seine Firma so auf, dass sie mehr als 3 Milliarden Dollar für seine Athleten einnahm. 750 Millionen Dollar spendete er für wohltätige Zwecke – aus Dankbarkeit. Für ihn war das Wichtigste, dass er wieder ein guter Vater sein konnte und nicht rückfällig wurde, was den Alkohol anging.

Sein Leben ist nicht immer perfekt, aber er hat begriffen, dass das in Ordnung ist – so ist das Leben nun mal. Er weiß, dass es besser ist, eine Kerze anzuzünden und nach einer Lösung zu suchen, als in der Dunkelheit zu verharren.

> *Mein Tipp:* Die Praxis der Dankbarkeit ist eine einfache und wirksame Methode, um negative Gedanken und ihre schädliche Wirkung zu überwinden. Sie müssen nicht reich, berühmt oder erfolgreich sein, um Dankbarkeit zu empfinden. Wenn Sie einigermaßen gesund sind, haben Sie allen Grund, dankbar zu sein.

Wie Ihre Gedanken auf Ihr Gehirn wirken

Es gibt viele Spekulationen darüber, wie viele Gedanken ein Mensch im Schnitt pro Tag hat. Einige Quellen sprechen von 60.000 Einzelgedanken,[2] andere – wie der spirituelle Lehrer Dr. Deepak Chopra – gehen eher von 80.000 aus. Doch wie viele es nun auch tatsächlich sein mögen, 90 Prozent davon sind Wiederholungen und bis zu 80 Prozent unserer Gedanken sind negativ.[3]

Wiederholungen entstehen, wenn Sie immer wieder dasselbe denken, ob Sie dabei die Vergangenheit noch einmal durchleben, in die Zukunft schauen oder darüber nachdenken, was gerade um Sie herum passiert. Solche Gedankenwiederholungen können positiv sein – zum Beispiel wenn Sie eine schöne Erinnerung genießen, wenn Sie sich auf ein Ereignis in der Zukunft freuen oder sich auf etwas Erfreuliches vorbereiten.[4]

Problematisch wird die Fahrt auf dem Gedankenkarussell für das Gehirn, wenn wir zu grübeln beginnen und ständig auf denselben negativen Gedanken herumkauen. Das passiert, wenn wir uns Sorgen um die Zukunft machen oder um etwas aus der Vergangenheit trauern, uns schuldig fühlen, unsicher oder wütend. Solche Gedanken können tatsächlich in Depressionen, Angststörungen und anderen Problemen für das Gehirn und den Körper münden.[5]

Viele sich wiederholende Gedanken sind negativer Art, aber es gibt durchaus auch negative Gedanken, die sich nicht ständig wiederholen. Egal wie, im Gehirn verursachen solche negativen Gedanken Stress, erhöhen die Cortisolausschüttung und begünstigen Entzündungen. Und mit der Zeit kann der Überschuss an Stresshormonen und Entzündungsmarkern den Hippocampus schädigen[6] und unsere Fähigkeit zum Denken, zum Abruf von Informationen, zur Problemlösung, Kreativität und geistigen Bestleistung beeinträchtigen.[7]

Negative Gedanken schwächen außerdem sowohl das Kleinhirn, das unser Denken und unsere motorischen Fähigkeiten steuert, als auch die Temporallappen. So entstehen Probleme mit dem Gedächtnis, der Impulskontrolle und der Stimmung.[8] Schlimmer noch: Negatives Denken sorgt für eine Überaktivität der Amygdala, also des Angstzentrums im Gehirn, sodass düstere Gefühle erzeugt werden und unsere gegenwärtigen Erfahrungen als böse Erinnerungen abgespeichert werden.[9]

Es wird kaum überraschen, dass sich auch wissenschaftlich ein Zusammenhang zwischen negativen Gedanken und einem erhöhten Risiko für Depressionen, Ängste, bipolare Störungen und praktisch jede andere Art von psychischen Erkrankungen nachweisen lässt. Negative Gedanken erhöhen aber auch die Wahrscheinlichkeit, an Alzheimer oder anderen Formen von Demenz zu erkranken.[10]

Jeder unserer Gedanken hat die Fähigkeit, die neuronalen Verbindungen und Synapsen zu verändern und sogar ganz neue Verknüpfungen zu schaffen. Je mehr negative Gedanken wir haben, desto mehr negative Verknüpfungen entstehen. Negative Gedanken können sogar die Gene verändern, die Telomere verkürzen (das sind die Schutzkappen an den Enden unserer Chromosomen) und die Zellalterung beschleunigen.[11]

Unsere Gedanken formen unsere Emotionen – und unsere Emotionen beeinflussen unsere Entscheidungen. Wenn Sie negativ denken, sind auch Ihre Emotionen negativ, sodass Sie aus einer negativen Perspektive heraus Entscheidungen treffen. Will sagen: Negative Gedanken führen zu schlechten Entscheidungen und damit unter Umständen zu einer Verschlimmerung ohnehin schon schlimmer Situationen.

Repetitive negative Gedanken erhöhen außerdem das Risiko für Herzkrankheiten, Diabetes, Krebs und andere chronische Leiden.[12]

Doch es gibt auch gute Nachrichten: Positive Gedanken haben genau den umgekehrten Effekt. Gute Gedanken bekämpfen Stress, steigern die kognitive Funktion und verbessern die Stimmung. Man könnte auch sagen, Optimismus macht uns klüger, glücklicher und gesünder. Der Effekt ist so stark, dass positive Gedanken mit praktisch allem in Verbindung gebracht werden, auch mit einer erhöhten Schmerztoleranz[13] und einer besseren Widerstandskraft gegen Schnupfen.[14]

Im Gehirn senken positive Gedanken den Cortisolspiegel und die Entzündungsneigung. Sie steigern die Ausschüttung von Wohlfühlstoffen wie Serotonin und Dopamin, die uns ruhig, konzentriert und entspannt reagieren lassen. Und sie aktivieren den präfrontalen Cortex, der unsere Gedanken und Emotionen steuert, sowie den Hippocampus, der Denken und Lernen erst möglich macht und uns bessere Entscheidungen und Problemlösungen finden lässt.[15] Außerdem werden die Telomere verlängert, was den Alterungsprozess verlangsamt.

Optimismus hat auch einen erheblichen Einfluss auf den Körper. Er senkt das Risiko für chronische Krankheiten und einen vorzeitigen Tod und erhöht die Lebensqualität. In einer Studie wurde festgestellt, dass Menschen, in deren Familie besonders viele Herzkrankheiten vorkommen, ihr Risiko für einen Herzinfarkt oder eine andere Herz-Kreislauf-Erkrankung um ein Drittel senken können, wenn sie eine positive Lebenseinstellung haben.[16]

Wenn Sie den Eindruck haben, Sie hätten mehr positive Gedanken im Kopf als negative, dann sind Sie damit nicht allein: Die meisten Menschen glauben das – und die meisten irren sich. Eine Studie mit Studenten der Betriebswirtschaft zeigte, dass die Teilnehmer im Schnitt von 60 bis 75 Prozent positiven Gedanken ausgingen. Tatsächlich kamen die negativen Gedanken auf 60 bis 70 Prozent.[17]

Der Placeboeffekt: die mächtige Kraft positiver Gedanken

Kaum etwas kann mehr über die Kraft positiver Gedanken aussagen als der Placeboeffekt. Darunter versteht man die Wirkung objektiv wirkungsloser Pillen oder Behandlungen, weil Menschen an ihren positiven Effekt glauben. Mit anderen Worten: Wenn Sie glauben, dass etwas funktioniert, dann sorgt die Kraft Ihrer positiven Gedanken dafür, dass es tatsächlich passiert. Und das ist kein Witz.

In den letzten Jahrzehnten hat die Forschung immer wieder festgestellt, dass Placebos genauso gut wirken können wie verschreibungspflichtige Medikamente und gewisse medizinische Interventionen. Solche Effekte wurden bei chronischen Schmerzen, Depressionen, Schlafstörungen, Wechseljahrsbeschwerden und den Symptomen von Parkinson beobachtet. Mithilfe des Placeboeffekts haben Menschen Herzkrankheiten, Krebs und Arthritis besiegt. In seinem Buch *Du bist das Placebo* beschreibt Dr. Joe Dispenza, wie er nach einem

Wirbelbruch nur mithilfe seiner Gedanken eine Operation und mögliche Querschnittslähmung vermied und wieder gesund wurde.[18]

Es gibt viele Geschichten über die gesundheitliche Wirkung von Placebos, aber auch sehr viele Forschungsergebnisse. Mithilfe von bildgebenden Verfahren hat man zeigen können, dass Placebos bei Patienten mit chronischen Schmerzen und Alzheimer dieselben Bereiche im Gehirn aktivieren können wie verschreibungspflichtige Medikamente.[19] Andere Studien zeigen, dass verschreibungspflichtige Antidepressiva nicht stärker wirken als Placebos.[20] Und einige Forscher haben der Pharmaindustrie einen gehörigen Schrecken eingejagt, als sie Ergebnisse veröffentlichten, die nachwiesen, dass Zuckerpillen chronische Schmerzen ebenso wirksam bekämpfen können wie einige der stärksten Schmerzmittel, die auf dem Markt sind.[21]

Wie kommt es zu diesem unglaublichen Effekt? Die Erwartung des Patienten scheint der wichtigste Grund hierfür zu sein. Wenn wir glauben und erwarten, dass eine Tablette oder Behandlung wirkt, dann entsteht eine starke Verbindung zwischen Körper und Geist. Unser Geist freut sich über die bevorstehende Heilung und daraufhin schüttet der Körper Endorphine und andere Botenstoffe aus, die den Heilungsprozess anregen. Gleichzeitig sinkt der Cortisolspiegel, weil wir erwarten, dass der Schmerz oder das Leiden bald ein Ende haben wird. Und auch das hat eine heilende Wirkung: Der Schmerz wird schwächer, die Stimmung besser.[22]

Doch der Placeboeffekt funktioniert nur, wenn Sie daran glauben, dass die Therapie oder die Rituale rund um die Therapie wirken. Mit anderen Worten: Sie brauchen eine optimistische Einstellung zu einem Medikament oder der Behandlung – und Vertrauen zu demjenigen, der sie Ihnen gibt. Aus diesem Grund, so die Studien, reagieren Optimisten stärker sowohl auf Placebos als auch auf objektiv wirksame Medikamente und Behandlungen.[23]

Fallbeispiel: Wie der NFL-Spieler Merril Hoge mit der Kraft seiner Gedanken den Krebs besiegte

Der frühere Footballspieler Merril Hoge war kein Klient von mir, aber wir sind seit Jahren befreundet. Ich erzähle hier von ihm, weil ich es so großartig finde, wie er mit der Kraft seiner positiven Gedanken eine schlimme Diagnose in eine ganz neue Leidenschaft fürs Leben verwandelte.

Nach seinem Karriereende Mitte der Neunzigerjahre erfuhr Merril im Alter von 38 Jahren, dass er an Non-Hodgkin-Lymphdrüsenkrebs im fortgeschrittenen Stadium litt. Seine Ärzte waren nicht sicher, ob ihm eine Chemotherapie helfen könne und ob er jemals wieder gesund würde. Merril fragte sich, ob er überhaupt die Kraft hätte, mit dieser Krankheit umzugehen.

Die Ärzte rieten ihm zu einer intensiven Chemotherapie, die ein halbes bis ein Jahr dauern sollte. Es sei eine brutale Therapie, sagten sie ihm gleich dazu, ohne Heilungsgarantie. Der Gedanke, dass er bald sterben würde, wurde immer stärker und setzte sich in ihm fest.

Merril beschloss, seinen Kindern sofort von der Diagnose zu erzählen und sie auf die kommenden Veränderungen vorzubereiten. Als seine neunjährige Tochter Kori davon erfuhr, umarmte sie ihn fest, schaute ihm in die Augen und sagte: „Dad, du musst dich anstrengen."

In diesem Moment veränderte sich seine Einstellung. Sterben war keine Option mehr. „Du musst dich anstrengen" war sein Lieblingssatz als Spieler und als Vater. Und nachdem er seinen eigenen Slogan von seiner Tochter gehört hatte, war ihm klar, dass er seinen Antrieb und Mut verloren hatte. Wie sollte er den Krebs überleben, wenn er sich nicht anstrengte? Er erkannte, dass er seine Gedanken verändern und den Krebs wie irgendein anderes Hindernis auf dem Footballfeld oder im Leben betrachten musste – als etwas, das er überwinden musste.

Und dann machte er sich an die Arbeit. Wann immer ihm der Gedanke durch den Kopf ging, dass er an diesem Krebs sterben würde, schaltete er um und dachte ganz bewusst: „Ich werde diesen Krebs besiegen." Er wusste nicht, wie das geschehen sollte, aber das war ihm egal. Er dachte nicht mehr ans Sterben, sondern an seinen Sieg über den Krebs. Und er fing an, seine Organe zu visualisieren: als gesund, sauber und frei von Krebszellen.

Dann überlegte er sich, wo er Menschen finden könnte, die die Krankheit durchgemacht hatten. Er brauchte ihre Unterstützung und den Beweis, dass ein Leben nach dem Krebs möglich ist. Mithilfe seiner Ärzte nahm er Kontakt zu mehreren Patienten auf, die einen Lymphdrüsenkrebs überlebt hatten, und hörte sich ihre Geschichten an. Dass alle, mit denen er sprach, es geschafft hatten, machte ihm Mut. Natürlich hatten sie ihre Haare verloren und waren nur mit Mühe und Not über die Ziellinie gekrochen, aber sie hatten das Spiel gewonnen.

Mit seiner neuen Einstellung war Merril schon ein halbes Jahr später in Remission – ein halbes Jahr früher, als die Ärzte es erwartet hatten – und konnte wieder als Sportkommentator im Fernsehen arbeiten. Seine Genesung war klar, mutig und sowohl für ihn selbst als auch für die Ärzte fast nicht zu glauben.

Heute, 17 Jahre später, ist er immer noch frei von Krebs. Und er verwandelt gelegentlich auftauchende negative Gedanken immer noch in den Slogan: „Du musst dich anstrengen.“ Diese Worte inspirieren ihn, geben ihm Kraft und das Gefühl, sein Leben selbst unter Kontrolle zu haben, was auch immer ihm in die Quere kommt.

Merril schreibt seine Ziele auf und hängt sie an eine Pinnwand, sodass er sie morgens und abends sieht und über die nötigen Schritte nachdenken kann. Diese Pinnwand ist sein Werkzeug, um Optimismus, Visualisierung, Rechenschaft und Tun zusammenzufassen. Jeden Tag gibt er sich den Auftrag, etwas zu unternehmen, um seinen Zielen näher zu kommen.

Der Optimismus hat sich überall in Merrils Leben ausgewirkt. Die Krebserkrankung war schlimm, aber sie hat die Kraft der positiven Gedanken in ihm geweckt, die ihn glücklicher, klarer, kreativer und zielbewusster gemacht hat. Heute weiß er genau, was er tun und wer er sein will.

> *Mein Tipp:* Belastende Lebensumstände können verständlicherweise den Wunsch in uns wecken, aufzugeben. Aber sie schenken uns auch eine Gelegenheit, uns zu verändern.

9 Schritte, um das negative Denken zu besiegen

Negative Gedanken sind normal. Jeder von uns hat sie, auch Menschen wie ich, die ewigen Optimisten dieser Welt. Wenn ich zu viel analysiere (wozu ich durchaus neige), kann es mir passieren, dass ich in eine Gedankenspirale gerate. Diese Neigung ist ein Stück weit „Berufskrankheit", aber sie wird zum Problem, wenn sie mich lähmt und ich nichts mehr zustande bringe, weil ich das Gefühl habe, nicht perfekt zu sein. Dann bereite ich mich viel zu ausführlich auf Ereignisse vor, bei denen fünf Minuten Vorbereitung genügen würden, oder ich schiebe Dinge bis zur allerletzten Minute auf, weil ich glaube, alles müsse perfekt sein.

Manchmal neige ich dazu, ein neues Projekt nicht anzugehen, weil ich das Gefühl habe, ich bekomme es nicht absolut makellos hin. Oder es fällt mir schwer, Freunden ein Essen zu servieren, das nicht bis aufs Genaueste so aussieht wie im Kochbuch. Solche Gedanken lähmen und behindern mich bei der Verfolgung meiner Ziele und Träume.

Wenn ich in diese „Ich kann das nicht"-Falle gerate, weiß ich, dass dies negative Gedankenmuster sind, und ich bemühe mich ganz bewusst, die Situation neu zu bewerten. Statt zu denken: „Ich kann das neue Projekt nicht übernehmen, weil ich es nicht perfekt hinkriege", sage ich mir: „Ich kann dieses Projekt übernehmen und freue mich darauf, mein Bestes zu tun. Nichts ist jemals perfekt, aber ich bin zuversichtlich und habe Lust, mich ins Unbekannte zu stürzen."

Statt zu denken: „Ich kann kein Essen für 20 Leute zubereiten", sage ich mir: „Es macht gar nichts, wenn das Essen nicht so aussieht wie im Kochbuch. Mir kann doch nichts Schlimmes passieren! Ich freue mich, mit meiner Familie und meinen Freunden zusammen zu sein und mit ihnen zu essen. Im Notfall laufe ich einfach zu meinem Naturkostladen und lasse mir etwas liefern."

Wir können nicht alle unsere negativen Gedanken zum Schweigen bringen und wir sollten es auch gar nicht versuchen – das wäre ein unrealistischer Plan. Aber wir können entscheiden, wie wir an unser Leben herangehen. Mit den folgenden neun Schritten können Sie negative Gedanken aus Ihrem Leben verbannen und daran arbeiten, klüger, glücklicher und gesünder zu werden.

1. Führen Sie ein Gedankentagebuch

Sie können Ihre Gedanken nicht verändern, wenn Sie sie nicht kennen. Schreiben Sie auf, was Ihnen durch den Kopf geht, während Sie das Geschirr spülen, mit dem Auto unterwegs sind, einkaufen, zur Arbeit pendeln, mit dem Hund spazieren gehen oder sonstwie auf Autopilot unterwegs sind. Das kann ihnen helfen, negative Muster zu identifizieren.

Schreiben Sie dazu einfach so viele Gedanken, Bilder oder Worte auf, die Ihnen über den Tag hinweg durch den Kopf gehen. Da es sehr viele sind, konzentrieren Sie sich auf solche Gedanken, die Ihre Stimmung verändern, auch wenn es nur kleine Veränderungen sind. Wenn ein Gedanke ein Gefühl von Sorge, Traurigkeit, Unsicherheit, Selbstzweifel, Angst oder Reizbarkeit in Ihnen auslöst, schreiben Sie ihn auf. Achten Sie auch auf reflexartige negative Gedanken oder wenn Sie sich sagen, dass Sie etwas nicht können, sich Vorwürfe machen oder Wörter wie „immer", „nie" oder „ich muss" in einem negativen Kontext benutzen.

Halten Sie das ein paar Tage oder eine Woche lang durch. Dann lesen Sie sich das Gedankentagebuch durch, um Muster und wiederholte negative Gedanken zu identifizieren. Machen Sie sich Vorwürfe? Sagen Sie sich selbst die Zukunft voraus? Denken Sie, dass Sie nie einen Job finden oder immer allein sein werden und so weiter? Achten Sie auf die äußeren Umstände, bei denen diese Gedanken auftauchen: in der Arbeit, wenn Sie allein oder mit Freunden zusammen sind, im Kontakt mit Ihrer Familie, Ihrem Ehepartner, Ihren Kollegen?

Wenn Sie einen häufig auftauchenden negativen Gedanken identifiziert haben, legen Sie sich eine Liste mit Gründen an, die dafür sprechen, dass er wahr ist. Wenn Sie beispielsweise denken, dass Sie immer allein sein werden, schreiben Sie sich Gründe dafür auf. Als Nächstes listen Sie Gründe auf, die dagegen sprechen: Sie könnten jemanden kennenlernen, jemand könnte Sie einladen, Sie könnten eine neue Freundschaft entwickeln oder bei Ihrer Familie leben. Wenn wir das tun, stellen wir in der Regel fest, dass unsere negativen Gedanken ihren Ursprung in einer emotionalen Überreaktion haben und nicht in der Realität.

2. Bauen Sie Ihre Gedanken um

Wenn Sie einige Ihrer negativen Gedanken ausgemacht haben, können Sie sie stoppen, sobald diese auftauchen, und sie zu positiven Gedanken umbauen. Wenn Sie etwa denken, Sie sind nicht gut genug, schauen Sie sich genau an, welche Beweise es für diese Annahme gibt. Wenn Sie sich mit anderen vergleichen, denken Sie daran, dass wir alle unterschiedliche Voraussetzungen und Erfahrungen mitbringen und dass derjenige, mit dem Sie sich vergleichen, vermutlich dasselbe tut. (Was Social Media angeht, denken Sie auch daran, dass das meiste dort besser aussieht, als es ist. Dazu kommen wir noch in Schritt 5.) Bauen Sie den Glaubenssatz „Ich bin nicht gut genug" um in „Ich bin okay, so wie ich bin."

Sagen Sie sich in einem solchen Fall: „Ich habe Grenzen wie jeder andere Mensch, aber ich habe auch Träume und freue mich darauf, diese Träume wahr zu machen und der beste Mensch zu werden, der ich sein kann." Manchmal hilft es, einen negativen Gedanken in etwas umzuwandeln, das mit aktivem Tun einhergeht. Wenn Sie sich schuldig fühlen – weil Sie nicht abnehmen, nicht genug Sport treiben, ein Projekt nicht zu Ende bringen –, hören Sie auf zu denken: „Ich müsste dies oder jenes tun (oder nicht tun) und bin ein Versager, weil ich es nicht schaffe", sondern sagen Sie sich deutlich: „Ich habe die Absicht, dies oder jenes zu tun (oder nicht zu tun), und unternehme dazu die folgenden Schritte …"

3. Versuchen Sie nicht, Ihre Gedanken zu kontrollieren

Negative Gedanken sind natürlich. Sie zu kontrollieren, kann mehr schaden, als es nützt. Wenn Sie sich bei jedem negativen Gedanken streng zur Ordnung rufen, steigern Sie nur Ihre Sorge und negative Stimmung. Akzeptieren Sie Ihre negativen Gedanken, ohne sie zu verurteilen, und fragen Sie sich, warum Sie sich selbst oder die Umstände so negativ sehen. Machen Sie dieselben Schritte wie beim Gedankentagebuch. Welche Beweise haben Sie dafür, dass der Gedanke real sein könnte? Welche für das Gegenteil? Zuletzt bauen Sie den negativen Gedanken in einen positiven um.

4. Beruhigen Sie Ihr Gehirn durch Achtsamkeit

Wenn Sie lernen, achtsam zu sein und darauf zu achten, was in diesem Moment in Ihrem Körper und Ihrem Gehirn vor sich geht, kommen Sie aus der Neigung heraus, über die Vergangenheit nachzugrübeln oder die Zukunft vorherzusagen. Achtsamkeit beruhigt nicht nur unsere Gedanken, sondern trainiert uns darin, besser auf unsere Emotionen zu achten und sie in Zukunft auch besser zu modulieren.

Wenn ich mich überfordert und negativ fühle, hole ich mich aus der gegenwärtigen Situation heraus und suche mir einen ruhigen Ort, um zu meditieren. Ich schließe die Augen und konzentriere mich auf mein Inneres, achte auf meinen Atem und die dazugehörigen Empfindungen in meinem Körper. Wenn mir ein negativer Gedanke durch den Kopf geht, nehme ich ihn zur Kenntnis und richte meine Aufmerksamkeit dann wieder auf das, was ich in diesem Augenblick tue: Ich sitze allein an einem ruhigen Ort und lenke meine Gedanken in meinen Körper.

Wenn ich nicht ruhig sitzen kann, laufe ich, walke, fahre mit dem Fahrrad oder wandere. Aktivitäten mit sich wiederholenden Bewegungen sorgen dafür, dass sich unser Atem mit der Bewegung synchronisiert. So können wir uns besser darauf konzentrieren, was in unserem Körper passiert.

5. Achten Sie auf Ihren Umgang mit Social Media, Fernsehen und Nachrichten

Die meisten von uns sind ständig mit Informationen aus der Außenwelt verbunden, über Social Media, Smartphone, Computer, Tablet und Fernsehen. Das Problem dabei: Ein Großteil dieser Informationen ist negativ und kann uns, vor allem im Zusammenhang mit Social Media, in einen Teufelskreis aus Vergleichen und pessimistischen Gedanken schicken.

Wenn Sie viel Zeit in den Sozialen Netzwerken verbringen, besteht die Gefahr, dass Sie beginnen, sich mit dem zu vergleichen, was Sie dort sehen. Daraus können sich negative Gedanken entwickeln: Ich bin nicht so erfolgreich, nicht so dünn, nicht so sportlich, abenteuerlustig, reich oder beliebt wie X oder Y. Je mehr Zeit wir auf Social Media verbringen, desto weniger glücklich und zufrieden sind wir mit unserem eigenen Leben.[24] Denken Sie auch daran, dass Sie in den Sozialen Medien nur das gezeigt bekommen, was andere Ihnen zeigen wollen. Schwere Zeiten, Unsicherheiten, Einsamkeit und Scheitern kriegen wir dort selten zu sehen.

Je mehr Zeit Menschen in den sozialen Netzwerken verbringen, desto weniger Zeit bleibt für Sport, Hobbys, den Kontakt mit Freunden und Familie sowie andere Aktivitäten, die Sinn und Glück ins Leben bringen. Der Konsum von Social Media verstärkt tatsächlich soziale Isolation und Einsamkeitsgefühle – und damit die Neigung zu Depressionen.[25] Nachrichten haben eine ähnliche Wirkung. Die meisten Nachrichten sind negativ. Vor allem Fernsehnachrichten können Ängste und Traurigkeit verstärken und dazu führen, dass Menschen ihre eigenen Sorgen übersteigert wahrnehmen.[26]

Begrenzen Sie Ihre Zeit mit Social Media und Fernsehen. Gelesene Nachrichten haben eine wesentlich schwächere Wirkung. Auch Fernsehfilme und Reality TV sind häufig negativ und sogar gewalttätig – sie können Stress auslösen oder verstärken. Wenn Sie sich entspannen wollen, tun Sie etwas, das wirklich entspannt: Verbringen Sie Zeit mit Freunden, lesen Sie ein gutes Buch, nehmen Sie ein Bad oder machen Sie Sport.

6. Sorgen Sie für einen guten Start in Ihren Tag

Wenn Sie Ihren Tag positiv beginnen, erhöht sich die Wahrscheinlichkeit, dass es ein guter Tag wird. Aus diesem Grund haben einige der erfolgreichsten Menschen – Topmanager, Wissenschaftler und so weiter – Morgenroutinen, die sie nie aufgeben. Sie treiben Sport, verbringen Zeit mit der Familie, meditieren oder lesen, bevor ihr geschäftiger Tag beginnt. Ich trinke jeden Tag ein Glas Wasser und ein Glas grünen Saft, den ich mir zubereite. Dann laufe ich oder treibe anderweitig Sport. Danach meditiere ich 5 bis 20 Minuten und kuschele noch ein bisschen mit unserem Hund Oscar. Diese Routine stärkt mich körperlich, geistig, emotional und spirituell. Sie bereitet mich auf alles vor, was der Tag bringen mag.

7. Bewegen Sie sich

In Kapitel 4 haben Sie erfahren, dass Bewegung Stress abbaut und das Selbstvertrauen stärkt. Sie kann aus dem Hamsterrad negativer Gedanken heraushelfen.[27] Für mich ist Bewegung eine der verlässlichsten Quellen für positive Gedanken. Beim Sport hebt sich meine Stimmung, ich fühle mich besser. Abgesehen von Achtsamkeitsübungen hilft mir Sport am besten, Konflikte durchzustehen und negative Gedanken abzulegen. Studien besagen auch, dass Bewegung uns kreativer macht und unsere Fähigkeit zur Problemlösung steigert.[28]

8. Entscheiden Sie sich für den einfachen Weg

Sie haben die Wahl. Sie können optimistisch sein und nach Lösungen für Ihr Problem suchen oder Sie können in einer negativen Haltung verharren und im Selbstmitleid baden, sodass alles unverändert bleibt oder schlimmer wird. Für mich ist die Entscheidung klar. Negative Gedanken nützen niemandem. Sie machen keine Situation besser und verschlimmern existierende Probleme nur noch.

9. Behalten Sie negative Gedanken nicht für sich!

Psychologen und Therapeuten können beim Umgang mit negativen Gedanken helfen, ob Sie nun unter einer Störung Ihrer Stimmungslage leiden oder einfach nur Ihr Potenzial voll ausschöpfen wollen. Eine der effektivsten Methoden ist eine kognitive Verhaltenstherapie. Sie arbeitet an den unterschwelligen Gedanken und Verhaltensmustern, die Pessimismus hervorrufen, und kann helfen zu verstehen, woher negative Gedanken kommen und wie man sie in positive Affirmationen und proaktives Handeln umwandeln kann. Fragen Sie vertrauenswürdige Personen oder Ihren Hausarzt, ob sie Ihnen eine Empfehlung geben können. Auch online können Sie nach dieser Behandlungemethode suchen und auf diese Weise einen guten dafür ausgebildeten Therapeuten finden.[29]

9

Brain-Workouts, die wirklich etwas nützen

Vielleicht haben Sie schon einmal davon gehört, dass das Lösen von Kreuzworträtseln und Sudokuaufgaben das Gehirn stimulieren und einen geistigen Abbau verhindern können. Aber solche Spiele – kognitives Training sagen wir in der Neurowissenschaft dazu – können mehr, als uns im Alter ein bisschen schlauer zu machen. Kognitives Training kann in vielen Bereichen Ihrer kognitiven Kraft ansetzen und diese in wenigen Monaten verbessern. Es kann das Gedächtnis, die Konzentration, das Sprachverständnis, die Fähigkeit zur Problemlösung, die Kreativität und sogar die Intelligenz fördern. Und als ob das noch nicht genug wäre, kann Gehirntraining auch Schäden im kognitiven Bereich (wie wir sie während unserer klinischen Studien mit den Spielern der National Football League festgestellt haben) beheben und die Alterung des Gehirns verlangsamen.

Ich bin in einer Familie aufgewachsen, in der Brain-Workouts großgeschrieben wurden, auch wenn mir das damals nicht klar war. Meine Mutter legte ständig Patiencen und spielte Rommee, außerdem war unser Haus ein Treffpunkt der Nachbarschaft für die wöchentlichen Bridgerunden. Im Wohnzimmerschrank lagen Brettspiele wie Trivial Pursuit, Dame und Backgammon, dazu Sprachspiele wie Mad Libs (mein Favorit) und dreidimensionale Denkspiele wie der Rubik-Würfel.

Doch damit war es nicht getan. Meine Mutter war auch eine leidenschaftliche Künstlerin und verbrachte ihre Freizeit mit Zeichnen, Malen, Bildhauern und Weben. Oft lud sie mich ein, dabei mitzumachen oder gemeinsam mit ihr Kurse am Art Institute of Chicago zu besuchen. Sie war ein durch und durch kreativer Mensch und ich habe zusammen mit ihr und von ihr sehr viel gelernt. Ich weiß nicht mehr, wie oft ich beim Backen neben ihr in der Küche stand, um Zutaten abzumessen, Familienrezepte auszuprobieren und Backzeiten auszurechnen.

Durch meinen Vater kam ich in Kontakt mit unzähligen Musikinstrumenten, von der klassischen Gitarre über das Akkordeon bis hin zu Klavier, Flöte, Tamburin, Banjo und dem Kinderklassiker, der Blockflöte. Ich habe Notenlesen gelernt und mit verschiedenen Instrumenten experimentiert, auch mit den Methoden, sie zu stimmen und zu reinigen.

Was ich damit sagen will: Ich war ständig mit Dingen beschäftigt, die meine geistigen Fähigkeiten herausforderten und mir neue Fähigkeiten nahebrachten. Ich lernte auf unterschiedliche Weise denken – und genau darum geht es beim kognitiven Training. Dieses Training muss nicht die Form eines traditionellen Spiels haben, um neue Gehirnzellen wachsen zu lassen, die neuronalen Verbindungen zu stärken und den Geist zu schärfen – jetzt und für die Zukunft.

Die Forschung hinter der Methode des kognitiven Trainings ist eindrucksvoll. Eine jüngere Studie hat beispielsweise festgestellt, dass Erwachsene, die über einen längeren Zeitraum hinweg zehn Stunden lang Computerspiele spielen, ihre kognitive Reserve – also die Fähigkeit des Gehirns, trotz einer Schädigung zu funktionieren – um bis zu drei Jahre verlängern.[1] Andere Studien zeigen, dass ein paar Wochen Gehirnjogging die kognitive Funktion noch zehn Jahre später positiv beeinflussen können.[2]

Einer der spannendsten Vorteile von kognitivem Training liegt in der Fähigkeit, den IQ zu steigern.[3] Hier wird noch mehr Forschung nötig sein, aber erste Studien zeigen, dass Gehirntraining unseren Geist tatsächlich schärft.

Außerdem regt es die Neubildung von Gehirnzellen an, auch im Alter.[4] Aktivitäten, die das Gehirn herausfordern, stärken die neuronalen Verbindungen und helfen uns, effizienter und effektiver zu denken.[5] Und wie Sie vermutlich wissen, können diese Aktivitäten helfen, Alzheimer und andere Formen von Demenz abzuwehren.[6] Ich habe selbst gesehen, was Gehirnjogging für die kognitive Funktion tun kann, als ich an den Amen Clinics die Studie mit Sportlern der Football League durchführte. Im Rahmen des Rehabilitationsprogramms, das mit dieser Studie verbunden war, gab es einen dreißigminütigen neurokognitiven Test mit 29 Denkspielen, die individuell angepasst wurden. Die Teilnehmer konnten diese Spiele zu Hause am Computer machen und wir forderten sie dazu auf, das jeden Tag zu tun.

Da diese Spiele ihren Wettkampfgeist ansprachen, kamen viele der Teilnehmer auf ganz großartige Leistungen. Da sie wussten, dass wir sie nach sechs Monaten ein weiteres Mal testen würden, waren sie motiviert und engagiert beim Spielen und wurden immer besser. Das erwies sich als ungemein effektiv – die meisten Spieler verbesserten ihre kognitive Funktion ein Stück weit, fast die Hälfte kam auf eine Steigerung von 50 Prozent und mehr.

4 Tipps, um Gehirnjogging zu nutzen

Es kann gut sein, dass Sie bereits regelmäßig ein kognitives Training absolvieren. Da das menschliche Gehirn aber ständig neue Herausforderungen braucht, um schlau und gesund zu bleiben, sollte kognitives Training abwechslungsreich gestaltet werden. Dazu einige wichtige Tipps:

1. Lassen Sie sich auf Neues ein

Wenn wir jeden Tag dasselbe tun, langweilt sich unser Gehirn schnell. Täglich ein Kreuzworträtsel ist gut, aber Ihr Gehirn gewöhnt sich daran und wird nicht mehr stimuliert. Wenn Sie seit Jahren Geige spielen, wird es unter Gehirnjogging-Gesichtspunkten wenig bringen, Bratsche zu lernen. Trompete wäre besser. Versuchen Sie etwas gänzlich Neues, um Ihren Geist herauszufordern und ihn flexibel und gesund zu erhalten.

2. Nutzen Sie Wartezeiten

Wartezeiten auf dem Flughafen, auf dem Bahnhof oder beim täglichen Pendeln können furchtbar langweilig sein. Verwandeln Sie die Langeweile in Gehirnpower, indem Sie unterwegs Gehirnjogging machen.

Auf dem Flughafen könnten Sie sich eine Papierserviette schnappen und versuchen, mit Ihrer schwächeren Hand zu schreiben. Wenn Sie im Auto auf Ihr Kind oder Ihren Ehepartner warten, spielen Sie mit einer App. Auf einer Autofahrt können Sie sich damit herausfordern, sich in einer Minute so viele Gegenstände aus einer bestimmten Kategorie zu merken (Hunderassen, Blumen, Künstler und so weiter) wie möglich.

3. Suchen Sie Abwechslung

Ausschließlich Computerspiele oder Kreuzworträtsel zu absolvieren hilft Ihrer kognitiven Kondition weitaus weniger als Abwechslung. Experten vergleichen das mit dem Krafttraining im Sport: Wenn man nur Gewichte stemmt, werden die Beine nicht stark und man trainiert damit auch nicht sein Herz-Kreislauf-System.

4. Seien Sie neugierig

Versuchen Sie bewusst, Ihre Neugier zu wecken und mehr über unsere wunderbare Welt zu erfahren. Bilden Sie sich weiter aus Freude am und Liebe zum Wissen. Und natürlich, um Ihre kognitive Kraft und Gesundheit zu fördern.

Fallbeispiel: Wie Janet Gehirnjogging einsetzt, um ihr unruhiges Gehirn zu beruhigen

Als ich Janet kennenlernte, kämpfte sie mit Ängsten und Schlaflosigkeit und wollte wissen, ob sie noch etwas tun könne, um ihren ständig ruhelosen Geist zu beruhigen. Sie war 55 Jahre alt und hatte einen anstrengenden Job als Geschäftsführerin einer erfolgreichen Firma für elektronische Medien. Nachdem ihr Vater an der neurodegenerativen Krankheit Amyotrophe Lateralsklerose (ALS) gestorben war, machte sie sich Gedanken darüber, wie sie ihre neurologische Gesundheit schützen könnte.

Ein Gehirnscan bestätigte, was sie schon geahnt hatte: Bestimmte Teile ihres Gehirns waren hyperaktiv. In den Bereichen, die für Organisation, räumliche Orientierung, kognitive Verarbeitung, Aufmerksamkeit und prozedurales Gedächtnis zuständig waren – also die Fertigkeiten, die ohne Nachdenken ablaufen – , gab es eine erhöhte Aktivität der Beta-Wellen. Das zeigte mir, dass sie ihr Gehirn trainieren musste, um ihre Aufmerksamkeit, ihr Gedächtnis und ihre Intelligenz zu stärken. Außerdem brauchte sie etwas gegen ihre Angstzustände.

Janet löste gerne Kreuzworträtsel und schrieb lieber mit der Hand, als zu tippen. Ich schlug ihr vor, mit den Kreuzworträtseln weiterzumachen und Wortspiele dazuzunehmen, um ihren Wortschatz zu vergrößern und ihre Intelligenz zu fördern. Außerdem ermutigte ich sie, mehr mit den Händen zu tun, um ihren Geist zu beruhigen – Zeichnen, Malen, Stricken oder Schreiben mit der schwächeren Hand. Und ich gab ihr den Rat, Puzzle zu legen, weil ich aus erster Hand weiß, wie sehr man damit selbst den besorgtesten Geist beruhigen kann.

Nach unserem ersten Treffen griff Janet meine Ratschläge auf und trainierte jeden Tag. Die zeitintensiven Puzzle legte sie am Wochenende. Und tatsächlich beruhigte sich ihr Geist. Sie war nie ein großer Puzzlefan gewesen, aber jetzt verliebte sie sich in das Spiel. Mit Hundert-Teile-Puzzles ging es los, doch bald waren es echte Herausforderungen mit 500 oder 1000 Teilen – irgendwann sogar eines mit 3500 Teilen.

Puzzles wurden zu einer Art aktiver Meditation für Janet. Sie konzentrierte sich auf den Augenblick, sodass ihr Geist klarer und ruhiger wurde. Beim Puzzeln kamen ihr auch Lösungen für Probleme in den Sinn, ohne dass sie bewusst darüber nachdachte. Da sie Immobilien liebte, war es für sie wie beim Renovieren alter Häuser: Sie dachte darüber nach, was wohin gehörte, und entwickelte eine zusammenhängende, schönere Struktur.

Nach einigen Wochen Gehirnjogging sagte mir Janet, sie fühle sich angeregt und engagiert und habe ihre Konzentrationsfähigkeit verbessert, ganz zu schweigen von ihrem Wortschatz. Außerdem war sie so entspannt wie seit Monaten nicht mehr und konnte besser durchschlafen. Die Spiele halfen ihr beim Abschalten und beim Stressabbau, verbesserten aber gleichzeitig ihre kognitive Funktion.

Heute sind solche Spiele ein wichtiger Teil von Janets Leben. Sie freut sich darauf, nach der Arbeit heimzukommen und ein neues Puzzle anzufangen. Manchmal verliert sie sich für bis zu acht Stunden am Stück in so ein Spiel. Auf dem Küchentisch liegen Kreuzworträtselbücher und andere Denkspiele, die sie täglich spielt, auch auf Flugreisen und wenn sie nachts nicht schlafen kann.

Für Janet haben diese Spiele wirklich etwas verändert, nicht nur in ihrem Gehirn, sondern auch in Bezug auf ihre Lebensqualität.

> *Mein Tipp:* Brain-Workouts schärfen nicht nur den Geist, sondern können entscheidend zum Stressabbau beitragen. Um besonders stark davon zu profitieren, sollten Sie eine Beschäftigung finden – Zeichnen, Puzzle, Musik –, die ebenso beruhigend wie herausfordernd ist.

10 Spiele für einen schärferen und gesünderen Geist

Wir alle haben geistige Bereiche, die einer Verbesserung bedürfen, ob es nun um Klarheit, Aufmerksamkeit, Gedächtnis oder allgemeine Intelligenz geht. Ich versuche immer, meine mentale Effizienz zu steigern – ich wünsche mir einen schnellen, gelenkigen Geist, der Informationen rasch verarbeiten kann.

Angesichts meines Lesepensums versuche ich auch, meine Fähigkeit zum Behalten und Verständnis von Gelesenem zu trainieren. Hier kommen die besten Spiele, um 10 verschiedene kognitive Ziele zu erreichen. Finden Sie Ihr Ziel und steigern Sie Ihre geistige Stärke genau da, wo es nötig ist.

1. Wenn Sie Ihre Intelligenz steigern wollen … Lesen Sie jeden Tag eine halbe Stunde

Wir alle verfügen über drei Arten von Intelligenz: kristalline Intelligenz – die Ansammlung von Wissen, Fakten und Fähigkeiten; flüssige Intelligenz – wie gut wir nachdenken und Probleme lösen können, unabhängig davon, wie viel wir wissen; und schließlich emotionale Intelligenz – wie wir auf andere Menschen und soziale Situationen reagieren.

Eine halbe Stunde Lesen täglich, vor allem längere Erzähltexte, also Bücher, fördert nach Ansicht von Experten alle drei Bereiche.[7] Ich bin sicher, Sie lesen jede Menge Mails, Nachrichten, Posts und Memos für die Arbeit, aber wenn Sie für mindestens eine halbe Stunde in eine echte Geschichte eintauchen, erhöht das die Aktivität in Ihrem gesamten Gehirn, sodass Ihre neuronalen Verknüpfungen und die Integrität Ihrer weißen Substanz gestärkt werden.[8]

2. Wenn Sie Ihr Gedächtnis verbessern wollen …
Lernen Sie jeden Tag ein neues Wort

Als ich jünger war, holte ich mir regelmäßig das große Wörterbuch meiner Eltern aus dem Regal, setzte mich hin und blätterte darin, um neue Wörter zu lernen. Heute mache ich das immer noch, allerdings ohne dabei schwer heben zu müssen, nämlich mithilfe einer App. Heute habe ich zum Beispiel das Wort „Parvenü" gelernt – ein Mensch, der in eine ungewohnte Position von Wohlstand und Macht geraten ist, ohne dass man ihm das zutraut. Ein Emporkömmling sozusagen. Verstehen Sie? So etwas macht mir Spaß.

Neue Wörter zu lernen tut dem Arbeits- und Kurzzeitgedächtnis gut und fördert auf diese Weise insgesamt das Gedächtnis und die Intelligenz.[9] Da das Arbeitsgedächtnis aber nur eine begrenzte Kapazität hat, helfen uns neue Wörter, effektiver zu kommunizieren und neue Fähigkeiten zu entwickeln, mit deren Hilfe wir Informationen speichern können.[10]

3. Wenn Sie nur fünf Minuten Zeit haben …
Spielen Sie ein Computerspiel.

Denksportaufgaben am Computer kann man überall und zu jeder Zeit spielen. Ich mache das mit dem Smartphone, wenn ich auf jemanden warte, vor dem Sport oder wenn Mark länger braucht, um die Speisekarte zu studieren. Viele solche Apps sind leicht zu benutzen und unterhaltsam. Mein Favorit „BrainHQ" wurde auch von unabhängigen Forschern als besonders effektiv eingestuft, welche die 18 beliebtesten Computerprogramme fürs Gehirntraining untersucht haben.[11] Man kann dabei auch wählen, welche Fähigkeiten man schärfen will – Gedächtnis, Orientierung, kognitives Tempo, Intelligenz, Aufmerksamkeit oder Konzentration.

4. Wenn Sie Sorgen bezüglich Demenz haben …
Lernen Sie eine Fremdsprache

Vielleicht wussten Sie bereits, dass Sprache eines der größten Geschenke der Evolution an das menschliche Gehirn ist. Faszinierende neue Studien zeigen nun, dass das Erlernen einer neuen Fremdsprache den Ausbruch einer Demenz um Jahre verzögern kann.[12] Im Vergleich zwischen Personen, die nur eine Sprache beherrschten, mit solchen, die zwei Sprachen konnten, haben die Forscher herausgefunden, dass mehrsprachige Menschen im Schnitt wesentlich später eine Demenz entwickeln. Dies galt selbst dann, wenn die Einsprachigen einen höheren Schulabschluss hatten.[13]

Sie haben keine Zeit, Sprachen zu lernen? Das kann ich verstehen. Aber selbst reines Vokabellernen kann einen geistigen Abbau verhindern helfen. Mein Vater war Schwede – seine Eltern waren beide in Stockholm geboren – und deshalb mache ich mir den Spaß, neue schwedische Wörter und Sätze zu lernen, um meinen Geist zu schärfen.

5. Wenn Sie besser mit Stress zurechtkommen wollen …
Betätigen Sie sich künstlerisch

Ob Sie gern malen, zeichnen, bildhauern, fotografieren, stricken, töpfern oder was auch immer – Kunst erhöht die kognitive Fähigkeit des Gehirns in einer Weise, die sonst nicht zu erreichen ist. Bildende Kunst steigert die funktionalen Verbindungen und die Resilienz gegenüber Stress.[14] Künstler haben in beiden Gehirnhälften mehr graue Substanz, und zwar nicht nur in der rechten Hälfte, die mit Kreativität in Verbindung gebracht wird. Die verbesserten Verknüpfungen helfen ihnen, mit komplexen Situationen und Krisen besser zurechtzukommen.[15]

Kritzeln hat eine ähnlich positive Wirkung, vor allem, wenn man die Dinge beim Zeichnen auf den Kopf stellt. Klingt komisch, hilft aber, beide Gehirnhälften besser zu synchronisieren, sodass Sie geistig anpassungsfähiger und flexibler sind. Der frühere NFL-Spieler Ed White zeichnet gern „auf dem Kopf“ mit seiner dominanten Hand und dann richtig herum mit der schwächeren Hand – eine tolle kreative Herausforderung für das Gehirn.

6. Wenn Sie etwas gegen altersbedingten geistigen Abbau tun wollen … Suchen Sie sich ein Ehrenamt

Die meisten Menschen bringen Ehrenamt und Gehirnjogging nicht automatisch zusammen, aber Ehrenämter sind ein echtes Förderungsprogramm. Studien zeigen, dass Hilfe für andere den altersbedingten Abbau der Gehirnmasse in bestimmten Regionen, vor allem im Hippocampus, verhindern und sogar umkehren kann.[16]

Meine Großmutter, die das biblische Alter von 95 Jahren erreichte, half 45 Jahre lang regelmäßig in einem Krankenhaus aus. Und ich bin ziemlich sicher, dass ihr Geist deshalb so lange scharf und gesund blieb. Ehrenamtliche Tätigkeiten bekämpfen auch Stress, depressive Verstimmungen und Angstzustände,[17] erhöhen das allgemeine Wohlbefinden[18] und helfen beim Verhindern von altersbedingtem geistigen Abbau.

7. Wenn Sie neue Gehirnzellen wachsen lassen wollen … Entdecken Sie den Dichter in sich

Kreatives Schreiben, seien es Geschichten, ein Gedicht, Limericks, Liebesbriefe, Tagebucheinträge oder irgendetwas anderes, womit Sie sich ausdrücken, lässt den Hippocampus wachsen und neue Gehirnzellen entstehen. Nach Auskunft von Studien passiert das, weil Schreiben das Gehirn dazu herausfordert, ständig neue Wörter und Ideen zu entwickeln.[19]

Wer mit der Hand schreibt, aktiviert noch mehr Gehirnareale und verbessert seine Fähigkeiten im Bereich Denken, Sprache und Ideenfindung.[20] Wenn ich etwas unbedingt im Gedächtnis behalten will, schreibe ich es mit der Hand auf, selbst während einer Vorlesung oder eines Meetings, obwohl es einfacher wäre, Notizen auf dem Laptop zu machen.

8. Wenn Sie Konzentration und Aufmerksamkeit stärken wollen … Lösen Sie Kreuzworträtsel und Sudoku oder legen Sie ein Puzzle

Kreuzworträtsel, Sudoku und Puzzle verlangen Konzentration auf Wörter, Puzzleteilchen oder Zahlen, um das Problem zu lösen. Wenn Sie so etwas oft genug machen, verlängert sich Ihre Aufmerksamkeitsspanne. Tatsächlich sollen Menschen, die regelmäßig Kreuzworträtsel oder Sudoku lösen, ähnliche geistige Fähigkeiten besitzen wie Menschen, die das nicht tun, aber zehn Jahre jünger sind.[21] Im Gegensatz zu Übungen am Computer, die zeitlich begrenzt sind, können Sie sich mit einem Puzzle oder einem schwierigen Zahlenspiel unter Umständen stundenlang beschäftigen.

9. Wenn Sie sich geistige Klarheit wünschen … Variieren Sie den Weg zur Arbeit.

Jedes Mal, wenn Sie einen anderen Weg zur Arbeit nehmen – selbst wenn Sie an der Ampel lediglich rechts statt links abbiegen –, wird Ihr Gehirn herausgefordert. Ihre graue Substanz vergrößert sich und mit ihr die Fähigkeit, sich zu konzentrieren, zu denken, sich zu erinnern und zu lernen. All das trägt zu einer größeren geistigen Klarheit bei.

Der stärkste Beweis dafür stammt aus einer Studie, die man vor zehn Jahren mit Londoner Taxifahrern durchgeführt hat, deren Gehirne man mit denen von Personen verglich, die ein ähnliches Alter, Bildungs- und Intelligenzniveau hatten, aber nicht Taxi fuhren. Die Forscher stellten fest, dass die Taxifahrer im Schnitt einen erheblich größeren Hippocampus aufwiesen, weil sie ständig neue Wege durch die etwa 25.000 Straßen der Stadt nehmen mussten.[22] Je länger ein Taxifahrer diesen Beruf bereits ausübte, desto größer war der Hippocampus.

Auch noch aus einem anderen Grund steigert es Ihre geistige Klarheit, wenn Sie eingefahrene Wege verlassen: Sie sind dabei achtsamer. Wenn sie einen fremden Weg fahren oder gehen, müssen Sie die neue Umgebung beachten und achten deshalb mehr auf den Augenblick und das, was Sie tun.

Ich fahre ständig neue Wege, auch in meiner Nachbarschaft. Eine App hilft mir dabei. Sie werden überrascht sein, wie viele Möglichkeiten es gibt. Im Übrigen habe ich auf diese Weise tolle neue Restaurants, Parks, Hundespaziergänge und viele andere Schätze entdeckt. So kann ich die Gegend, in der ich lebe und arbeite, viel mehr schätzen und habe Freude daran.

10. Wenn Sie Ihr Gehirn täglich fordern wollen … Beginnen Sie mit etwas Neuem

Viele Trainingsprogramme fürs Gehirn haben das gleiche Ziel: Sie sollen etwas Neues lernen. Und wenn bisher noch nicht Ihre Lieblingsmethode zum Lernen dabei war, dann macht das nichts. Alles, was Sie unternehmen, um sich eine neue Fertigkeit oder ein neues Wissensgebiet zu erschließen – ob Sie sich einen TED-Talk anhören, ein neues Rezept ausprobieren, Golfstunden nehmen oder einen Film über ein unbekanntes Thema ansehen –, wird Ihr Gehirn stimulieren und Ihre geistigen Kräfte fördern.

Ich höre zum Beispiel gerne Podcasts über neue neurologische Studien, wie sie vom *Journal of the Americam Medical Association* herausgegeben werden, oder die Nachrichten-Podcasts der *New York Times.* Finden Sie Ihre eigene Leidenschaft und bleiben Sie dran, um Ihr Gehirn gesünder und klüger zu machen.

Fallbeispiel: Wie Sportler ihr Denken und Spielen mit einem „geheimen Spiel" revolutionieren

Jon Vincent, ehemaliger Spieler in der Mannschaft der University of Cincinnati, kam im ersten Jahr seines Studiums in Kontakt mit neurovisuellem Training (NVT). Er war beeindruckt davon und beschloss sogar, das Fach zu wechseln und Neurowissenschaften zu studieren, um später im neurovisuellen Bereich zu arbeiten. Wir trafen uns bei einem Trainingslager für junge Hockeyspieler in Los Angeles, wo Jon zusammen mit Neurologen und Augenärzten den Spielern dieses Gehirntraining nahebrachte, das ihnen vermutlich kein Trainer zeigen würde.

Was ist NVT? Diese Methode arbeitet mit Simulatoren, Computerbildschirmen und Virtual-Reality-Brillen, um die Augenbewegungen der Sportler und ihre optischen Fähigkeiten insgesamt zu verbessern. Computerprogramme und Spiele fordern die Fähigkeit heraus, komplexe Bewegungen zu verarbeiten und aufzunehmen, darauf zu reagieren und blitzschnell zu handeln. Da dabei die Augen fantastisch trainiert werden, werden auch die motorischen Augenmuskeln gestärkt, sodass Verspannungen, Kopfschmerzen und Sehstörungen verhindert werden.

NVT schärft aber nicht nur das Sehen. Der „Neuro"-Teil ist genauso wichtig. NVT ist ein intensives Gehirntraining, stärkt die wichtigen Verbindungen zwischen Augen und Gehirn und verbessert die Verarbeitung visueller Informationen. Studien zeigen, dass NVT die Aufmerksamkeit, das Arbeitsgedächtnis und die Verarbeitung visueller Informationen verbessert.[23] Aus all diesen Gründen nutzen Reha-Einrichtungen auf der ganzen Welt NVT, um Patienten zu helfen, die nach einer Gehirnverletzung wieder auf die Beine kommen sollen.

Heute wird NVT an Universitäten und von Profi-Mannschaften in den USA genutzt, um das periphere und dynamische Sehen der Sportler, die Tiefenwahrnehmung, Hand-Auge-Koordination, Entscheidungsfähigkeit und Konzentration zu stärken. NVT hat Trainern gezeigt, dass Spieler immer nur so stark und schnell sein können, wie es ihr Gehirn zulässt. Seit an der University of Cincinnati vor zehn Jahren NVT zum Einsatz gebracht wurde, ist die Zahl der Gehirnerschütterungen bei den Spielern um sagenhafte 80 Prozent gesunken, auch weil dieses Training die Aufmerksamkeit so sehr stärkt.

Als Jon für die UC spielte, machten er und seine Teamkollegen jede Woche zwei Stunden neurovisuelles Training, während sie sich auf die Saison vorbereiteten. Diese Phase dauerte sechs Wochen. Während der Saison machten sie jede Woche eine halbe Stunde NVT, um den Status zu halten. Der Trainingsplan ähnelte dem für Kraft- und Konditionstraining, nur dass die Sportler in dieser Zeit nicht ihren Körper, sondern ihr Gehirn in Topform brachten.

Für Jon war dieses Training von unschätzbarem Wert. In seiner Spielposition im Angriff war er ständig damit beschäftigt, massigen

Verteidigern davonzulaufen, die nichts anderes im Sinn hatten, als ihn zu Fall zu bringen, und aus jeder erdenklichen Richtung auf ihn zugerannt kamen. Bevor er mit NVT anfing, holten sie ihn ständig von den Beinen. Nachdem er mit diesem Training angefangen hatte, konnte er Bedrohungen aus dem Augenwinkel erkennen, bevor sie ihm zu nahe kamen, die Gefahr schnell bewerten und dem Tackling ausweichen.

Bis heute macht Jon regelmäßig NVT. Er sagt, damit kann er klarer denken, effektiver Entscheidungen treffen, sich schnell bewegende visuelle Informationen besser verarbeiten und sich leichter konzentrieren. Außerdem wird er von irgendwelchen Zufallsgedanken nicht mehr so leicht aus der Bahn geworfen.

> *Mein Tipp:* Die NVT-Systeme, die von Universitäten, Profimannschaften und Rehakliniken verwendet werden, sind teuer, aber es gibt inzwischen eine ganze Reihe von Heimversionen, die durchaus erschwinglich und zugänglich sind. Am besten fragen Sie Ihren Optiker, der sie verkauft oder Ihnen eine Bezugsquelle empfehlen kann.

10

Verbesserungen in Echtzeit

Man kann nicht verbessern, wenn man nicht misst. Nach dieser Maxime lebten wir an den Amen Clinics. Das ist ja eigentlich auch klar: Wenn Sie nicht wissen, ob bei Ihnen etwas falsch läuft und ob das, was eventuell falsch läuft, nur ein kleines Problem darstellt oder eine gravierende Störung, wie sollen Sie dann wissen, was Sie verändern müssen? Und umgekehrt, wenn Sie nicht wissen, was gut läuft und auf keinen Fall verändert werden darf …

Um einen Überblick über Ihren allgemeinen Gesundheitszustand zu erhalten und genau das herauszufinden, sind keine komplizierten, teuren oder gar invasiven Untersuchungen nötig. Wenn Sie als Klient zu mir kämen – sei es als ganz normaler Mensch oder als Profisportler –, würde ich Ihnen zunächst einmal empfehlen, ein Blutbild machen zu lassen.

Diese Blutuntersuchung, die auch Ihr Hausarzt bei einem Check-up machen würde, kann Ihnen verraten, ob Sie unter irgendwelchen Stoffwechselstörungen oder einem Nährstoffmangel leiden und ob sich Ihr Hormonhaushalt im Gleichgewicht befindet. Leichte Abweichungen kommen häufig vor – ich hatte zum Beispiel eine leichte Schilddrüsenunterfunktion und einen niedrigen Vitamin-D-Spiegel und erfuhr von beidem erst durch ein Blutbild. Tatsächlich sind Stoffwechsel- und Hormonstörungen genau wie Nährstoffmängel eher stille Probleme, die sich nur selten in akuten Symptomen manifestieren, sehr wohl aber in vagen Nebenwirkungen wie Erschöpfung, Gewichtszunahme und Stimmungsschwankungen.

Ein Blutbild kann Ihnen und Ihrem Arzt sagen, ob im Körper irgendetwas insgeheim aus dem Gleichgewicht geraten ist und Ihnen so einen Teil Ihrer Gesundheit raubt. Und es ist einfach zu bekommen – wenn Sie die richtigen Schritte kennen.

Da Ärzte eine Untersuchung von Blutwerten je nach Alter und Gesundheitszustand nach eigenem Ermessen anordnen, können Sie sich nicht unbedingt darauf verlassen, dass Ihr Arzt das von selbst macht. Es gibt auch keine Standarduntersuchung für alle Patienten – Ihr Arzt entscheidet, was Sie vermutlich brauchen. Wenn Sie nicht mit einer langen Liste von Symptomen auftauchen, wird er vermutlich nicht unbedingt den Hormonstatus, die Schilddrüse oder das C-reaktive Eiweiß testen lassen. Dabei geht es nicht darum, dass Ihr Arzt diese Untersuchungen vielleicht für unwichtig erachten würde, sondern eher darum, dass viele Ärzte erst dann Blutwerte ausführlich analysieren lassen, wenn man danach fragt.

Der erste Schritt besteht also darin, einen Termin beim Arzt zu machen und ihn zu bitten, eine individuell ausgearbeitete Blutuntersuchung zu veranlassen. Das ist nicht so ungewöhnlich, wie Sie vielleicht denken, und Sie sollten nicht schüchtern sein. Es geht um Ihr Gehirn, Ihren Körper und Ihre Gesundheit. Meiner Erfahrung nach reagieren die meisten Ärzte positiv, wenn ihre Patienten selbst aktiv werden. Sie sind mehr als bereit, sich mit individuellen Fragen auseinanderzusetzen, vor allem dann, wenn es um Prävention geht. Das ist etwas ganz anderes, als wenn ein Patient zu ihnen kommt und nur schnell ein Medikament gegen eine Krankheit haben will, die sich mit einer Veränderung des Lebensstils viel besser beheben ließe.

Noch eine Anmerkung zum Blutbild: Lassen Sie sich das Ergebnis aushändigen, damit Sie es sich in Ruhe ansehen oder mit jemandem besprechen können. Bewahren Sie es auf. Bei den meisten Blutwerten gibt es eine relativ große akzeptable Spanne, die als „normal“ gilt, auch wenn die Werte nicht unbedingt optimal sind.

Beim Testosteronwert für Männer liegt der Normwert zwischen 270 und 1070 Nanogramm pro 0,1 Liter. Ein Wert von 275 ng/dL ist also innerhalb der Norm, aber nicht unbedingt ideal. Mit einem solchen Wert arbeitet Ihr Körper nicht optimal. Das wird Ihr Hausarzt eventuell nur kurz oder gar nicht erwähnen – ein Gesundheitscoach könnte aber vielleicht helfen, die Werte in bessere Bahnen zu lenken.

5 Dinge, die Sie über Blutuntersuchungen wissen sollten

1. *Bitten Sie Ihren Arzt um eine Blutuntersuchung.* Es ist vollkommen normal, beim Hausarzt spezielle Blutuntersuchungen in Auftrag zu geben, um ein Defizit oder ein Ungleichgewicht auszuschließen und so die eigene Gesundheit zu optimieren. Nur nicht schüchtern sein!
2. *Informieren Sie sich über die Kosten.* Um keine Überraschungen zu erleben, sprechen Sie mit Ihren Arzt und eventuell Ihrer Krankenkasse, um herauszufinden, welche Untersuchungen übernommen werden, welche Sie selbst bezahlen müssen und in welcher Höhe. Private und gesetzliche Krankenkassen haben unterschiedliche Sätze. Dabei unterscheidet man auch zwischen einem „kleinen" und einem „großen" Blutbild, bei dem neben den roten auch die weißen Blutkörperchen betrachtet werden, die für das Immunsystem eine Rolle spielen. Werte wie Cholesterin, Mineralstoffe, Vitamine oder Hormone sind Bestandteil einer umfangreicheren Untersuchung des Blut-Serums, das aus dem Blutplasma gewonnen wird. *(Anm. der Redaktion)*
3. *Wenden Sie sich an den Arzt Ihres Vertrauens.* Man kann mittlerweile Sets für Blutuntersuchungen für zu Hause bestellen, aber ich rate davon ab. Zum einen müssen Sie diese Untersuchungen mit Sicherheit selbst bezahlen, zum anderen müssen Sie die Ergebnisse auch selbst interpretieren und/oder sich auf eine Computeranalyse verlassen.
4. *Gehen Sie morgens nüchtern zur Blutuntersuchung.* Viele Blutuntersuchungen lassen sich nur dann zuverlässig durchführen, wenn Sie zwölf Stunden zuvor nichts gegessen und getrunken haben. Fragen Sie bei Ihrem Arzt nach und halten Sie sich an seine Anweisungen.
5. *Streben Sie einen optimalen Status an – normal ist nicht genug.* Sagen Sie Ihrem Arzt, dass Sie versuchen, Ihre Gesundheit zu optimieren, und wissen möchten, welche Werte zwar noch im Normalbereich liegen, aber eben nicht optimal sind. Lassen Sie sich das Ergebnis aushändigen, damit Sie sich selbst informieren und notfalls eine zweite Meinung einholen können.

8 Blutuntersuchungen, die Ihnen wirklich helfen können

1. Umfassende Stoffwechseluntersuchungen

Bei dieser grundlegenden Blutuntersuchung werden der Blutzucker, die Elektrolyte und andere Bestandteile untersucht, die auf eine gute Flüssigkeitsbalance und Filterfunktion hinweisen.

Warum untersuchen? Ein erhöhter Blutzuckerspiegel ist Gift fürs Gehirn. Er schadet der kognitiven Funktion und erhöht das Risiko für Alzheimer und andere Störungen. Dieser Test zeigt auch, ob Ihr Elektrolytspiegel in Ordnung ist. Den brauchen Sie für eine gute Flüssigkeitsbalance, eine optimale Gehirndurchblutung und viele andere körperliche und kognitive Funktionen.

> *Wichtig:* Viele Ärzte werden nur die grundlegenden Stoffwechselwerte abfragen, wenn nicht ausdrücklich eine umfassende Untersuchung verlangt wird. In dieser werden auch bestimmte Eiweißstoffe getestet, welche die Nieren- und Leberfunktion betreffen.

2. Nüchternblutzucker

Beim Nüchternblutzucker geht es, wie der Name schon sagt, um den Blutzuckerspiegel im nüchternen Zustand nach acht Stunden Fasten.

Warum untersuchen? Die umfassende Stoffwechseluntersuchung sagt schon einiges über den Blutzuckerspiegel aus und sollte nach acht- bis zwölfstündigem Fasten durchgeführt werden. Wenn das nicht der Fall ist, lassen Sie den Nüchternblutzucker extra untersuchen, um herauszufinden, ob Sie unter beginnendem Diabetes oder einer Insulinresistenz leiden. Dieser Test kann extrem wichtig für die Gesundheit Ihres Gehirns sein, weil ein hoher Blutzuckerspiegel, aber auch bereits eine Insulinresistenz das Risiko erhöht, an Alzheimer zu erkranken.

3. Hämoglobin A1C

Bei dieser Untersuchung wird festgestellt, wie viel Zucker an Ihre roten Blutkörperchen gebunden ist. Auf diese Weise kann man feststellen, wie hoch der Blutzuckerspiegel in den vergangenen drei Monaten war.

Warum untersuchen? Der Test informiert Ihren Arzt darüber, ob Sie unter Diabetes oder Insulinresistenz leiden, und hilft beim Management einer Diabetes-Medikation. Ich empfehle, diesen Test häufig zu machen, denn Diabetes und Insulinresistenz kommen sehr häufig vor und bleiben viel zu oft unerkannt. 30 Millionen Menschen in den USA sind Diabetiker, ein Viertel von ihnen wissen nichts davon. 84 Millionen Menschen in den USA leiden unter einer Insulinresistenz – bei 90 Prozent ist diese Störung unentdeckt.[1] Aus diesem Grund sollte jeder über 45 Jahren den Test machen lassen, außerdem alle, die übergewichtig sind, nicht regelmäßig Sport treiben oder andere Risikofaktoren aufweisen. Da viele von uns übergewichtig und körperlich inaktiv sind, sollte den Test im Grunde genommen jeder machen.[2]

4. Blutfette

Hier geht es um Cholesterin und andere Blutbestandteile, die nicht wasserlöslich sind. Der Test bestimmt das Gesamtcholesterin, die Triglyzeride, das gesunde HDL-Cholesterin und das ungesunde LDL-Cholesterin.

Warum untersuchen? Erhöhte Blutfettwerte können für ein Verstopfen der Arterien sorgen, sodass die Versorgung des Gehirns mit Sauerstoff und Nährstoffen beeinträchtigt wird. Ein hoher LDL-Spiegel kann die Entwicklung von Alzheimer fördern,[3] während ein erhöhter Triglyzeridspiegel das Gedächtnis und die exekutive Funktion behindern kann.[4] Zum Glück kann ein erhöhter HDL-Spiegel wiederum Alzheimer und andere neurodegenerative Störungen verhindern.[5]

5. C-reaktives Eiweiß

CRP ist eine Substanz, die in der Leber produziert wird, wenn der Körper mit Entzündungen zu kämpfen hat. Der Test misst den CRP-Wert im Blut und sagt Ihrem Arzt, ob Sie unter körpereigenen Entzündungen leiden.

Warum untersuchen? Entzündungen behindern die kognitive Funktion und erhöhen das Risiko für praktisch jede Krankheit. Ein CRP-Test kann auch zeigen, ob Sie unter einer chronischen entzündlichen Krankheit wie zum Beispiel Arthritis leiden.[6]

6. Vitamin D

In der Medizin ist erst seit relativ kurzer Zeit bekannt, wie wichtig der Spiegel des auch Sonnen-Vitamin genannten Vitamin D für den Menschen ist. Wie der Name schon sagt, soll mit dieser Untersuchung festgestellt werden, ob Sie genug Vitamin D im Blut haben.

Warum untersuchen? Ein zu niedriger Vitamin-D-Spiegel kann Entzündungsreaktionen hochtreiben, sodass kognitive Störungen entstehen, ganz zu schweigen von Gewichtszunahme und einem erhöhten Diabetes- und Krebsrisiko oder der Wirkung auf die Knochengesundheit. Neuere Forschungen zu Vitamin D besagen, dass Vitamin D möglicherweise auch das Immunsystem stimuliert und hilft, amyloide Plaques abzubauen, die Demenz und Alzheimer verursachen können. Vitamin D wirkt außerdem regulierend auf die Stimmung – ein niedriger Spiegel steht im Zusammenhang mit Depressionen. Obwohl es so viele positive Aspekte hat, kommen die meisten Menschen in nördlichen Breiten nicht auf die empfohlene tägliche Menge.

7. Hormonstatus

Dieser Test sieht je nach Geschlecht unterschiedlich aus, denn er prüft, ob der Körper genug Geschlechtshormone bildet. Bei Frauen werden normalerweise Östrogen, Progesteron, FSH und Testosteron getestet. Bei Männern geht es um Testosteron, Östradiol und Dehydropiandrosteron (DHEA), ein Steroid, das für die Produktion von Testosteron und Östrogen gebraucht wird.

Warum untersuchen? Viele Lebensumstände – Ernährung, körperliche Aktivität, Schlafmuster, Medikamente, Schadstoffexposition – können sich auf unseren Hormonstatus auswirken. Hormonelle Störungen können aber Schaden im Gehirn anrichten, Entzündungen, Stress und Zellschädigungen hervorrufen. Sie können unser Gedächtnis beeinträchtigen, unsere exekutive Funktion und unsere Stimmung. Außerdem führen sie zu Erschöpfung, Gewichtszunahme, Schlafstörungen, Libidostörungen und Stimmungsschwankungen.

8. Schilddrüsenhormone

Die Schilddrüsenwerte sind von großer Bedeutung, weil wir inzwischen wissen, dass sie unsere gesamte Gesundheit beeinflussen. Viele Menschen, vor allem Frauen, leiden unter Störungen der Schilddrüsenhormone. Dieser Test stellt fest, wie gut Ihre Schilddrüse arbeitet und ob Sie die richtigen Mengen der verschiedenen Schilddrüsenhormone im Körper haben: T3, T4 und TSH.

Warum untersuchen? Wenn einer der Schilddrüsenwerte zu niedrig ist, kann sich das auf das Gedächtnis, die exekutive Funktion und die Konzentrationsfähigkeit auswirken. Außerdem steigt das Risiko für Depressionen und andere Störungen der Stimmung. Eine Unterfunktion der Schilddrüse kann Gewichtszunahme, Erschöpfung, Muskel- und Gelenkschmerzen und viele andere unangenehme Symptome hervorrufen. Eine Überfunktion kann sich in Gewichtsverlust, Herzrasen, Schwitzen und Reizbarkeit äußern.

> *Wichtig:* Sagen Sie Ihrem Arzt, dass nicht nur der TSH-Wert, sondern alle Schilddrüsenhormone untersucht werden sollen. Der TSH-Wert kann normal ausfallen, obwohl der Körper nicht genug T3 oder T4 produziert.

Fallbeispiel: Wie der Feuerwehrhauptmann Ken durch eine Blutuntersuchung seinem Suchtproblem auf die Spur kam

Ken war 59 Jahre alt und hatte 37 Jahre seines Lebens dem Dienst bei der Feuerwehr gewidmet, als wir uns kennenlernten. Da mein Vater ebenfalls Feuerwehrmann war, wusste ich viel über die berufsbedingten Gefahren, denen sein Gehirn und sein Körper über Jahrzehnte ausgesetzt waren.

Da ich auch wusste, wie viele Feuerwehrleute mit Suchtproblemen zu kämpfen haben, war ich nicht überrascht, als Ken mir beichtete, auch er sei davon betroffen. Er war zu mir gekommen, um sein Gehirn besser zu verstehen und so etwas gegen seine Abhängigkeit tun zu können. Zu dieser Zeit plagten ihn auch Benommenheit, Erschöpfung, Koordinations- und Gleichgewichtsprobleme. Und er hatte erheblich zugenommen. Vor Kurzem war eine Angststörung bei ihm festgestellt worden und auch sein Kurzzeitgedächtnis hatte gelitten. Für jemanden, der regelmäßig sein Leben aufs Spiel setzt, um anderen zu helfen, war das ein Weckruf. Ihm war klar, dass er etwas tun musste, um sein eigenes Leben zu retten.

Zunächst gab ich ihm den Rat, eine Blutuntersuchung vornehmen zu lassen. Die Ergebnisse waren erhellend. Sein BMI lag bei 35, er war also fettleibig. Dazu kamen ein erhöhter Blutzuckerspiegel, Bluthochdruck, ein erhöhter Cholesterin- und Triglyzeridspiegel sowie ein zu niedriger Vitamin-D-Spiegel. Seine Blutwerte zeigten außerdem, dass er an einer Schilddrüsenunterfunktion litt – kein Wunder, dass er so erschöpft war und zugenommen hatte.

Da er übergewichtig und ständig müde war, empfahl ich ihm als Nächstes eine Untersuchung im Schlaflabor. Dort wurde eine Schlafapnoe festgestellt – er hatte Atemaussetzer und benötigte daher Unterstützung beim Atmen in der Nacht. Als wir im nächsten Schritt seine Ernährung überprüften, wurde klar, dass er ein Stressesser war und sich im Wesentlichen von Fastfood, Zucker und Limonade ernährte, oft bis unmittelbar vor dem Schlafengehen.

Was seine Abhängigkeit – eine Spielsucht – betraf, sorgten wir für eine psychologische Betreuung in einem ambulanten Zentrum. Während diese Behandlung lief, unternahmen wir die ersten Schritte, um seine neurologischen Symptome zu bekämpfen. Die Blutuntersuchung hatte gezeigt, dass er seine Ernährung sofort umstellen musste – weniger Fleisch, und wenn, dann nur noch hochwertiges Bio-Fleisch von Weidetieren, weniger Fastfood, richtiges Essen auf Pflanzenbasis statt verarbeiteter Lebensmittel.

Während wir damit beschäftigt waren, beschloss Ken, regelmäßig Sport zu treiben. Es dauerte nicht lange, dann schloss er sich einem neunwöchigen Laufprogramm an – vor seinem 63. Geburtstag absolvierte er seinen ersten 5000-Meter-Lauf. Er zählte auch seine Schritte im Alltag mit dem Ziel, täglich auf mindestens 6000 zu kommen. Oft kam er sogar auf 10.000. Mithilfe der Atemunterstützung durch die CPAP-Maschine erhöhte er seine Schlafdauer auf siebeneinhalb Stunden – seine Smartwatch legte davon Zeugnis ab.

Vor Kurzem hat er wieder eine Blutuntersuchung machen lassen, die uns zeigte, dass seine harte Arbeit und seine Konsequenz Früchte tragen. Er hat erheblich an Gewicht verloren (von 180 auf 102 Kilo) und braucht keine Medikamente außer dem Schilddrüsenhormon. Seine Blutzuckerwerte, sein Blutdruck und auch seine Blutfettwerte befinden sich heute im Normalbereich.

Nachdem sich sein Gewicht stabilisiert hat, benötigt er auch die Atemunterstützung nicht mehr. Er ist immer noch dabei, seinen BMI in den gesunden Bereich zu bringen, aber er kommt mit allen auftauchenden Problemen besser zurecht und hat ein ganzes Arsenal an Strategien gegen den inneren Schweinehund entwickelt. Er führt ein selbstbestimmtes Leben. Und er fühlt sich stärker, glücklicher und gesünder als je zuvor.

> *Mein Tipp:* Eine Blutuntersuchung kann Sie motivieren, etwas für Ihre Gesundheit zu tun und Ihr Leben zu verändern. Für Ken und viele andere haben sich daraus konkrete Ziele ergeben. Wenn Sie sehen, wie Ihr Gewicht abnimmt und wie die Blutwerte wieder in einen gesunden Bereich kommen, ist das nicht nur eine Belohnung für alle Mühen, sondern es verändert Ihr ganzes Leben.

Der eine Test, der Ihr Gehirn retten kann

Kaum etwas kann so entscheidend für die Gesundheit Ihres Gehirns sein wie ein schlichter Hörtest. Nach einer Studie, die in der *New York Times* veröffentlicht wurde, ist eine beginnende Schwerhörigkeit „das größte beeinflussbare Risiko für Demenz, größer als Rauchen, Bluthochdruck, zu wenig Bewegung und soziale Isolation".[7] Schon ein geringfügiger Hörverlust, der sich noch im Normalbereich bewegt, kann die Leistungsfähigkeit des Gehirns verringern, Ihre Denkfähigkeit und Vernunft herabsetzen und das Gedächtnis beeinträchtigen.[8]

Wenn wir nicht mehr gut hören, bedeutet das mehr Arbeit für unser Gehirn, sodass ihm dann für andere, eigentlich wichtigere Aufgaben die Kraft fehlt. Schwerhörigkeit führt außerdem zu sozialer Isolation und erhöht indirekt das Risiko, an einer Demenz zu erkranken. Ein unbehandelter Hörverlust kann das Demenzrisiko innerhalb von fünf Jahren um 50 Prozent erhöhen und steigert auch das Risiko um 40 Prozent, an einer Depression zu erkranken.[9]

Die gute Nachricht lautet freilich: Einen Hörtest zu machen ist kein Problem. Sprechen Sie mit Ihrem Haus- oder Ohrenarzt, er kann Ihnen einen Akustiker empfehlen. Wenn Sie bereits schwerhörig sind, sollten Sie sich so bald wie möglich ein Hörgerät zulegen. Die Dinger sind nicht schön, fühlen sich möglicherweise unangenehm an, und auch der Klang ist gewöhnungsbedürftig, aber sie können den Unterschied zwischen einem gesunden, funktionsfähigen Gehirn und geistigem Abbau und Demenz ausmachen.

Wenn Sie noch gut hören, schützen Sie Ihr Gehör, indem Sie Ohrstöpsel oder geräuschreduzierende Kopfhörer oder Ohrenschützer tragen, sobald Sie lauten Geräuschen ausgesetzt sind, das gilt auch für Konzerte oder Bauarbeiten. Wenn Sie Musik oder Podcasts über Kopfhörer hören, drehen Sie die Lautstärke so weit herunter wie möglich.

Einfach Anfangen – 4 Schritte, um Ihre Ziele umzusetzen

Viele Menschen setzen sich ganz erstaunliche Ziele. Sie wollen ihr Gehirn verändern, jetzt sofort, und dazu nehmen sie sich vor, ihre Ernährung umzustellen, täglich Sport zu treiben, acht Stunden pro Nacht zu schlafen, morgens zu meditieren, abends Yoga zu machen und endlich abzunehmen ...

Das klingt gut und wir brauchen diesen Ehrgeiz und Optimismus, um Veränderungen in die Wege zu leiten, die unsere geistige Kraft und Leistung nachhaltig verbessern. Aber um diese Veränderungen über einen längeren Zeitraum auch wirklich durchzuhalten, bennötigen Sie wahrscheinlich ein bisschen Unterstützung. Sonst halten Sie unter Umständen nicht lange genug durch, um wirklich langfristigen Einfluss auf Ihre körperliche, mentale und kognitive Gesundheit zu nehmen.

> *Wichtig:* Der Erfolg bei der konsequenten Umsetzung neuer Lebensgewohnheiten hat nichts mit Ihrer Entschlossenheit oder Ihrer Selbstdisziplin zu tun.

95 Prozent aller Diäten funktionieren nicht und die meisten Menschen haben das verlorene Gewicht nach einigen Monaten oder gar Wochen schon wieder drauf.[10] Nur 8 Prozent der Menschen, die sich zum Jahreswechsel gute Vorsätze zugelegt haben, erfüllen diese auch. In Worten: Acht Prozent![11]

Aber wenn Entschlossenheit und Selbstdisziplin nicht ausschlaggebend für den langfristigen Erfolg sind, was brauchen Sie dann, um neue Gewohnheiten durchzuhalten? Ich möchte Ihnen nun vier Methoden an die Hand geben, um Ziele in die Realität umzusetzen und neue Gewohnheiten zu genießen, statt sie als Anstrengung zu empfinden.

1. Fangen Sie klein an

Studien zeigen, dass Menschen, die sich realistische, schrittweise erreichbare Ziele setzen, diese eher erreichen als Menschen, die versuchen, alles auf einmal zu machen: Ernährung umstellen, Sport, Schlaf und andere Gewohnheiten.[12] Wenn Sie also jeden Tag mit gezuckerten Frühstücksflocken oder Bagels beginnen, wenn Sie zum Mittagessen ein Sandwich lieben und sich abends Pizza bestellen, dazu Kaffee, Sportgetränke und/oder Alkohol, dann werden Sie es kaum schaffen, auf einen Schwung alle verarbeiteten Lebensmittel, das Koffein, den Alkohol und Zucker rauszuschmeißen und durch Meeresfrüchte, Hülsenfrüchte, Obst und Gemüse zu ersetzen. Wenn Sie es doch versuchen, werden Sie das Gefühl haben, auf alles Schöne in Ihrem Leben verzichten zu müssen. Außerdem werden Sie Essgelüste bekommen – die man im Prinzip leicht überwinden kann, aber nur wenn man sich die Zeit nimmt, Alternativen auszuprobieren.

Statt also gleich alles auf einmal aufzugeben, fangen Sie langsam und Stück für Stück damit an, verarbeitete Lebensmittel aus Ihrer Ernährung zu verbannen. Wenn Sie das erreicht haben, reduzieren Sie allmählich die Koffeinmenge, bis Sie mit einem Becher Kaffee pro Tag zurechtkommen, vielleicht auch mit einem halben. Wenn sich das Gefühl einstellt, dass Sie diese beiden Dinge unter Kontrolle haben, reduzieren Sie als Nächstes den Alkohol und alle Arten von zugesetztem Zucker.

Bedenken Sie auch, dass Sie vielleicht gar nicht alles auf einmal verändern wollen: Ernährung, Fitnessroutine, Trinkmenge, Schlaf, Stressmanagement und Nahrungsergänzung – das kann eine ziemliche Überforderung bedeuten. Ich habe Klienten, die alles auf einmal angehen, andere fühlen sich schon überfordert, wenn sie zwei Dinge gleichzeitig angreifen sollen. Zu welcher Gruppe auch immer Sie gehören, gehen Sie schrittweise vor und konzentrieren Sie sich auf nur eine liebgewonnene alte Gewohnheit pro Woche. Nach zehn Wochen haben Sie dann vermutlich zehn kleine, aber wichtige Veränderungen geschafft, die zusammengenommen einen deutlichen Einfluss auf Ihr Gehirn und Ihre Gesundheit haben.

2. Schreiben Sie's auf!

Wenn Sie Kalorien und Schritte zählen, Ihre Trinkmenge und Ihre Schlafdauer, dann werden Sie mehr Ehrgeiz entwickeln, gesunde Zahlen zu sehen. Und das hilft Ihnen, Ihre Ziele zu erreichen. Apps und andere Hilfsmittel liefern ständig Feedback und ermöglichen es, winzige Veränderungen in Echtzeit vorzunehmen. Manchmal ist es auch sinnvoll, die eigenen Aufzeichnungen mit Freunden oder Gleichgesinnten in einer Online-Community zu teilen. Dort erhält man Unterstützung, Motivation und Inspiration.

Aus all diesen Gründen liegt bei Menschen, die ihre Gewohnheiten aufschreiben, die Wahrscheinlichkeit höher, dass sie ihre Ziele erreichen.[13] Menschen, die Kalorien zählen, nehmen leichter und schneller ab als solche, die das nicht tun.[14] Und Menschen, die ihre körperliche Bewegung aufschreiben, gehen eher ins Fitnessstudio – und genießen es mehr – als solche, die nichts notieren.[15]

Ich empfehle meinen Klienten, neue gesunde Gewohnheiten mindestens zwölf Wochen lang in einem Tagebuch festzuhalten. Drei Monate machen Muster deutlich und helfen uns, Veränderungen vorzunehmen, wenn etwas nicht funktioniert. Wenn Sie also Kalorien zählen, stellen Sie vielleicht fest, dass Sie mehr essen, als Sie dachten, weil Sie beim Kochen gedankenlos naschen. Dann können Sie dagegen etwas unternehmen oder Ihren Partner bitten, eine Woche lang das Kochen zu übernehmen, um herauszufinden, welchen Einfluss das auf Ihre Kalorienaufnahme hat.

Ich persönlich zeichne praktisch alles auf, was gesundheitlich relevant ist, vor allem die sechs Werte, die ich Ihnen gleich auflisten werde. So kann ich kurzfristig Anpassungen vornehmen, um Ausreißer sofort wieder in den Griff zu bekommen. So habe ich zum Beispiel vor Kurzem durch meine Aufzeichnungen festgestellt, dass ich angefangen hatte, zu viel Zucker zu mir zu nehmen. Ich hatte nämlich jede Menge getrocknete Mango im Bioladen gekauft, und Trockenfrüchte sind, wie wir alle wissen, zwar sehr gesund, aber echte Zucker- und Kalorienbomben. Ein bisschen davon hier und da ist kein Problem, aber ich hatte gemerkt, dass ich ständig davon naschte und so auf Hunderte Kalorien und Dutzende Gramm Zucker täglich kam.

Als ich damit aufhörte, normalisierte sich mein Blutzuckerspiegel sofort wieder und ich hatte mehr Energie und weniger Heißhunger, vor allem beim Einkaufen.

Welche Gewohnheiten sollten Sie auf dem Schirm haben? Die Antwort hängt zum Teil von Ihren Zielen ab, aber ich würde mit den folgenden sechs anfangen. Natürlich müssen Sie Ihre Trinkmenge nicht kontrollieren, wenn Sie ohnehin so viel Wasser trinken wie ein Fisch. Und wenn Sie täglich Yoga machen, um Stress abzubauen, dann müssen Sie nicht aufschreiben, wie oft Sie meditieren. Letztlich liegt es an Ihnen, doch je mehr Sie schriftlich festhalten, desto erfolgreicher werden Sie sein, das garantiere ich Ihnen.

Wie sieht's mit Ihrem Gewicht aus?

Eine der besten Methoden für mehr Gehirnpower und Leistungsfähigkeit besteht darin, ein gesundes Gewicht zu erreichen und zu halten. Aber was ist das, ein gesundes Gewicht? Am einfachsten lässt sich das erkennen, indem Sie Ihren Body Mass Index (BMI) ausrechnen. Einige Trainer sagen vielleicht, der Fettanteil wäre aussagekräftiger, aber als schneller Blick auf das Gesamtrisiko für die Gesundheit ist der BMI nach Ansicht vieler Experten eine gute Wahl.[16] Wenn Sie eine professionelle Möglichkeit in Ihrer Nähe haben, Ihren Fettanteil zu messen, dann tun Sie das, um Ihr Zielgewicht zu erreichen.

Ansonsten können Sie den BMI ganz leicht ausrechnen, indem Sie Ihre Körpergröße miteinander malnehmen (also zum Beispiel 1,75 mal 1,75) und diesen Betrag durch Ihr aktuelles Körpergewicht teilen. Es gibt auch Online-BMI-Rechner, in die Sie nur Größe und Gewicht eingeben müssen.

Ein BMI über 30 deutet auf Fettleibigkeit hin. In einem solchen Fall sollten Sie mit einem Arzt oder einem Dietologen sprechen, um ein individuell auf Ihre Bedürfnisse hin abgestimmtes Abnehmprogramm zu entwickeln. Ein BMI zwischen 25 und 29,9 bedeutet Übergewicht. Auch in diesem Fall sollten Sie abnehmen. Meine Ernährungsempfehlung für ein fitteres Gehirn ist ein Weg dorthin, wenn Sie relativ wenige Kalorien zu sich nehmen (dazu gleich mehr).

Wenn Ihr BMI zwischen 18,5 und 24,9 liegt, sind Sie im gesunden Bereich – Glückwunsch! Ein BMI unter 18,5 bedeutet Untergewicht. Auch in einem solchen Fall sollten Sie mit Ihrem Arzt sprechen und dafür sorgen, dass Sie genug Nährstoffe zu sich nehmen, um Gehirn und Körper zu unterstützen.

Wenn Sie Ihren BMI kennen und Gewicht abbauen oder halten müssen, empfehle ich Ihnen, jeden Tag auf die Waage zu steigen und zu sehen, ob Sie auf dem richtigen Weg sind. Ihr Gewicht kann und wird von Tag zu Tag schwanken, aber wenn Sie sich täglich wiegen, wird das zur Gewohnheit und Sie können sofort reagieren, auch wenn Sie sich an einem bestimmten Tag mehr oder weniger bewegen. Auf diese Weise verhindern Sie auch, dass aus einem halben Kilo fünf werden, ohne dass Sie es merken – denn so etwas passiert leicht, wenn wir älter werden und der Stoffwechsel sich verlangsamt. Wenn Sie sich regelmäßig wiegen, sehen Sie auch, ob Sie zunehmen, ohne mehr zu essen oder sich weniger zu bewegen – wenn Sie bestimmte Medikamente einnehmen, zu wenig schlafen oder mit dem Stress nicht mehr zurechtkommen. All das kann nämlich dazu führen, dass sich der Körper förmlich an das Fett klammert.

Aus diesen Gründen zeigen Studien, dass Menschen, die sich täglich wiegen, am ehesten Gewicht verlieren, unabhängig von ihrer Ernährung und ihrem Bewegungslevel.[17] Um verlässliche Ergebnisse zu erhalten, wiegen Sie sich am besten jeden Tag zur selben Zeit, vorzugsweise am Morgen vor dem Frühstück.

Ihr Kalorienverbrauch

Den Kalorienverbrauch aufzuzeichnen ist eine der erhellendsten und wirkungsvollsten Strategien. Die meisten Menschen haben keine Ahnung, wie viele Kalorien sie täglich zu sich nehmen. Und wenn sie anfangen, alles aufzuschreiben, stellen sie erschrocken fest, dass sie viel zu viel essen und trinken. Denn egal, ob Sie hauptsächlich Eiweiß, Fett oder Kohlenhydrate zu sich nehmen – wenn Sie zu viele Kalorien bekommen, nehmen Sie zu.

Bevor Sie mit dem Aufschreiben anfangen, sollten Sie herausfinden, wie viele Kalorien Sie täglich benötigen, um Ihr

Gewicht zu halten und gesund zu bleiben. Die meisten Apps auf diesem Gebiet enthalten einen Kalorienrechner, der Ihren täglichen Energiebedarf unter Berücksichtigung von Alter, Geschlecht, Größe, Gewicht und Aktivitätslevel ausrechnet. Wenn Ihre App das nicht macht, suchen Sie sich eine Berechnungsmöglichkeit im Internet. Und ein guter Rat: Wenn Sie nicht gerade extrem aktiv sind, sollten Sie „sitzende Tätigkeit" oder „leichte Aktivität" angeben. Die meisten von uns überschätzen die Wirkung von Bewegung auf den Kalorienverbrauch.

Im nächsten Schritt sollten Sie, wenn Sie es nicht schon getan haben, eine App suchen, in die Sie alles eintragen, was Sie essen und trinken, um so Ihren täglichen Kalorienkonsum auszurechnen. Denken Sie daran, wirklich alles aufzuschreiben, jedes Stückchen, jedes Schlückchen, auch wenn Sie etwas nur probieren oder den Rest Erdnussbutter vom Messer ablecken (was Sie natürlich ohnehin nicht tun sollten). Diese Minimengen können sich, vor allem wenn es sich um energiereiche Lebensmittel handelt, schnell zu einem großen Faktor summieren. Nutzen Sie die App, um herauszufinden, wie viele Kalorien Sie täglich essen und trinken und ob Sie Ihre Kalorienaufnahme reduzieren sollten, um Ihr Gewicht zu halten oder abzubauen. Ihr BMI und Ihre empfohlene tägliche Kalorienmenge helfen Ihnen dabei.

Mehr Bewegung!

Sie bewegen sich eher und auch mehr, wenn Sie es aufschreiben. So legen Sie sich selbst Rechenschaft über das ab, was Sie tun, und es ist außerdem ungeheuer befriedigend, wenn Sie Ihren Fortschritt Tag für Tag und Woche für Woche sehen. Aus diesem Grund werden Menschen, die Ihre Sporteinheiten aufschreiben, wesentlich aktiver.[18]

Sie können für die Aufzeichnungen einen schlichten Wand- oder Taschenkalender nehmen. Vielleicht fühlt es sich viel befriedigender an, wenn Sie mit der Hand schreiben, statt alles in eine App zu tippen. Außerdem sehen Sie so mehr.

Andererseits nutzen Unmengen von Leuten mit großem Erfolg sogenannte Fitness-Apps oder Fitnesstracker. Der Vorteil der Apps besteht darin, dass viele, zum Beispiel der Schrittzähler, der in vielen Smartphones bereis vorinstalliert ist, auch die Schritte im Alltag aufzeichnen und Ihnen so einen Anreiz bieten, sich mehr zu bewegen, sei es durch herkömmlichen Sport oder einfach dadurch, dass Sie mehr zu Fuß gehen. Manche Apps und Tracker erlauben es, den eigenen Fortschritt mit anderen zu teilen, was zusätzliche Motivation und Unterstützung bietet. Und schließlich können Sie mit manchen Apps auch gleich Ihr Gewicht tracken, die Kalorienaufnahme, die Trinkmenge, die Schlafzeiten und so weiter. So haben Sie Ihre gesamten Aufzeichnungen an einem Ort.

Ich liebe die iPhone-App Stepz, mit der ich meine täglichen Schritte, die zurückgelegte Strecke und die verbrannten Kalorien messe. Die App verlangt von ihren Benutzern täglich 10.000 Schritte – eine Zahl, die häufig als gesundheitsrelevant angegeben wird. Sie schickt einen Glückwunsch, wenn das Ziel erreicht ist, oder feuert Sie mit unterschiedlichen Farben an. Bevor ich Stepz für mich entdeckte, war mir gar nicht klar, wie aktiv ich in meinem Alltag war. Und warum ist das Schrittezählen noch wichtig, wenn man jeden Tag Sport treibt? Weil die Forschung zeigt, dass Sport die vielen Nachteile eines sitzenden Lebensstils niemals ausgleichen kann und dass Menschen, die auch außerhalb des Fitnessstudios aktiv sind, einfach gesünder sind.[19] Als ich anfing, mehr zu Fuß zu gehen, stellten sich bald mehr Energie und geistige Klarheit ein und ich fühlte mich den ganzen Tag wacher.

Das Trinken nicht vergessen!

Es gibt zahllose kostenlose oder preiswerte Apps, mit denen Sie ausrechnen können, wie viel Sie bei Ihrer Größe und Ihrem Gewicht (und je nach Geschlecht) brauchen. Dann können Sie die tatsächlich getrunkene Menge dort eingeben, um so Ihr Ziel zu erreichen, gut hydriert zu sein. Einige Apps schicken Warnsignale, wenn Sie mal wieder etwas trinken sollten, andere – zum Beispiel Waterlogged – bieten die Möglichkeit, die Größe Ihres Glases oder Ihrer Flasche einzugeben, sodass Sie genau abschätzen können, wie viel Sie trinken. Eine clevere App namens Plant Nanny zeigt am Bild einer niedlichen animierten Blume, ob Sie genug trinken. Wenn Sie Ihre Trinkmenge lieber von Hand aufschreiben, führen Sie ein Trinktagebuch. Ihr tägliche Trinkmenge sollte als Mann 3,7 Liter, als Frau 2,7 Liter Wasser betragen.

Bevor ich vor Jahren anfing, meine Trinkmenge aufzuzeichnen, hatte ich keine Ahnung, wie wenig Wasser ich zu mir nahm. Die Aufzeichnungen waren sowohl sehr erhellend als auch erschreckend, denn ich trank nicht auch nur annähernd genug, um mein Gehirn mit ausreichend Wasser zu versorgen. Seitdem habe ich immer eine große Ein-Liter-Stahlflasche mit gefiltertem Wasser bei mir und sorge dafür, dass ich sie drei Mal leertrinke, bevor ich ins Bett gehe. Wenn ich es nicht aufschreiben und anhand der Flasche überprüfen würde, dann würde ich heute noch meine Ziel-Trinkmenge verfehlen.

Schlaf hält gesund

Die meisten Menschen überschätzen, wie viele Stunden sie schlafen. Wenn Sie es aufschreiben, bekommen Sie harte Daten und sehen, ob Sie etwas an Ihrer Routine verändern müssen, um die Gesundheit und Funktion Ihres Gehirns zu stärken.

Außerdem können Sie auf diese Weise feststellen, ob irgendwelche Symptome, die Sie an sich feststellen, durch schlechten Schlaf verursacht sind. Probleme wie Erschöpfung am Tag, Gehirnnebel, schlechtes Gedächtnis, Heißhunger, Gewichtszunahme, Motivationsmangel, Angstzustände und depressive Verstimmungen werden allzu leicht mit anderen Ursachen begründet. Dabei könnte es sein, dass Ihr Gehirn und Ihr Körper ganz einfach regelmäßig acht Stunden Schlaf brauchen.

Schlaftracker wie Smartphone-Apps und Smartwatches können Ihre Schlafdauer, die Qualität des Schlafs und die Dauer des Tiefschlafs und des sogenannten REM-Schlafs abschätzen. Einige können sogar den Wecker so programmieren, dass Sie nicht aus einer Tiefschlafphase herausgerissen werden, sodass Sie sich weniger „erschlagen“ fühlen, wenn Sie wach werden.

Übrigens können Schlaftracker einen Apnoe-Test nicht ersetzen. Wenn Sie den Verdacht haben, dass Sie unter Apnoe leiden, sprechen Sie mit Ihrem Arzt darüber.

Wenn Sie Meditation zum Stressabbau nutzen wollen, können Sie Ihre Fortschritte aufzeichnen, sich Anleitung holen und mehr darüber erfahren, was sich in Ihrem Inneren abspielt, indem Sie eine App oder Smartwatch nutzen.

Apps wie *Mindfulness* und *Sattva* bieten geführte Meditationen und die Möglichkeit, darüber Buch zu führen, wie oft Sie üben. So können Sie auch Trends identifizieren, die sich aus Ihrer Praxis ergeben, zum Beispiel, ob Sie sich weniger gestresst und besser fokussiert fühlen, wenn Sie mehr üben.

Sensoren wie *Muse* übernehmen das Konzept einer App, erweitern ihre Fähigkeiten aber erheblich. Ich mag *Muse*, weil ich sofort ein Feedback darüber erhalte, was bei der Meditation in meinem Gehirn abläuft.

Muse überprüft die Gehirnwellen und signalisiert mit dem Geräusch eines herannahenden Gewitters, wenn Sie Ihre Gedanken beruhigen müssen, während ruhiges Wetter und Vogelgezwitscher ein vollkommen entspanntes Gehirn anzeigen. Das Gerät lässt sich mit einem Smartphone koppeln, sodass Sie Ihre Fortschritte mit dem kognitiven Status zusammenführen können. So bleiben Sie fokussiert und motiviert und werden regelmäßig meditieren.

Muse ist aber nicht der einzige Meditations-Sensor. Ich empfehle es trotzdem, weil seine Funktion auf den Grundprinzipien der Neurowissenschaft beruht. Allerdings ist es nicht billig. Die Grundversion kann um die 200 Dollar kosten.

3. Sie brauchen einen Coach!

Wenn Sie einen Menschen in Ihrem Leben haben, dem Sie Rechenschaft über Ihren Weg ablegen, erhöht das nach Auskunft der Forschung Ihre Chance, Ihr Ziel zu erreichen, um bis zu 65 Prozent. Und wenn Sie sich mit diesem Menschen auch noch regelmäßig treffen, dann steigt die Chance bis auf 95 Prozent.[20] Das kann der Ehepartner, ein enger Freund, ein Kollege oder ein ausgebildeter Profi – ein Personal Trainer, Ernährungsspezialist, Therapeut oder kognitiver Coach – sein. Die Treffen mit Ihrem Coach müssen weder zeitlich noch sonst wie aufwendig sein. Vielleicht reichen schon fünf Minuten am Telefon, bei denen Sie von Ihren Tracking-Daten in einem bestimmten Bereich erzählen. Ein Grund, warum meine Klienten ihre Gesundheitsziele erreichen, liegt darin, dass sie mich als ihren ständigen Coach und Cheerleader ansehen. Ich helfe ihnen nicht nur, den richtigen Weg zu finden, sondern biete ihnen auch Unterstützung und Motivation.

Warum Sie Ihren Blutdruck messen und aufzeichnen sollten

Fast 11 Millionen Amerikaner leiden unter Bluthochdruck, ohne es zu wissen.[21] Normalerweise verursacht Bluthochdruck nämlich keine akuten Symptome – deshalb wird er auch „der leise Killer“ genannt. Wenn der Blutdruck zu hoch ist, kann die zusätzliche Belastung die Arterien schädigen und verhindern, dass genug Blut ins Gehirn gelangt, ganz zu schweigen vom restlichen Körper. Außerdem setzt Bluthochdruck Ihr Herz unter Stress.

Wenn Sie Ihren Blutdruck täglich messen und aufzeichnen, wissen Sie, wann es Zeit ist, einen Arzt aufzusuchen. Ich messe täglich meinen Blutdruck und Puls und schreibe beides zu meinen übrigen Daten, sodass ich die Ergebnisse vergleichen kann. Wenn Sie bereits wissen oder ahnen, dass Ihr Blutdruck nicht in Ordnung ist, warten Sie nicht länger, sondern gehen Sie zum Arzt. Und befolgen Sie die Ratschläge Ihres Arztes zur Behandlung und Überwachung.

4. Sorgen Sie für Freude

Entwickeln Sie einen gesunden Anreiz – zum Beispiel einen Einkauf von Bio-Obst und -Gemüse oder ein paar Tage Urlaub an einem Ort, wo Sie sich entspannen können –, wenn Sie 5 Kilo abgenommen, zwei Monate lang täglich meditiert oder komplett auf Alkohol und Kaffee verzichtet haben. Suchen Sie sich einen Sport, den Sie wirklich mögen, verabreden Sie sich mit Freunden, gemeinsam ein Gesundheitsziel zu erreichen oder lange Spaziergänge zu unternehmen – alles, was Ihnen Freude macht. Und denken Sie immer daran: Sie sind auf einem großartigen Weg, um der klügste, gesündeste und glücklichste Mensch zu werden, der Sie sein können. Das ist nach jedem erreichten Schritt eine Feier wert.

Fallbeispiel: Ein Footballstar schöpft wieder Hoffnung

In Kapitel 6 habe ich bereits von Ed White erzählt, der im Alter von 62 Jahren das Kaffeetrinken aufgab. Eds Geschichte liebe ich aber auch noch aus einem anderen Grund: Er entwickelte nämlich für sich eine Methode, die Gewohnheiten aufzuzeichnen, die seine Gesundheit verbessert und sein Leben zum Positiven verändert haben.

Vor zwei Jahren diagnostizierte man bei Ed Alzheimer im Frühstadium. Dies veränderte zwar sein Leben, seine Haltung aber nicht. Statt sich geschlagen zu geben, hat er beschlossen, zu den guten Gewohnheiten zurückzukehren, die er während unserer Zusammenarbeit gelernt hatte. Seine kognitive Gesundheit ist nicht optimal, aber er wünscht sich, dass sein Gehirn so viel leistet, wie es ihm unter diesen Umständen möglich ist.

Vor einem Jahr fing Ed an, fünf Werte aufzuzeichnen: sein Gewicht, seine Kalorienaufnahme, die Schlafmenge, die Schritte und die Dauer des Intervallfastens. Diese Werte schreibt er in einem Kalender nieder. Am Ende jedes Tages gibt er sich Punkte oder besser gesagt: Sterne für jeden Bereich – ein Stern, wenn er das Gefühl hat, sein Ziel erreicht zu haben. Wenn er es nicht schafft, passiert gar nichts, er will sich ja nicht selbst entmutigen. Am Ende eines Monats zählt er nach, wie viele Tage mit fünf Sternen er hatte. Und im folgenden Monat versucht er, noch mehr Fünf-Sterne-Tage zu schaffen.

Ed macht das mit sehr viel Mitgefühl. Er gibt sich einen Stern, wenn er abgenommen hat, aber auch, wenn er sein Gewicht gehalten hat. Was die Kalorien angeht, gibt es einen Stern, wenn er sein Maximum nicht überschritten hat. Er versucht, zwischen Abendessen und der ersten Mahlzeit des nächsten Tages sechzehn Stunden vergehen zu lassen. Und in Sachen Schlaf gibt es einen Stern, wenn seine App die Schlafqualität und -dauer als „gut“ bewertet. Außerdem zählt er mithilfe dieser App seine Schritte. Sein Ziel sind 10.000, aber einen Stern gibt es schon, wenn er 5.000 Schritte schafft.

Seitdem Ed seine Gewohnheiten wieder trackt, hat er mehr als 35 Kilo verloren, seinen Schlaf verbessert, seine Gelenkschmerzen verringert und seine geistige Klarheit deutlich verbessert. Wenn er mal ein paar Tage nicht alles aufschreibt, fällt er nur allzu leicht wieder in die alten schlechten Gewohnheiten zurück – zu viel essen, zu wenig Schlaf, zu wenig Bewegung. Aber er macht sich in einem solchen Fall keine Vorwürfe, sondern nimmt ihn zur Kenntnis und kehrt zu den guten Gewohnheiten zurück. Im Übrigen genießt er das Messen und Aufzeichnen, weil er das Gefühl hat, die Kontrolle über sein Leben zu behalten. Für ihn ist das Ganze auch ein wenig ein Spiel.

Ed genießt das so sehr, dass er kürzlich beschlossen hat, noch fünf weitere Werte aufzuzeichnen: Trinkmenge, Nahrungsergänzung, die Zeit, die er mit Gehirnjogging verbringt, die Menge an grünem Saft und den Blutdruck. Jetzt gibt es also auch noch einen Stern, wenn er genug getrunken hat, wenn er alle seine Nahrungsergänzungsmittel nimmt, wenn er mindestens 20 Minuten Denkspiele macht, wenn er ein Glas grünen Saft trinkt und wenn sein Blutdruck im Normalbereich liegt. So sind jetzt also Zehn-Sterne-Tage möglich.

Nach einem Jahr mit dieser Methode sagt er von sich, er fühle sich stärker und klarer im Kopf, unabhängig von der Diagnose.

> *Mein Tipp:* Selbstbeobachtung kann motivierend sein und uns das Gefühl geben, Macht über die Dinge zurückzugewinnen. Sie kann auch eine Form der Selbstfürsorge und des Selbst-Mitgefühls sein. Für Ed ist das Tracking ein Ansporn, jeden Tag noch ein bisschen besser zu werden.

Epilog: Was Sie sonst noch tun können, um Ihr Gehirn zu optimieren

Glückwunsch! Sie haben jetzt alles, was Sie brauchen, um Ihr Gehirn zu optimieren. Wenn Sie alle Werkzeuge nutzen, die in diesem Buch vorgestellt wurden – Ernährung, Bewegung, Trinken, Nahrungsergänzungsmittel, Stressabbau, Optimismus und kognitives Training –, können Sie aus eigener Kraft einen gesunden Geist erreichen.

Für diejenigen, die immer noch einen Schritt weiter gehen möchten, gibt es einige Optionen, die Sie selbst erkunden können. Schließlich hat die Technologie auf dem Gebiet kognitive Gesundheit und Leistungsfähigkeit unglaubliche Fortschritte gemacht und es gibt sicher noch mehr Möglichkeiten, Ihr Gehirn zu überprüfen und zu verbessern – oder es wird sie zumindest in naher Zukunft geben.

Die Optionen, von denen ich hier abschließend spreche, sind weder billig noch leicht zugänglich, aber sie können helfen, wenn Sie das Gefühl haben, noch mehr für sich tun zu wollen oder es zu brauchen.

Hier also einige weitere Tipps, die nützlich sein können, wenn ein dauerhaft gesundes und leistungsfähiges Gehirn Ihr Ziel ist.

1. Neurofeedback

Neurofeedback ist eine der vielversprechendsten Erfindungen für unser Gehirn, denn es verbessert die Stabilität und Effizienz der neuronalen Verknüpfungen und hilft so, Ihre kognitive Leistungsfähigkeit zu steigern. Wenn Sie Biofeedback kennen – eine gebräuchliche Therapieform zur Kontrolle körperlicher Reaktionen wie Puls, Blutdruck und Muskelspannung –, dann können Sie sich ungefähr vorstellen, wie Neurofeedback funktioniert.

Es ist eine Art Biofeedback fürs Gehirn, bei der mithilfe eines EEGs die elektrischen Aktivitäten im Gehirn gemessen werden. Bei einem EEG (Elektroenezephalogramm) werden Sensoren an der Kopfhaut befestigt, die die Aktivität der Gehirnwellen in Echtzeit übermitteln. Diese Ergebnisse werden von einem Arzt interpretiert, der Ihnen hilft, auf verschiedene Weise diese Aktivität zu verändern.

Neurofeedback hat eine tief greifende Wirkung. Es hilft, die Verbindungswege zwischen Gehirnzellen neu zu „verdrahten", sodass die Kommunikation zwischen verschiedenen Gehirnarealen verbessert wird. Damit wird Ihr Geist effizienter; kognitive Fähigkeiten, Kreativität und Aufmerksamkeitsdauer verbessern sich. Diese Therapieform wird bereits genutzt, um schlecht funktionierende Bereiche anzusprechen und Symptome wie chronische Schmerzen, Depressionen, Angststörungen, Traumafolgen, Schlaflosigkeit, Kopfschmerzen und andere kognitive Störungen zu lindern. In den meisten Fällen werden mehrere Sitzungen nötig sein, doch schon mit einer Stunde Neurofeedback zeigen sich Verbesserungen in der kognitiven Kommunikation und bei den neuronalen Verknüpfungen.[1]

Ich hatte großen Erfolg mit dieser Methode, nachdem ich sie an mir selbst und in der klinischen Forschung ausprobiert habe. Bei den Footballspielern in meiner Studie nutzten wir Neurofeedback, um durch Verletzungen beschädigte Verbindungen im Gehirn zu stärken. Wir nutzten die Therapie auch, um individuelle Probleme wie ADHS, Angstzustände, Depressionen und Schlaflosigkeit anzugehen. Die Behandlung kommt ohne Medikamente aus und hat keine Nebenwirkungen. Was mir am besten gefällt, ist die Tatsache, dass man nicht einfach nur ein Pflaster auf das Problem klebt, sondern das Gehirn umtrainiert, sodass es für den Rest des Lebens besser funktioniert. In Deutschland ist Neurofeedback keine Leistung der gesetzlichen Krankenkasse. Es lohnt sich dennoch, nachzufragen, ob eine Behandlung bezuschusst wird *(Anm. d. Redaktion)*.

2. Ist ein Gehirnscan sinnvoll?

In diesem Buch war häufig von bildgebenden Verfahren und von der Art die Rede, wie diese das Leben und Denken vieler Menschen mit neurologischen Problemen verändert haben. Heißt das nun, Sie sollten gleich loslaufen und einen Scan von Ihrem Gehirn machen lassen? Nicht unbedingt. Sprechen Sie zunächst mit Ihrem Hausarzt oder einem Neurologen, denn für einen solchen Scan ist eine Verschreibung bzw. Überweisung nötig. Zudem gibt es verschiedene Arten von Scans, die unterschiedlichen Zwecken dienen und den Ärzten auch unterschiedliche Dinge über den Zustand Ihres Gehirns verraten. Ein CT setzt Ihren Körper nur einer kleinen Menge Strahlung aus, die nach ein oder zwei Tagen wieder abgebaut ist. Trotzdem sollten Sie sorgsam mit der Frage umgehen, was Sie mit Ihrem kostbarsten Organ tun.

Wenn Sie sich für bildgebende Verfahren interessieren und keine neurologischen Probleme haben, empfehle ich Ihnen ein quantitatives EEG (qEEG), bei dem die elektrischen Aktivitäten im Gehirn gemessen werden. So ein qEEG ist nicht invasiv und kommt ohne Strahlung aus, kann dem Arzt aber zeigen, wie effizient Ihr Gehirn arbeitet und in welchen Bereichen eine zu hohe Aktivität oder schwache neuronale Verknüpfungen bestehen. Daraus ergibt sich im Anschluss eine Empfehlung, an welchen Stellen sich eine Optimierung Ihrer kognitiven Funktion lohnen könnte und auf welche Weise Sie mentale oder Stimmungsprobleme angehen können.

Fragen Sie Ihren Hausarzt, wo man ein solches qEEG machen lassen kann. Es kann um die 600 Euro kosten, was deutlich weniger ist als die anderen Formen bildgebender Verfahren. Ihre Krankenkasse wird diese Kosten allerdings nur tragen, wenn dies aus medizinischen Gründen erforderlich ist.

3. Hyperbare Sauerstofftherapie

In Kapitel 4 habe ich erklärt, dass Bewegung die effektivste Art ist, die Durchblutung des Gehirns zu steigern. Noch besser ist nur die hyperbare Sauerstofftherapie geeignet, dem Gehirn mehr „Luft“ zu verschaffen. Dabei atmet man in einer kleinen Kammer reinen Sauerstoff ein, und zwar unter einem Druck, der drei Mal höher ist als der normale Luftdruck. So können die Lungen mehr Sauerstoff aufnehmen und das Gehirn wird mit mehr Blut, Sauerstoff und Nährstoffen versorgt.

Die hyperbare Sauerstofftherapie wird als Off-Label-Therapie genutzt, um kognitive Schäden bei Menschen zu beheben, die eine Gehirnerschütterung, einen Schlag auf den Kopf oder andere Gehirnverletzungen oder einen Hörsturz erlitten haben. In den klinischen Versuchen mit Spielern der Football League haben wir diese Therapieform ebenfalls angewandt und dabei unglaubliche Verbesserungen der Gehirndurchblutung gesehen. Forschungsergebnisse haben auch gezeigt, dass Menschen mit Alzheimer und anderen Formen von Demenz mithilfe dieser Therapie ihre geistige Leistungsfähigkeit steigern und Symptome lindern können.[2] Es ist aber noch mehr Forschung nötig, bevor diese Therapie auch bei Menschen ohne kognitive Schäden angewandt werden kann.

Wenn Sie an dieser Therapieform interessiert sind, fragen Sie Ihren Arzt, ob er sie Ihnen verschreiben und Sie an eine entsprechende Klinik überweisen kann. Die Therapie eignet sich nicht für jeden, es gibt auch ein paar Risiken, über die Sie mit Ihrem Arzt reden sollten. In der Regel werden mehrere Sitzungen benötigt, um eine dauerhafte Wirkung zu sehen – das kann ins Geld gehen. Pro Sitzung fallen rund 250 Euro Kosten an *(Anm. der Redaktion)*. Einige Krankenkassen übernehmen die Kosten der Behandlung, sofern eine medizinische Indikation besteht.

4. Floating-Tank

Ich liebe Floating-Tanks. Am liebsten hätte ich selbst einen, denn dann würde ich ihn jeden Tag nutzen, um mich geistig zu erholen. In einem Floating-Tank ist man komplett von allen äußeren Reizen abgeschottet. Man schwebt in Salzwasser, das dieselbe Temperatur hat wie Ihre Haut, ohne Licht oder Geräusche, die einen ablenken könnten. Auf diese Weise erleben Sie totale Entspannung. Die Wirkung verändert das Gehirn, reduziert Stress, baut Ängste ab, lindert depressive Verstimmungen und sogar körperlichen Schmerz.[3] Ein Aufenthalt im Floating-Tank kann den Blutdruck und den Cortisolspiegel senken[4] und sorgt bei manchen Menschen für eine leichte Euphorie, welche die Folgen von Stress ausbalancieren kann.[5] Auch bei Angstzuständen[6], Abhängigkeiten[7], Fibromyalgie[8] und anderen neurokognitiven und körperlichen Störungen ist der Entspannungstank geeignet.

Floating erscheint mir als fantastische Form der Selbstfürsorge und ein Mittel zum Stressabbau. Sie finden online sicher eine Einrichtung in Ihrer Nähe, auch manche Wellnesscenter bieten Floating an. Eine Stunde im Floating-Tank kostet ab 80 Euro, die Preise variieren, einige Einrichtungen bieten Abonnements zu reduzierten Preisen an.

5. Hypnotherapie

Hypnose ist kein High-Tech, sie wird seit Jahrhunderten praktiziert. Aber Hypnose als Therapie ist inzwischen gut erforscht und wir wissen, dass sie erstaunlich effektiv gegen Stress und negative Gedanken hilft. Hypnotherapie wird bei Traumata angewendet, welche die kognitive Funktion stören können. Studien zeigen auch, dass Hypnose die Konzentration verbessern[9] und verschiedene Störungen beheben kann, darunter Schlaflosigkeit, chronische Schmerzen, Spannungskopfschmerz und Migräne, Reizdarm, Suchterkrankungen und Phobien. Ich habe Patienten erlebt, bei denen Hypnose bei allen möglichen Problemen half, auch bei Nikotinsucht und Heißhungerattacken, und das Gehirn auf mehr Optimismus und eine größere Offenheit für mehr Gesundheit und Heilung einstellte.

Suchen Sie sich einen ausgebildeten Psychologen, Arzt oder Coach, der Hypnotherapie beherrscht. Wenn Sie eine bestimmte Störung behandeln wollen, beispielsweise Ängste, Stress, Abhängigkeiten oder Heißhunger, werden mehrere Sitzungen nötig sein, bis die Therapie wirkt. Fragen Sie bei Ihrer Krankenkasse nach, ob diese die Kosten übernimmt – in manchen Fällen ist das möglich.

Letztlich sind die hier genannten Möglichkeiten nur Ergänzungen zu dem, was Sie selbst tun können, um Ihr Gehirn zu verbessern. Die wichtigsten Werkzeuge haben Sie bereits – die Motivation, etwas für Ihre Gesundheit zu tun, und das Wissen, dass dies möglich ist. Sie müssen auch nicht alles, was in diesem Buch steht, auf einmal umsetzen. Das Schöne an einer selbstbestimmten Training des eigenen Gehirns ist ja gerade, dass es Ihr Weg ist – Sie können verschiedene Dinge ausprobieren und herausfinden, was für Sie am besten funktioniert. Damit verbessern Sie Ihre eigene kognitive Kraft und Leistungsfähigkeit auf genau die Weise, die zu Ihnen passt.

Denken Sie daran: Sie sind nicht allein unterwegs, auch viele andere Menschen arbeiten daran, mit Biohacking ihre Denkfähigkeit, Konzentration und Aufmerksamkeit zu verbessern und Krankheiten vorzubeugen oder diese zu lindern. Auf der ganzen Welt haben sich Menschen dazu entschlossen, sich selbst das Know-how anzueignen, um ihr Gehirn zu schützen, zu bewahren und zu schärfen – mit allem, was es für uns tun kann. Letztlich ist unser Gehirn ein Geschenk, mit dessen Hilfe wir denken, handeln und lieben können. Bewahren Sie sich diese Gabe und teilen Sie sie mit anderen.

Und: Vielleicht ist eine der besten Arten, Ihr Gehirn zu verbessern, dass Sie Ihr Herz öffnen, die Liebe wachsen lassen und anderen helfen, ebenfalls ein klügeres, glücklicheres und gesünderes Leben zu führen.

Nachwort: Wie wir in der Welt nach Corona Liebe und Glück finden

Die Gesundheit unseres Gehirns ist heute wichtiger für unser Wohlbefinden als je zuvor. Der Ausbruch der Corona-Pandemie hat uns gezeigt, dass wir uns um alle Aspekte unserer Gesundheit kümmern müssen, und zwar nicht nur um unser körperliches Wohlbefinden, sondern auch um die Psyche. Die Pandemie hat Ängste, Sorgen und Stress in einem ungeahnten Ausmaß bei Millionen Menschen weltweit ausgelöst und unglaubliche mentale und emotionale Traumata verursacht, weil so viele Menschen den Verlust geliebter Angehöriger und Freunde verkraften müssen. Wir wissen heute noch nicht, welchen psychologischen Preis dieser Ausbruch haben wird – auf das kollektive Wohlbefinden ebenso wie auf die Psyche des Einzelnen.

Doch mithilfe einer guten selbstbestimmten Strategie für ein besseres Gehirn können Sie sich bewusst dazu entscheiden, sich zu stärken und an Körper, Geist und Seele zu heilen. Was Sie in diesem Buch an Biohacking-Methoden gelernt haben, wird Ihnen helfen, im Umgang mit den Bedrohungen der Pandemie kräftiger, fitter und widerstandsfähiger zu sein. Und was noch wichtiger ist: Dieses Buch liefert alle Werkzeuge, die wir brauchen, um das psychologische Trauma zu heilen, das viele von uns während der Pandemie erlitten haben und das uns auch weiterhin belasten wird. Wenn Sie sich jetzt auf Ihre kognitive Gesundheit konzentrieren, erhöhen Sie Ihre Widerstandskraft gegenüber künftigen Belastungen – obwohl Gott verhüten möge, dass wir so einen Ausbruch noch einmal erleben.

Viele Menschen tun sich schwer damit, angesichts der Veränderungen unseres Alltags durch das Corona-Virus eine glückliche Zukunft für sich zu sehen. Doch ich möchte Ihnen versichern, dass Sie gesund und glücklich sein können!

Sie können sich bewusst entscheiden, sich darauf zu konzentrieren, wie und was Sie essen, ob Sie sich ausreichend bewegen, Ihr Gehirn trainieren, Ihren Geist stärken, sich in Ihren Beziehungen engagieren, mit den Menschen in Ihrer Umgebung kommunizieren, Informationen konsumieren und sich selbst innerlich stark machen wollen. Dabei geht es nicht um nährstoffreiches Essen oder mehr Sport. Sie müssen sich auch dafür entscheiden, Ihren Geist zu fokussieren und den positiven Gedanken und der Liebe mehr Raum in Ihrem Leben zu geben als negativen Gedanken und Angst. Gehirnscans zeigen, dass Menschen, die Optimismus und Liebe in ihr Leben lassen, besser mit Ängsten und Sorgen umgehen können – also mit genau den Problemen, die uns während der Pandemie so sehr beschäftigen.

Wie entscheidet man sich für Optimismus und Liebe? In Kapitel 7 und 8 habe ich eine Reihe von Strategien vorgestellt, aber am besten gelingt das, kurz gesagt, wenn Sie sich Zeit zur Selbstreflexion nehmen, wenn Sie Dankbarkeit zeigen und ganz einfach freundlich sind. Diese drei Dinge können dafür sorgen, dass Ihr Geist aus Angst und Sorgen herausfindet und Freude und Ruhe einkehren.

Ob mit Meditation, Yoga oder Atemübungen – Selbstreflexion wird Ihren Geist beruhigen, Ängste abbauen und Ihnen mehr Hoffnung schenken für Ihr eigenes Leben und für die Welt. Dankbarkeit und eine gelegentliche Erinnerung an all die Gründe, sich glücklich zu schätzen – angefangen mit der Tatsache, dass Sie auf dieser schönen Erde leben dürfen –, wird Ihrem Geist eine große Portion positiver Gefühle liefern, Ihre emotionale Widerstandskraft und Ihr gesamtes psychisches Wohlbefinden stärken. Und wenn Sie dann noch anderen Menschen in kleinen Dingen helfen, mit einem freundlichen Wort für einen Nachbarn oder durch Mitgefühl für die Probleme anderer, dann wird das Belohnungszentrum Ihres Gehirns aktiviert, sodass Glück und Freude immer stärker werden.

Das heißt aber auch: Wenn Sie Strategien finden, die Ihnen helfen, mit Ängsten und Sorgen fertigzuwerden, dann kann das Ihr Gehirn positiv verändern. Sie entwickeln dabei eine tiefere, sinnerfüllte Verbindung mit sich selbst, der Gemeinschaft, in der Sie leben, und der gesamten Menschheit. Wenn es irgendetwas Positives an der Corona-Krise gibt, dann ist es diese Gelegenheit, unsere Fähigkeit zur Liebe in unserem Leben zu nutzen.

Abkürzungsverzeichnis

Fachbegriffe

A

ALA – Alpha-Linolensäure, eine essenzielle Omega-3-Fettsäure, die in Nüssen, Rapsöl, Leinsamen und anderen pflanzlichen Lebensmitteln vorkommt

ALC – Acetyl-L-Carnitin, die Nahrungsergänzungsform der Aminosäure Carnitin, die von den Gehirnzellen zur Energiegewinnung gebraucht wird

B

BDNF – Wachstumsfaktor, ein Protein, das die Neurogenese fördert und für eine positive Stimmungslage sorgt

BMI – Body Mass Index, ein Wert, der das Gewicht und die Größe einer Person in Beziehung setzt

BPA – Bisphenol A, ein chemischer Stoff, der in Plastik und anderen Stoffen vorkommt und die körperliche und geistige Gesundheit schädigen kann

C

CoQ10 – Coenzym Q10, ein Antioxidans, oft Bestandteil von Nahrungsergänzung, das die Zellen schützt und den Stoffwechsel fördert

CPAP – Atemunterstützung für Personen mit Apnoe

CRP – C-reaktives Protein, eine Substanz, die als Reaktion auf Entzündungen in der Leber produziert wird

CTE – chronische traumatische Enzephalopathie, eine fortschreitende degenerative Gehirnerkrankung bei Personen mit mehreren Gehirnverletzungen, häufig bei Footballspielern und ehemaligen Soldaten

D

DHA – Docohexaensäure, eine essenzielle Fettsäure (marine Omega-3-Fettsäure), die sich hauptsächlich in Fisch und Meeresfrüchten, Fleisch und einigen Pflanzen (vor allem Tang und Algen) findet

DHEA – Dehydroepiandrosteron, ein steroides Hormon, das für die Produktion von Testosteron und Östrogen erforderlich ist

E

EEG – Elektroenzephalogramm, eine nichtinvasive Methode zur Messung elektrischer Aktivität im Gehirn ohne Strahlung

EGCG – Epigallocatechingallat, ein Antioxidans, das vor allem in grünem Tee vorkommt, die Zellen vor oxidativem Stress schützt und Entzündungsreaktionen senkt

EMF – Elektromagnetische Felder, unsichtbare Energiefelder, die eine schwache Strahlung aufweisen, verursacht durch elektrische Geräte und drahtlose Übertragungsmittel wie Handys, Computer, W-Lan-Netzwerke und Mikrowellenherde

EPA – Eicosapentaensäure, eine essenzielle Fettsäure (marine Omega-3-Fettsäure), die sich hauptsächlich in Fisch und Meeresfrüchten findet

G

GABA – Gamma-Aminobuttersäure, natürliche Aminosäure und Botenstoff, oft als Nahrungsergänzung eingenommen, um Angstzustände abzubauen und den Schlaf zu fördern

H

HDL – Lipoprotein mit hoher Dichte, auch „gutes Cholesterin“ genannt, das hilft, Cholesterin zur Leber zu transportieren, wo es vom Körper abgebaut werden kann

I

IQ – Intelligenzquotient, ein psychologisches Testverfahren, bei dem mit einer Reihe kognitiver Einzeltests die geistige Leistungsfähigkeit überprüft wird

L

LCT – Langkettige Triglyzeride, ein Fett, das sich in den meisten fetthaltigen Nahrungsmitteln findet, darunter Butter, Pflanzenöl, Fleisch und Milchprodukte

LDL – Lipoprotein mit niedriger Dichte, auch „schlechtes Cholesterin“ genannt, das sich in den Blutgefäßen und im Blut anreichern kann

M

MCT – Mittelkettige Triglyzeride, ein Fett, das hauptsächlich in Kokosnüssen und Palmkernen zu finden ist und sich aufgrund der kürzeren Struktur leichter verstoffwechseln lässt als die langkettigen Triglyzeride

MIND – Ernährungsform auf Basis der Mittelmeerdiät, die von Forschern der Rush University entwickelt wurde, um das Risiko neurodegenerativer Krankheiten und geistigen Abbaus zu vermindern

N

NAC – N-Acetylcystein, die Nahrungsergänzungsform der Aminosäure Cystein, ein starkes Antioxidans, das die Stimmungslage ausbalancieren hilft

NVT – Neurovisuelles Training, eine Form des kognitiven Trainings, bei der Simulatoren, Computerbildschirme und Virtual-Reality-Brillen benutzt werden, um Augenbewegungen zu provozieren und die optischen Fähigkeiten zu trainieren

P

PS – Phosphatidylserin, ein Fett, oft als Nahrungsergänzung eingenommen, das für eine gesunde Nervenfunktion sorgt

Q

QEEG – Quantitative Elektroenzephalographie, eine Analyse des Gehirns, auch „Brain mapping“ genannt, bei der mithilfe eines speziellen EEGs die elektrische Aktivität im Gehirn untersucht wird

T

TSH – Thyroid-stimulierendes Hormon, ein Schilddrüsenhormon, dessen Spiegel Aufschluss darüber gibt, ob die Schilddrüse richtig arbeitet

Glossar der Akronyme

A

AAPS J – The AAPS Journal
ACSMs Health Fit J – American College of Sports Medicine's Health & Fitness Journal
Acta Neurol Taiwan – Acta Neurologica Taiwanica
Adv Mind Body Med – Advances in Mind Body Medicine
Adv Nutr – Advances in Nutrition
Adv Prev Med – Advances in Preventative Medicine
Alzheimers Dement – Alzheimer's & Dementia
Am Fam Physician – American Family Physician
Am J Cardiol – The American Journal of Cardiology
Am J Clin Nutr – The American Journal of Clinical Nutrition
Am J Epidemiol – American Journal of Epidemiology
Am J Geriatr Psychiatry – The American Journal of Geriatric Psychiatry
Am J Prev Med – American Journal of Preventative Medicine
Am J Psychiatry – American Journal of Psychiatry
Anc Sci – Ancient Science of Life
Ann Gen Psychiatry – Annals of General Psychiatry
Ann Neurol – Annals of Neurology
Ann Nutr Metab – Annals of Nutrition and Metabolism
Annu Rev Psychol – Annual Review of Psychology
Antiinflamm Antiallergy Agents Med Chem – Anti-inflammatory & Anti-Allergy
Agents in Medicinal Chemistry
Arch Environ Health – Archives of Environmental Health
Auton Neurosci – Autonomic Neuroscience: Basic and Clinical

B

Biomol Ther – Biomolecules & Therapeutics
BMC Complement Altern Med – BMC Complementary and Alternative Medicine
BMJ – The BMJ
Brain Behav Immun – Brain, Behavior and Immunity
Brain Connect – Brain Connectivity
Brain Imaging Behav – Brain Imaging and Behavior
Brain Plast – Brain Plasticity
Br J Nutr – British Journal of Nutrition
Br J Pharmacol – British Journal of Pharmacology
Br J Psychol – British Journal of Psychology
Br J Sports Med – British Journal of Sports Medicine

C

Cereb Cortex – Cerebral Cortex
Chin Med – Chinese Medicine
Clin EEG Neurosci – Clinical EEG and Neuroscience
Clin Nutr – Clinical Nutrition
Clin Pract – Clinical Practice
Cochrane Database Syst Rev – Cochrane Database Systematic Reviews
Cureus – The Cureus Journal of Medical Science

D

Dev Cogn Neurosci – Developmental Cognitive Neuroscience

E

Environ Health Insights – Environmental Health Insights
Environ Health Perspect – Environmental Health Perspectives
Environ Sci Technol – Environmental Science & Technology
Eur J Social Psychology – European Journal of Social Psychology
Evid Based Complement Alternat Med – Evidence-Based Complementary and
Alternative Medicine

F

FASEB – Federation of American Societies for Experimental Biology
Food Chem Toxicol – Food and Chemical Toxicology
Food Funct – Food & Function
Front Aging Neurosci – Frontiers in Aging Neuroscience
Front Hum Neurosci – Frontiers in Human Neuroscience
Front Integr Neurosci – Frontiers in Integrative Neuroscience
Front Neuroendocrinol – Frontiers in Neuroendocrinology
Front Nutr – Frontiers in Nutrition
Front Pharmacol – Frontiers in Pharmacology
Front Psychol – Frontiers in Psychology
Front Public Health – Frontiers in Public Health

G

Gen Hosp Psychiatry – General Hospital Psychiatry
Genes Nutr – Genes & Nutrition

H

Hum Brain Mapp – Human Brain Mapping

I

Integr Med (Encinitas) – Integrative Medicine
Int J Addict – The International Journal of the Addictions
Int J Alzheimers Dis – International Journal of Alzheimer's Disease
Int J Biochem Cell Biol – International Journal of Biochemistry & Cell Biology
Int J Exerc Sci – International Journal of Exercise Science
Int J Geriatr Psychiatry – International Journal of Geriatric Psychiatry
Int Psychogeriatr – International Psychogeriatrics

J

J Aging Health – Journal of Aging and Health
J Agric Food Chem – Journal of Agricultural and Food Chemistry
J Altern Complement Med – The Journal of Alternative and Complimentary Medicine
J Alzheimers Dis – Journal of Alzheimer's Disease
JAMA Neurol – JAMA Neurology
JAMA Otolaryngol Head Neck Surg – JAMA Otolaryngology – Head & Neck Surgery
J Am Coll Nutr – Journal of the American College of Nutrition
J Am Osteopath Assoc – The Journal of the American Osteopathic Association
J Ayurveda Integr Med – Journal of Ayurveda and Integrative Medicine
J Clin Diagn Res – Journal of Clinical and Diagnostic Research
J Clin Endocrinol Metab – Journal of Clinical Endocrinology and Metabolism
J Clin Invest – Journal of Clinical Investigation
J Comp Neurol – Journal of Comparative Neurology
J Exp Soc Psychol – Journal of Experimental Social Psychology
J Health Psychol – Journal of Health Psychology
J Health Soc Behav – Journal of Health and Social Behavior
J Hum Nutr Diet – Journal of Human Nutrition and Dietetics
J Inorg Biochem – Journal of Inorganic Biochemistry
J Neurosci – The Journal of Neuroscience
J Nurs Scholarsh – Journal of Nursing Scholarship
J Nutr – The Journal of Nutrition
J Nutr Health Aging – The Journal of Health, Nutrition and Aging
J Pain – The Journal of Pain
J Pers Soc Psychol – Journal of Personality and Social Psychology
J Physiol – The Journal of Physiology
J Psychoactive Drugs – Journal of Psychoactive Drugs
J Subst Abuse – Journal of Substance Abuse Treatment

L

Lancet Neurol – Lancet Neurology

M

Magnes Res – Magnesium Research
Med Gas Res – Medical Gas Research
Med Sci Sports Exerc – Medicine & Science in Sports & Exercise
Mol Psychiatry – Molecular Psychiatry
Mult Scler – Multiple Sclerosis Journal

N

Nat Commun – Nature Communications
Nat Hum Behav – Nature Human Behavior
Nat Med – Nature Medicine
Neurobiol Dis – Neurobiology of Disease
Neurobiol Learn Mem – Neurobiology of Learning and Memory
Neurochem Int – Neurochemistry International
Neurochem Res – Neurochemical Research
Neuropsychology – Neuropsychology
Neuropsychol Rev – Neuropsychology Review
NPJ Sci Learn – NPJ Science of Learning
Nutr Cancer – Nutrition and Cancer
Nutr J – Nutrition Journal
Nutr Neurosci – Nutritional Neuroscience

O

Obes Facts – Obesity Facts

P

Perspect Psychol Sci – Perspectives on Psychological Science
PLoS Genet – PLoS Genetics
PLoS Med – PLoS Medicine
Proc Natl Acad Sci USA – Proceedings of the National Academy of Sciences of the United States of America
Prog Neuropsychopharmacol Biol Psychiatry – Progress in Neuro-Psychopharmacology & Biological Psychiatry
Psychiatry Res – Psychiatry Research
Psychol Bull – Psychological Bulletin
Psychol Sci – Psychological Science
Psychopharmacol Bull – Psychopharmacology Bulletin
Risk Manag Healthc Policy – Risk Management and Healthcare Policy

S

Sci Pharm – Scientia Pharmaceutica
Soc Cogn Affect Neurosci – Social Cognitive and Affective Neuroscience
Soc Sci Med – Social Science & Medicine

T

Transl Psychiatry – Translational Psychiatry
Trends Neurosci Educ – Trends in Neuroscience and Education

W

West Indian Med J – West Indian Medical Journal

Anmerkungen

Kapitel 1

1 Bartucca J. The Most Complicated Object in the Universe. University of Connecticut. https://today.uconn.edu/2018/03/complicated-object-universe/.

2 Mayo Foundation for Medical Education and Research (MFMER). Stress Basics. https://www.mayoclinic.org/healthy-lifestyle/stress-management/basics/stress-basics/hlv-20049495. Eingesehen 31.3. 2017.

3 Chetty S, Friedman AR, Taravosh-Lahn K, et al. Stress and Glucocorticoids Promote Oligodendrogenesis in the Adult Hippocampus. *Mol Psychiatry.* 2014;19(12):1275–83.

4 Thomson EM. Air Pollution, Stress, and Allostatic Load: Linking Systemic and Central Nervous System Impacts. *J Alzheimers Dis.* 2019;69(3):597–614.

5 National Institute of Environmental Health Sciences. Electric & Magnetic Fields. https://www.niehs.nih.gov/health/topics/agents/emf/index.cfm. 2018.

6 Kim JH, Lee JK, Kim HG, Kim KB, Kim HR. Possible Effects of Radiofrequency Electromagnetic Field Exposure on Central Nerve System. *Biomol Ther (Seoul).* 2019;27(3):265–75.

7 Kim JH, Lee JK, Kim HG, Kim KB, Kim HR. Possible Effects of Radiofrequency Electromagnetic Field Exposure on Central Nerve System. *Biomol Ther (Seoul).* 2019;27(3):265–75.

8 Bast T, Pezze M, McGarrity S. Cognitive deficits caused by prefrontal cortical and hippocampal neural disinhibition. *Br J Pharmacol.* 2017;174(19):3211–25.

9 Augusta Health. What Happens to Your Brain as You Age? https://www.augustahealth.com/health-focused/what-happens-to-your-brain-as-you-age. 2018.

10 Hartshorne JK, Germine LT. When Does Cognitive Functioning Peak? The Asynchronous Rise and Fall of Different Cognitive Abilities Across the Life Span. *Psychol Sci.* 2015;26(4):433–43.

11 Fortenbaugh FC, DeGutis J, Germine L, et al. Sustained Attention Across the Life Span in a Sample of 10,000: Dissociating Ability and Strategy. *Psychol Sci.* 2015;26(9):1497–1510.

12 Michel A. The Cognitive Upside of Aging. Association for Psychological Science. https://www.psychologicalscience.org/observer/the-cognitive -upside-of-aging. 2017. Eingesehen 31.1.2017.

13 Phillips M. The Mind at Midlife. American Psychological Association. https://www.apa.org/monitor/2011/04/mind-midlife. 2011. Eingesehen April 2011.

14 Michel A. The Cognitive Upside of Aging. Association for Psychological Science. https://www.psychologicalscience.org/observer/the-cognitive-upside-of-aging. 2017. Eingesehen 31.1.2017.

15 Taylor JL, Kennedy Q, Noda A, Yesavage JA. Pilot Age and Expertise Predict Flight Simulator Performance: A 3-Year Longitudinal Study. *Neurology.* 2007;68(9):648–54.

16 Blanchflower DG, Oswald AJ. Is Well-Being U-Shaped over the Life Cycle? *Soc Sci Med.* 2008;66(8):1733–49.

17 Williams LM, Brown KJ, Palmer D, et al. The Mellow Years?: Neural Basis of Improving Emotional Stability over Age. *J Neurosci.* 2006;26(24):6422–30.

18 Socci V, Tempesta D, Desideri G, De Gennaro L, Ferrara M. Enhancing Human Cognition with Cocoa Flavonoids. *Front Nutr.* 2017;4:19.

19 Brinol P, Petty RE, Wagner B. Body Posture Effects on Self-Evaluation: A Self-Validation Approach. *Eur J Social Psychology.* 2009;39(6):1053–64.

20 Sowndhararajan K, Kim S. Influence of Fragrances on Human Psychophysiological Activity: With Special Reference to Human Electroencephalographic Response. *Sci Pharm.* 2016;84(4):724–51.

Kapitel 2

1 Koch C. Does Brain Size Matter? *Scientific American Mind.* 2016(January–February): 22–25.

2 Amen D. *Unleash the Power of the Female Brain: Supercharging Yours for Better Health, Energy, Mood, Focus and Sex.* New York: Crown, 2013.

3 Ingalhalikar M, Smith A, Parker D, et al. Sex Differences in the Structural Connectome of the Human Brain. *Proc Natl Acad Sci U S A.* 2014;111(2):823–28.

4 Rippon G. *Gender and Our Brains: How New Neuroscience Explodes the Myths of the Male and Female Minds.* New York: Pantheon, 2019.

5 Ross V. Numbers: The Nervous System, From 268-Mph Signals to Trillions of Synapses. *Discover Magazine.* http://www.discovermagazine.com/health/numbers-the-nervous-system-from-268-mph-signals-to-trillions-of-synapses. 2011.

6 Stanford University. What Is Your Reaction Time? http://virtuallabs.stanford.edu/tech/images/ReactionTime.SU-Tech.pdf. 2007.

7 Stanford University. What Is Your Reaction Time? http://virtuallabs.stanford.edu/tech/images/ReactionTime.SU-Tech.pdf. 2007.

8 Stone M. Could You Charge an iPhone with the Electricity in Your Brain? Gizmodo. https://gizmodo.com/could-you-charge-an-iphone-with-the-electricity-in-your-1722569935. 2015.

9 Clinical Neurology Specialists. What Is the Memory Capacity of a Human Brain? https://www.cnsnevada.com/what-is-the-memory-capacity-of-a-human-brain/.

10 Reber P. What Is the Memory Capacity of the Human Brain? *Scientific American* 2010.

11 Valentine RC, Valentine DL. *Neurons and the DHA Principle.* Boca Raton, Fla.: CRC Press / Taylor & Francis Group, 2019.

12 Herculano-Houzel S. The Human Brain in Numbers: A Linearly Scaled-Up Primate Brain. *Front Hum Neurosci.* 2009;3:31.

13 Burgess L. Left Brain vs. Right Brain: Fact and Fiction. Medical News Today. https://www.medicalnewstoday.com/articles/321037. 2018.

14 Burgess L. Left Brain vs. Right Brain: Fact and Fiction. Medical News Today. https://www.medicalnewstoday.com/articles/321037. 2018.

15 Reeves AG, Swenson RS. *Disorders of the Nervous System: A Primer.* Online version published by Dartmouth Medical School. https://www.dartmouth.edu/~dons/part_1/chapter_2.html. 2008.

16 Uylings HB, Jacobsen AM, Zilles K, Amunts K. Left-Right Asymmetry in Volume and Number of Neurons in Adult Broca's Area. *Cortex.* 2006;42(4):652–58.

17 Burgess L. Left Brain vs. Right Brain: Fact and Fiction. Medical News Today. https://www.medicalnewstoday.com/articles/321037. 2018.

18 Lemon RN, Edgley SA. Life Without a Cerebellum. *Brain*. 2010;133(3): 652–54.

19 Hamilton DM. Calming Your Brain During Conflict. *Harvard Business Review*. https://hbr.org/2015/12/calming-your-brain-during-conflict. 2015.

20 Schultz DH, Balderston NL, Baskin-Sommers AR, Larson CL, Helmstetter FJ. Corrigendum: Psychopaths Show Enhanced Amygdala Activation During Fear Conditioning. *Front Psychol.* 2017;8:1457.

21 Sohn E. Decoding the Neuroscience of Consciousness. *Nature*. https://www.nature.com/articles/d41586-019-02207-1. 2019.

22 Owen AM, Coleman MR, Boly M, Davis MH, Laureys S, Pickard JD. Detecting Awareness in the Vegetative State. *Science.* 2006;313(5792):1402.

23 Freud's Model of the Human Mind. Journal Psyche. http://journalpsyche.org/understanding-the-human-mind/.

24 Freud's Model of the Human Mind. Journal Psyche. http://journalpsyche.org/understanding-the-human-mind/.

25 Goriounova NA, Mansvelder HD. Genes, Cells and Brain Areas of Intelligence. *Front Hum Neurosci.* 2019;13:44.

26 Goriounova NA, Mansvelder HD. Genes, Cells and Brain Areas of Intelligence. *Front Hum Neurosci.* 2019;13:44. Thomas MS. Do More Intelligent Brains Retain Heightened Plasticity for Longer in Development? A Computational Investigation. *Dev Cogn Neurosci.* 2016;19:258–69.

27 Stevens AP. Learning Rewires the Brain. Science News for Students. https://www.sciencenewsforstudents.org/article/learning-rewires-brain. 2014.

28 Small GW, Silverman DH, Siddarth P, et al. Effects of a 14-Day Healthy Longevity Lifestyle Program on Cognition and Brain Function. *Am J Geriatr Psychiatry.* 2006;14(6):538–45.

29 American Psychological Association. Believing You Can Get Smarter Makes You Smarter. 2003. Aronson J, Fried CB, Good C. Reducing the Effects of Stereotype Threat on African American College Students by Shaping Theories of Intelligence. *J Exp Soc Psychol.*2002;38(2):113–25.

30 Shenk D. The Truth About IQ. *The Atlantic*. https://www.theatlantic.com/national/archive/2009/07/the-truth-about-iq/22260/. 2009. National Academies of Sciences and Medicine; Division of Behavioral and Social Sciences and Education; Board on Children, Youth, and Families; Committee on Supporting the Parents of Young Children. *Parenting Matters: Supporting Parents of Children Age 0–8.* Washington, D.C.: National Academies Press, 2016.

31 Whale Facts. Sperm Whale Brain and Intelligence. https://www.whalefacts.org/sperm-whale-brain/.

32 WebMD. How Your Brain Works: Myths and Facts. https://www.webmd.com/brain/rm-quiz-brain-works.

33 Muench K. Pain in the Brain. NeuWrite West. http://www.neuwritewest.org/blog/pain-in-the-brain. 2015.

34 Wake Forest Baptist Medical Center. Neuroscientists Explain How the Sensation of Brain Freeze Works. Science Daily. https://www.sciencedaily.com/releases/2013/05/130522095335.htm. 2013.

35 Nordqvist J. Why Does Ice Cream Cause Brain Freeze? Medical News Today. https://www.medicalnewstoday.com/articles/244458. 2017.

36 Richards BA, Frankland PW. The Persistence and Transience of Memory. *Neuron.* 2017;94(6):1071–84.

37 Riccelli R, Toschi N, Nigro S, Terracciano A, Passamonti L. Surface-Based Morphometry

Reveals the Neuroanatomical Basis of the Five-Factor Model of Personality. *Soc Cogn Affect Neurosci.* 2017;12(4):671–84.

38 Riccelli R, Toschi N, Nigro S, Terracciano A, Passamonti L. Surface-Based Morphometry Reveals the Neuroanatomical Basis of the Five-Factor Model of Personality. *Soc Cogn Affect Neurosci.* 2017;12(4):671–84.

39 Alzheimer's Association. Alzheimer's and Dementia: Facts and Figures. https://www.alz.org/alzheimers-dementia/facts-figures.

40 TraumaticBrainInjury.com. Mild TBI Symptoms. https://www.traumaticbraininjury.com/mild-tbi-symptoms/.2019.

41 Centers for Disease Control and Prevention. CDC Announces Updated Information to Help Physicians Recognize and Manage Concussions Early. https://www.cdc.gov/media/pressrel/2007/r070607.htm. 2007.

42 National Institute of Mental Health. Major Depression. https://www.nimh.nih.gov/health/statistics/major-depression.shtml. 2019.

43 Brody DJ, Pratt LA, Hughes JP. Prevalence of Depression Among Adults Aged 20 and Over: United States, 2013–2016. NCHS Data Brief, no 303. National Center for Health Statistics. Centers for Disease Control and Prevention. https://www.cdc.gov/nchs/products/databriefs/db303.htm. 2018.

44 Benjamin EJ, Blaha MJ, Chiuve SE, et al. Heart Disease and Stroke Statistics – 2017 Update: A Report from the American Heart Association. *Circulation.* 2017;135(10):e146–e603.

Kapitel 3

1 Martinez Steele E, Popkin BM, Swinburn B, Monteiro CA. The Share of Ultra-Processed Foods and the Overall Nutritional Quality of Diets in the US: Evidence from a Nationally Representative Cross-Sectional Study. *Population Health Metrics* 2017;15(1):6.

2 Office of Disease Prevention and Health Promotion. 2015–2020 Dietary Guidelines for Americans – Cut Down on Added Sugars. https://health.gov/sites/default/files/2019-10/DGA_Cut-Down-On-Added-Sugars.pdf. 2016.

3 Srour B, Fezeu LK, Kesse-Guyot E, et al. Ultra-Processed Food Intake and Risk of Cardiovascular Disease: Prospective Cohort Study (NutriNet-Sante). *BMJ.* 2019;365:l1451.
Rico-Campa A, Martinez-Gonzalez MA, Alvarez-Alvarez I, et al. Association Between Consumption of Ultra-Processed Foods and All Cause Mortality: SUN Prospective Cohort Study. *BMJ.* 2019;365:l1949.

4 Chang CY, Ke DS, Chen JY. Essential Fatty Acids and Human Brain. *Acta Neurol Taiwan.* 2009;18(4):231–41.

5 National Institutes of Health. Office of Dietary Supplements. Omega-3 Fatty Acids. https://ods.od.nih.gov/factsheets/Omega3FattyAcids-HealthProfessional/. 2019.

6 Lloyd-Jones DM, Hong Y, Labarthe D, et al. Defining and Setting National Goals for Cardiovascular Health Promotion and Disease Reduction: the American Heart Association's Strategic Impact Goal Through 2020 and Beyond. *Circulation.* 2010;121(4):586–613.

7 Chang CY, Ke DS, Chen JY. Essential Fatty Acids and Human Brain. *Acta Neurol Taiwan.* 2009;18(4):231–41.
Papanikolaou Y, Brooks J, Reider C, Fulgoni VL, 3rd. U.S. adults are not meeting recommended levels for fish and omega-3 fatty acid intake: results of an analysis using observational data from NHANES 2003–2008. *Nutr J.* 2014;13:31.

8 National Institutes of Health. Office of Dietary Supplements. Omega-3 Fatty Acids. https://ods.od.nih.gov/factsheets/Omega3FattyAcids-HealthProfessional/. 2019.

9 Okereke OI, Rosner BA, Kim DH, et al. Dietary Fat Types and 4-Year Cognitive Change in Community-Dwelling Older Women. *Ann Neurol.* 2012;72(1):124–34.

10 Dean W, English J. Medium Chain Triglycerides (MCTs): Beneficial Effects on Energy, Atherosclerosis and Aging. Nutrition Review. https://nutritionreview.org/2013/04/medium-chain-triglycerides-mcts/. 2013.

11 Dean W, English J. Medium Chain Triglycerides (MCTs): Beneficial Effects on Energy Atherosclerosis and Aging. Nutrition Review. https://nutritionreview.org/2013/04/medium-chain-triglycerides-mcts/. 2013.

12 Swaminathan A, Jicha GA. Nutrition and Prevention of Alzheimer's Dementia. *Front Aging Neurosci.* 2014;6:282.
Croteau E, Castellano CA, Richard MA, et al. Ketogenic Medium Chain Triglycerides Increase Brain Energy Metabolism in Alzheimer's Disease. *J Alzheimers Dis.* 2018;64(2):551–61.

13 Wengreen H, Munger RG, Cutler A, et al. Prospective Study of Dietary Approaches to Stop Hypertension-and Mediterranean-Style Dietary Patterns and Age-Related Cognitive Change: The Cache County Study on Memory, Health and Aging. *Am J Clin Nutr.* 2013;98(5):1263–71.

14 Ozawa M, Shipley M, Kivimaki M, Singh-Manoux A, Brunner EJ. Dietary Pattern, Inflammation and Cognitive Decline: The Whitehall II Prospective Cohort Study. *Clin Nutr.* 2017;36(2):506–12.

15 Burgess L. 12 Foods to Boost Brain Function. Medical News Today. https://www.medicalnewstoday.com/articles/324044. 2020.

16 Hwang SL, Shih PH, Yen GC. Neuroprotective Effects of Citrus Flavonoids. *J Agric Food Chem.* 2012;60(4):877–85.

17 Burgess L. 12 Foods to Boost Brain Function. Medical News Today. https://www.medicalnewstoday.com/articles/324044. 2020.

18 Burgess L. 12 Foods to Boost Brain Function. Medical News Today. https://www.medicalnewstoday.com/articles/324044. 2020.

19 Berk L, Lohman E, Bains G, et al. Nuts and Brain Health: Nuts Increase EEG Power Spectral Density (μV&[sup2]) for Delta Frequency (1–3Hz) and Gamma Frequency (31–40 Hz) Associated with Deep Meditation, Empathy, Healing, as well as Neural Synchronization, Enhanced Cognitive Processing, Recall, and Memory All Beneficial For Brain Health. *FASEB,* 2017.

20 Poulose SM, Miller MG, Shukitt-Hale B. Role of Walnuts in Maintaining Brain Health with Age. *J Nutr.* 2014;144(4 Suppl):561S–66S.

21 Medawar E, Huhn S, Villringer A, Veronica Witte A. The Effects of Plant-Based Diets on the Body and the Brain: A Systematic Review. *Transl Psychiatry.* 2019;9(1):226.

22 Medawar E, Huhn S, Villringer A, Veronica Witte A. The Effects of Plant-Based Diets on the Body and the Brain: A Systematic Review. *Transl Psychiatry.* 2019;9(1):226.

23 De la Monte SM, Tong M. Mechanisms of Nitrosamine-Mediated Neurodegeneration: Potential Relevance to Sporadic Alzheimer's Disease. *J Alzheimers Dis.* 2009;17(4):817–25.

24 Ward RJ, Zucca FA, Duyn JH, Crichton RR, Zecca L. The Role of Iron in Brain Ageing and Neurodegenerative Disorders. *Lancet Neurol.* 2014;13(10):1045–60.

25 Romeu M, Aranda N, Giralt M, Ribot B, Nogues MR, Arija V. Diet, Iron Biomarkers and Oxidative Stress in a Representative Sample of Mediterranean Population. *Nutr J.* 2013;12:102.

26 Freeman LR, Haley-Zitlin V, Rosenberger DS, Granholm AC. Damaging Effects of a High-Fat Diet to the Brain and Cognition: A Review of Proposed Mechanisms. *Nutr Neurosci.* 2014;17(6):241–51.

27 Getaneh G, Mebrat A, Wubie A, Kendie H. Review on Goat Milk Composition and Its Nutritive Value. *Journal of Nutrition and Health Sciences.* 2016;3(4):1–10.

28 Medawar E, Huhn S, Villringer A, Veronica Witte A. The Effects of Plant-Based Diets on the Body and the Brain: A Systematic Review. *Transl Psychiatry.* 2019;9(1):226.

29 Harvard T.H. Chan School of Public Health. Straight Talk About Soy. https://www.hsph.harvard.edu/nutritionsource/soy/.

30 Oldways Whole Grains Council. Whole Grain Protein Power! https://wholegrainscouncil.org/blog/2014/02/whole-grain-protein-power. 2014.

31 Mayer EA, Tillisch K, Gupta A. Gut/Brain Axis and the Microbiota. *J Clin Invest.* 2015;125(3):926–38.
Clapp M, Aurora N, Herrera L, Bhatia M, Wilen E, Wakefield S. Gut Microbiota's Effect on Mental Health: The Gut-Brain Axis. *Clin Pract.* 2017;7(4):987.

32 Medawar E, Huhn S, Villringer A, Veronica Witte A. The Effects of Plant-Based Diets on the Body and the Brain: A Systematic Review. *Transl Psychiatry.* 2019;9(1):226.

33 Moore J, Fung J. *The Complete Guide to Fasting: Heal Your Body Through Intermittent, Alternate-Day, and Extended Fasting.* Las Vegas, Nev.: Victory Belt Publishing, 2016.
Anton SD, Moehl K, Donahoo WT, et al. Flipping the Metabolic Switch: Understanding and Applying the Health Benefits of Fasting. *Obesity (Silver Spring).* 2018;26(2):254–68.

34 Li L, Wang Z, Zuo Z. Chronic Intermittent Fasting Improves Cognitive Functions and Brain Structures in Mice. *PLoS One.* 2013;8(6):e66069.

35 Morris MC, Tangney CC, Wang Y, Sacks FM, Bennett DA, Aggarwal NT. MIND Diet Associated with Reduced Incidence of Alzheimer's Disease. *Alzheimers Dement.* 2015;11(9):1007–14.

Kapitel 4

1 Zhang R, Parker R, Zhu YS, et al. Aerobic Exercise Training Increases Brain Perfusion in Elderly Women. *FASEB.* 2011;25(1 Suppl).

2 Alfini AJ, Weiss LR, Leitner BP, Smith TJ, Hagberg JM, Smith JC. Hippocampal and Cerebral Blood Flow After Exercise Cessation in Master Athletes. *Front Aging Neurosci.* 2016;8:184.

3 Cohen DL, Wintering N, Tolles V, et al. Cerebral Blood Flow Effects of Yoga Training: Preliminary Evaluation of 4 Cases. *J Altern Complement Med.* 2009;15(1):9–14.

4 Experimental Biology. How walking benefits the brain: Researchers Show That Foot's Impact Helps Control, Increase the Amount of Blood Sent to the Brain. Science Daily. https://www.sciencedaily.com/releases/2017/04/170424141340.htm. 2017.

5 Eriksson PS, Perfilieva E, Bjork-Eriksson T, et al. Neurogenesis in the Adult Human Hippocampus. *Nat Med.* 1998;4(11):1313–17.

6 Van Praag H, Christie BR, Sejnowski TJ, Gage FH. Running Enhances Neurogenesis, Learning, and Long-Term Potentiation in Mice. *Proc Natl Acad Sci U.S.A.* 1999;96(23):13427–31.

7 Nokia MS, Lensu S, Ahtiainen JP, et al. Physical Exercise Increases Adult Hippocampal Neurogenesis in Male Rats Provided It Is Aerobic and Sustained. *J Physiol.* 2016;594(7):1855–73.
Harvard Health Publishing. Can You Grow New Brain Cells? https://www.health.harvard.edu/mind-and-mood/can-you-grow-new-brain-cells. 2016.

8 Leiter O, Seidemann S, Overall RW, et al. Exercise-Induced Activated Platelets Increase Adult Hippocampal Precursor Proliferation and Promote Neuronal Differentiation. *Stem Cell Reports.* 2019;12(4):667–79.

9 Nokia MS, Lensu S, Ahtiainen JP, et al. Physical Exercise Increases Adult Hippocampal Neurogenesis in Male Rats Provided It Is Aerobic and Sustained. *J Physiol.* 2016;594(7):1855–73.

[10] Hoang TD, Reis J, Zhu N, et al. Effect of Early Adult Patterns of Physical Activity and Television Viewing on Midlife Cognitive Function. *JAMA Psychiatry.* 2016;73(1):73–79.

[11] Firth J, Stubbs B, Vancampfort D, et al. Effect of Aerobic Exercise on Hippocampal Volume in Humans: A Systematic Review and Meta-analysis. *Neuroimage.* 2018;166:230–38.

[12] Rush University Medical Center. Everyday Activities Associated with More Gray Matter in Brains of Older Adults: Study Measured Amount of Lifestyle Physical Activity Such as House Work, Dog Walking and Gardening. Science Daily. https://www.sciencedaily.com/releases/2018/02/180214093828.htm. 2018.

[13] Burzynska AZ, Chaddock-Heyman L, Voss MW, et al. Physical Activity and Cardiorespiratory Fitness Are Beneficial for White Matter in Low-Fit Older Adults. *PLoS One.* 2014;9(9):e107413.

[14] Gothe NP, Khan I, Hayes J, Erlenbach E, Damoiseaux JS. Yoga Effects on Brain Health: A Systematic Review of the Current Literature. *Brain Plast.* 2019;5(1):105–22.

[15] Godman H. Regular Exercise Changes the Brain to Improve Memory, Thinking Skills. Harvard Health Publishing. https://www.health.harvard.edu/blog/regular-exercise-changes-brain-improve-memory-thinking-skills-201404097110. 2018.

[16] Raichlen DA, Bharadwaj PK, Fitzhugh MC, et al. Differences in Resting State Functional Connectivity Between Young Adult Endurance Athletes and Healthy Controls. *Front Hum Neurosci.* 2016;10:610.

[17] Chen C, Nakagawa S, An Y, Ito K, Kitaichi Y, Kusumi I. The Exercise-Glucocorticoid Paradox: How Exercise Is Beneficial to Cognition, Mood, and the Brain While Increasing Glucocorticoid Levels. *Front Neuroendocrinol.* 2017;44:83–102.

[18] Greenwood BN, Kennedy S, Smith TP, Campeau S, Day HE, Fleshner M. Voluntary Freewheel Running Selectively Modulates Catecholamine Content in Peripheral Tissue and c-Fos Expression in the Central Sympathetic Circuit Following Exposure to Uncontrollable Stress in Rats. *Neuroscience.* 2003;120(1):269–81.

[19] Mischel NA, Llewellyn-Smith IJ, Mueller PJ. Physical (In)Activity-Dependent Structural Plasticity in Bulbospinal Catecholaminergic Neurons of Rat Rostral Ventrolateral Medulla. *J Comp Neurol.* 2014;522(3):499–513.

[20] Yorks DM, Frothingham CA, Schuenke MD. Effects of Group Fitness Classes on Stress and Quality of Life of Medical Students. *J Am Osteopath Assoc.* 2017;117(11):e17–e25.

[21] Van Den Berg AE, Custers MH. Gardening Promotes Neuroendocrine and Affective Restoration from Stress. *J Health Psychol.* 2011;16(1):3–11.

[22] Harvard Health Publishing. Exercise Is an All-Natural Treatment to Fight Depression. https://www.health.harvard.edu/mind-and-mood/exercise-is-an-all-natural-treatment-to-fight-depression. 2013.
Blumenthal JA, Smith PJ, Hoffman BM. Is Exercise a Viable Treatment for Depression? *ACSMs Health Fit J.* 2012;16(4):14–21.

[23] Castrén E, Kojima M. Brain-Derived Neurotrophic Factor in Mood Disorders and Antidepressant Treatments. *Neurobiol Dis.* 2017;97(Pt B):119–26.

[24] Weir K. The Exercise Effect. American Psychological Association. https://www.apa.org/monitor/2011/12/exercise. 2011.

[25] Weir K. The Exercise Effect. American Psychological Association. https://www.apa.org/monitor/2011/12/exercise. 2011.

[26] Barton J, Pretty J. What Is the Best Dose of Nature and Green Exercise for Improving Mental Health? A Multi-study Analysis. *Environ Sci Technol.* 2010;44(10):3947–55.

[27] Bratman GN, Hamilton JP, Hahn KS, Daily GC, Gross JJ. Nature Experience Reduces Rumination and Subgenual Prefrontal Cortex Activation. *Proc Natl Acad Sci U.S.A.* 2015;112(28):8567–72.

28 Dolezal BA, Neufeld EV, Boland DM, Martin JL, Cooper CB. Interrelationship Between Sleep and Exercise: A Systematic Review. *Adv Prev Med.* 2017;2017:1364387.

29 National Sleep Foundation. How Exercise Affects Sleep. Sleep.org. https://www.sleep.org/articles/exercise-affects-sleep/. 2020.

30 Bankar MA, Chaudhari SK, Chaudhari KD. Impact of Long Term Yoga Practice on Sleep Quality and Quality of Life in the Elderly. *J Ayurveda Integr Med.* 2013;4(1):28–32.

31 Johns Hopkins Medicine. Exercising for Better Sleep. https://www.hopkinsmedicine.org/health/wellness-and-prevention/exercising-for-better-sleep.

32 Mead MN. Benefits of Sunlight: A Bright Spot for Human Health. *Environ Health Perspect.* 2008;116(4):A160–A167.

33 Erion JR, Wosiski-Kuhn M, Dey A, et al. Obesity Elicits Interleukin 1-Mediated Deficits in Hippocampal Synaptic Plasticity. *J Neurosci.* 2014;34(7):2618–31.
Rhea EM, Salameh TS, Logsdon AF, Hanson AJ, Erickson MA, Banks WA. Blood-Brain Barriers in Obesity. *AAPS J.* 2017;19(4):921–30.

34 Rhea EM, Salameh TS, Logsdon AF, Hanson AJ, Erickson MA, Banks WA. Blood-Brain Barriers in Obesity. *AAPS J.* 2017;19(4):921–30.

35 Willeumier KC, Taylor DV, Amen DG. Elevated BMI is Associated with Decreased Blood Flow in the Prefrontal Cortex Using SPECT Imaging in Healthy Adults. *Obesity (Silver Spring).* 2011;19(5):1095–97.

36 Willeumier K, Taylor DV, Amen DG. Elevated Body Mass in National Football League Players Linked to Cognitive Impairment and Decreased Prefrontal Cortex and Temporal Pole Activity. *Transl Psychiatry.* 2012;2(1):e68.

37 Erion JR, Wosiski-Kuhn M, Dey A, et al. Obesity Elicits Interleukin 1-Mediated Deficits in Hippocampal Synaptic Plasticity. *J Neurosci.* 2014;34(7):2618–31.

38 Kullmann S, Wagner L, Veit R, et al. Exercise Improves Brain Insulin Action and Executive Function in Adults with Overweight and Obesity. Paper presented at: Society for the Study of Ingestive Behavior 27th Annual Meeting, 2019; Utrecht, Netherlands.

39 Charvat M. Why Exercise Is Good for Your Brain. *Psychology Today.* https://www.psychologytoday.com/us/blog/the-fifth-vital-sign/201901/why-exercise-is-good-your-brain. 2019.

40 Lin WY, Chan CC, Liu YL, Yang AC, Tsai SJ, Kuo PH. Performing Different Kinds of Physical Exercise Differentially Attenuates the Genetic Effects on Obesity Measures: Evidence from 18,424 Taiwan Biobank Participants. *PLoS Genet.* 2019;15(8):e1008277.

41 Viana RB, Naves JPA, Coswig VS, et al. Is Interval Training the Magic Bullet for Fat Loss? A Systematic Review and Meta-analysis Comparing Moderate-Intensity Continuous Training with High-Intensity Interval Training (HIIT). *Br J Sports Med.* 2019;53(10):655–64.

42 Shah C, Beall EB, Frankemolle AM, et.al. Exercise Therapy for Parkinson's Disease: Pedaling Rate Is Related to Changes in Motor Connectivity. *Brain Connect.* 2016; 6(1):25–36.

43 Tarumi T, Rossetti H, Thomas BP, et al. Exercise Training in Amnestic Mild Cognitive Impairment: A One-Year Randomized Controlled Trial. *J Alzheimers Dis.* 2019;71(2):421–33.

Kapitel 5

1 Amen DG, Wu JC, Taylor D, Willeumier K. Reversing Brain Damage in Former NFL Players: Implications for Traumatic Brain Injury and Substance Abuse Rehabilitation. *J Psychoactive Drugs.* 2011;43(1):1–5.

2 Amen DG, Taylor DV, Ojala K, Kaur J, Willeumier K. Effects of Brain-Directed Nutrients on Cerebral Blood Flow and Neuropsychological Testing: A Randomized, Double-Blind, Placebo-Controlled, Crossover Trial. *Adv Mind Body Med.* 2013;27(2):24–33.

3 *The Power of Seafood 2019: An In-Depth Look at Seafood Through the Shoppers' Eyes.* Arlington, Va.: Food Marketing Institute, 2019.

4 Lee HK, Kim SY, Sok SR. Effects of Multivitamin Supplements on Cognitive Function, Serum Homocysteine Level, and Depression of Korean Older Adults with Mild Cognitive Impairment in Care Facilities. *J Nurs Scholarsh.* 2016;48(3):223–31.

5 Fulgoni VL 3rd, Keast DR, Bailey RL, Dwyer J. Foods, Fortificants, and Supplements: Where Do Americans Get Their Nutrients? *J Nutr.* 2011;141(10):1847–54.
Drake VJ. Micronutrient Inadequacies in the US Population: An Overview. Linus Pauling Institute. Oregon State University. 2017.

6 Akbari E, Asemi Z, Daneshvar Kakhaki R, et al. Effect of Probiotic Supplementation on Cognitive Function and Metabolic Status in Alzheimer's Disease: A Randomized, Double-Blind and Controlled Trial. *Front Aging Neurosci.* 2016;8:256.

7 Anjum I, Jaffery SS, Fayyaz M, Samoo Z, Anjum S. The Role of Vitamin D in Brain Health: A Mini Literature Review. *Cureus.* 2018;10(7):e2960.

8 Banerjee A, Khemka VK, Ganguly A, Roy D, Ganguly U, Chakrabarti S. Vitamin D and Alzheimer's Disease: Neurocognition to Therapeutics. *Int J Alzheimers Dis.* 2015;2015:192747.

9 National Institutes of Health. Office of Dietary Supplements. Vitamin D Fact Sheet for Health Professionals. https://ods.od.nih.gov/factsheets/VitaminD-HealthProfessional/. 2019.

10 Nuttall JR, Oteiza PI. Zinc and the Aging Brain. *Genes Nutr.* 2014;9(1):379.
Prasad AS. Discovery of Human Zinc Deficiency: Its Impact on Human Health and Disease. *Adv Nutr.* 2013;4(2):176–90.

11 Solovyev ND. Importance of Selenium and Selenoprotein for Brain Function: From Antioxidant Protection to Neuronal Signalling. *J Inorg Biochem.* 2015;153:1–12.

12 Alizadeh M, Kheirouri S. Curcumin Reduces Malondialdehyde and Improves Antioxidants in Humans with Diseased Conditions: A Comprehensive Meta-analysis of Randomized Controlled Trials. *Biomedicine (Taipei).* 2019;9(4):23.

13 Aggarwal BB, Harikumar KB. Potential Therapeutic Effects of Curcumin, the Anti-inflammatory Agent, Against Neurodegenerative, Cardiovascular, Pulmonary, Metabolic, Autoimmune and Neoplastic Diseases. *Int J Biochem Cell Biol.* 2009;41(1):40–59.

14 Wang R, Li YH, Xu Y, et al. Curcumin Produces Neuroprotective Effects via Activating Brain-Derived Neurotrophic Factor/TrkB-Dependent MAPK and PI-3K Cascades in Rodent Cortical Neurons. *Prog Neuropsychopharmacol Biol Psychiatry.* 2010;34(1):147–53.

15 Small GW, Siddarth P, Li Z, et al. Memory and Brain Amyloid and Tau Effects of a Bioavailable Form of Curcumin in Non-Demented Adults: A Double-Blind, Placebo-Controlled 18-Month Trial. *Am J Geriatr Psychiatry.* 2018;26(3):266–77.

16 Hewlings SJ, Kalman DS. Curcumin: A Review of Its Effects on Human Health. *Foods.* 2017;6(10).

17 Tayyem RF, Heath DD, Al-Delaimy WK, Rock CL. Curcumin Content of Turmeric and Curry Powders. *Nutr Cancer.* 2006;55(2):126–31.

18 Higdon J, Drake VJ, Delage B. Curcumin. Linus Pauling Institute. Oregon State University. https://lpi.oregonstate.edu/mic/dietary-factors/phytochemicals/curcumin. 2016.

19 Reynolds EH. Folic Acid, Ageing, Depression, and Dementia. *BMJ.* 2002;324(7352):1512–15.

20 Vogiatzoglou A, Refsum H, Johnston C, et al. Vitamin B_{12} Status and Rate of Brain Volume Loss in Community-Dwelling Elderly. *Neurology.* 2008;71(11):826–32.
Moore E, Mander A, Ames D, Carne R, Sanders K, Watters D. Cognitive Impairment and Vitamin B_{12}: A Review. *Int Psychogeriatr.* 2012;24(4):541–56.

21 Penninx BW, Guralnik JM, Ferrucci L, Fried LP, Allen RH, Stabler SP. Vitamin B(12) Deficiency and Depression in Physically Disabled Older Women: Epidemiologic Evidence from the Women's Health and Aging Study. *Am J Psychiatry.* 2000;157(5):715–21.

[22] Moore E, Mander A, Ames D, Carne R, Sanders K, Watters D. Cognitive Impairment and Vitamin B_{12}: A Review. *Int Psychogeriatr.* 2012;24(4):541–56

[23] Paul C, Brady DM. Comparative Bioavailability and Utilization of Particular Forms of B_{12} Supplements With Potential to Mitigate B_{12}-Related Genetic Polymorphisms. *Integr Med (Encinitas).* 2017;16(1):42–49.

[24] Kim MK, Sasazuki S, Sasaki S, Okubo S, Hayashi M, Tsugane S. Effect of Five-Year Supplementation of Vitamin C on Serum Vitamin C Concentration and Consumption of Vegetables and Fruits in Middle-Aged Japanese: A Randomized Controlled Trial. J Am Coll Nutr. 2003;22(3):208–16.

[25] Paleologos M, Cumming RG, Lazarus R. Cohort Study of Vitamin C Intake and Cognitive Impairment. *Am J Epidemiol.* 1998;148(1):45–50.

[26] Michels A. Questions About Vitamin C. Linus Pauling Institute. Oregon State University. http://blogs.oregonstate.edu/linuspaulinginstitute/2015/05/28/questions-about-vitamin-c/. 2015.

[27] Slutsky I, Abumaria N, Wu LJ, et al. Enhancement of Learning and Memory by Elevating Brain Magnesium. *Neuron.* 2010;65(2):165–77.

[28] Hoane MR. The role of magnesium therapy in learning and memory. In: Vink R, Nechifor M, eds. *Magnesium in the Central Nervous System.* Adelaide, Australia: University of Adelaide Press, 2011.

[29] Walker AF, Marakis G, Christie S, Byng M. Mg Citrate Found More Bioavailable Than Other Mg Preparations in a Randomised, Double-Blind Study. *Magnes Res.* 2003;16(3):183–91.

[30] Monsef A, Shahidi S, Komaki A. Influence of Chronic Coenzyme Q10 Supplementation on Cognitive Function, Learning, and Memory in Healthy and Diabetic Middle-Aged Rats. *Neuropsychobiology.* 2019;77(2):92–100.

[31] Stough C, Nankivell M, Camfield DA, et al. CoQ10 and Cognition: A Review and Study Protocol for a 90-Day Randomized Controlled Trial Investigating the Cognitive Effects of Ubiquinol in the Healthy Elderly. *Front Aging Neurosci.* 2019;11:103.

[32] Ochiai A, Itagaki S, Kurokawa T, Kobayashi M, Hirano T, Iseki K. Improvement in Intestinal Coenzyme Q10 Absorption by Food Intake. *Yakugaku Zasshi.* 2007;127(8):1251–5

[33] Glade MJ, Smith K. Phosphatidylserine and the Human Brain. *Nutrition.* 2015;31(6):781–86.

[34] Glade MJ, Smith K. Phosphatidylserine and the Human Brain. *Nutrition.* 2015;31(6):781–86.

[35] Amaducci L. Phosphatidylserine in the Treatment of Alzheimer's Disease: Results of a Multicenter Study. *Psychopharmacol Bull.* 1988;24(1):130–34.
Crook T, Petrie W, Wells C, Massari DC. Effects of Phosphatidylserine in Alzheimer's Disease. *Psychopharmacol Bull.* 1992;28(1):61–66.

[36] Benton D, Donohoe RT, Sillance B, Nabb S. The Influence of Phosphatidylserine Supplementation on Mood and Heart Rate When Faced with an Acute Stressor. *Nutr Neurosci.* 2001;4(3):169–78

[37] Hirayama S, Terasawa K, Rabeler R, et al. The Effect of Phosphatidylserine Administration on Memory and Symptoms of Attention-Deficit Hyperactivity Disorder: A Randomised, Double-Blind, Placebo-Controlled Clinical Trial. *J Hum Nutr Diet.* 2014;27 Suppl 2:284–91.

[38] Purves D, Augustine GJ, Fitzpatrick D, et al. *Neuroscience. 2nd Edition.* Sunderland, Mass.: Sinauer Associates, 2001.

[39] Wiklund O, Fager G, Andersson A, Lundstam U, Masson P, Hultberg B. N-acetylcysteine-Treatment Lowers Plasma Homocysteine but Not Serum Lipoprotein(a) Levels. *Atherosclerosis.* 1996;119(1):99–106.

[40] Lake J. Acetyl-l-carnitine: Important for Mental Health. Psychology Today. https://www.psychologytoday.com/us/blog/integrative-mental-health-care/201710/acetyl-l-carnitine-important-mental-health. 2017.

41 Smeland OB, Meisingset TW, Borges K, Sonnewald U. Chronic Acetyl-L-carnitine Alters Brain Energy Metabolism and Increases Noradrenaline and Serotonin Content in Healthy Mice. *Neurochem Int.* 2012;61(1):100–107.

42 Morgan AJ, Jorm AF. Self-Help Interventions for Depressive Disorders and Depressive Symptoms: A Systematic Review. *Ann Gen Psychiatry.* 2008;7:13.

43 Qian ZM, Ke Y. Huperzine A: Is It an Effective Disease-Modifying Drug for Alzheimer's Disease? *Front Aging Neurosci.* 2014;6:216.

44 *Chemical Information Review Document for Vinpocetine.* National Toxicology Program. National Institute of Environmental Health Sciences. 2013.

45 Valikovics A. Investigation of the Effect of Vinpocetine on Cerebral Blood Flow and Cognitive Functions. *Ideggyogy Sz.* 2007;60(7–8):301–10 (in ungarischer Sprache).

46 Sierpina VS, Wollschlaeger B, Blumenthal M. Ginkgo Biloba. *Am Fam Physician.* 2003;68(5):923–26.

47 Sierpina VS, Wollschlaeger B, Blumenthal M. Ginkgo Biloba. *Am Fam Physician.* 2003;68(5):923–26.
Birks J, Grimley EV, Van Dongen M. Ginkgo biloba for cognitive impairment and dementia. *Cochrane Database Syst Rev.* 2002(4):CD003120

48 Sierpina VS, Wollschlaeger B, Blumenthal M. Ginkgo Biloba. *Am Fam Physician.* 2003;68(5):923–26.

49 Molz P, Schröder N. Potential Therapeutic Effects of Lipoic Acid on Memory Deficits Related to Aging and Neurodegeneration. *Front Pharmacol.* 2017;8:849.

Kapitel 6

1 Ericson J. 75% of Americans May Suffer from Chronic Dehydration, According to Doctors. *Medical Daily.* 2013.

2 Lieberman HR. Hydration and Cognition: A Critical Review and Recommendations for Future Research. *J Am Coll Nutr.* 2007;26(5 Suppl): 555S–561S.

3 Riebl SK, Davy BM. The Hydration Equation: Update on Water Balance and Cognitive Performance. *ACSMs Health Fit J.* 2013;17(6):21–28.

4 Wittbrodt MT, Millard-Stafford M. Dehydration Impairs Cognitive Performance: A Meta-analysis. *Med Sci Sports Exerc.* 2018;50(11):2360–68.

5 Pross N, Demazières A, Girard N, et al. Influence of Progressive Fluid Restriction on Mood and Physiological Markers of Dehydration in Women. *Br J Nutr.* 2013;109(2):313–21

6 Kempton MJ, Ettinger U, Foster R, et al. Dehydration Affects Brain Structure and Function in Healthy Adolescents. *Hum Brain Mapp.* 2011;32(1):71–79.

7 Danone Nutricia Research. Hydration, Mood State and Cognitive Function. Hydration for Health. Published 2018.

8 Boschmann M, Steiniger J, Hille U, et al. Water-Induced Thermogenesis. *J Clin Endocrinol Metab.* 2003;88(12):6015–19.

9 Freeman S. How Water Works: Human Water Consumption. How Stuff Works. https://science.howstuffworks.com/environmental/earth/geophysics/h2o3.htm.

10 Pross N. Effects of Dehydration on Brain Functioning: A Life-Span Perspective. *Ann Nutr Metab.* 2017;70 Suppl 1:30–36.

11 Institute of Medicine. *Dietary Reference Intakes for Water, Potassium, Sodium, Chloride and Sulfate.* Washington, D.C.: The National Academies Press, 2005.

12 Guelinckx I, Tavoularis G, König J, Morin C, Gharbi H, Gandy J. Contribution of Water from Food and Fluids to Total Water Intake: Analysis of a French and UK Population Surveys. *Nutrients.* 2016;8(10).

[13] Fedinick KP, Wu M, Pandith aratne M, Olson ED. Threats on Tap: Widespread Violations Highlight Need for Investment in Water Infrastructure and Protections. Natural Resources Defense Council, 2017.

[14] Environmental Working Group Tap Water Database. https://www.ewg .org/tapwater/. Sharma S, Bhattacharya A. Drinking Water Contamination and Treatment Techniques. *Applied Water Science.* 2017;7:1043–67.

[15] Fedinick KP, Wu M, Pandith aratne M, Olson ED. Threats on Tap: Widespread Violations Highlight Need for Investment in Water Infrastructure and Protections. Natural Resources Defense Council, 2017.

[16] Kilburn KH. Chlorine-Induced Damage Documented by Neurophysiological, Neuropsychological, and Pulmonary Testing. *Arch Environ Health.* 2000;55(1):31–37.

[17] Postman A. The Truth About Tap: Lots of People Think Drinking Bottled Water Is Safer. Is It? Natural Resources Defense Council. https://www.nrdc.org/stories/truth-about-tap. 2016.

[18] Postman A. The Truth About Tap: Lots of People Think Drinking Bottled Water Is Safer. Is It? Natural Resources Defense Council. https://www.nrdc.org/stories/truth-about-tap. 2016.

[19] Leranth C, Hajszan T, Szigeti-Buck K, Bober J, MacLusky NJ. Bisphenol A Prevents the Synaptogenic Response to Estradiol in Hippocampus and Prefrontal Cortex of Ovariectomized Nonhuman Primates. *Proc Natl Acad Sci U.S.A.* 2008;105(37):14187–91.

[20] Yang CZ, Yaniger SI, Jordan VC, Klein DJ, Bittner GD. Most Plastic Products Release Estrogenic Chemicals: A Potential Health Problem That Can Be Solved. *Environ Health Perspect.* 2011;119(7):989–96.

[21] Brown KW, Gessesse B, Butler LJ, MacIntosh DL. Potential Effectiveness of Point-of-Use Filtration to Address Risks to Drinking Water in the United States. *Environ Health Insights.* 2017;11:1178630217746997.

[22] United States Environmental Protection Agency. Safe Drinking Water Act: Consumer Confidence Reports (CCR). https://www.epa.gov/ccr. 2017.

[23] Magro M, Corain L, Ferro S, et al. Alkaline Water and Longevity: A Murine Study. *Evid Based Complement Alternat Med.* 2016;2016:3084126.

[24] Mantena SK, Jagadish, Badduri SR, Siripurapu KB, Unnikrishnan MK. In vitro Evaluation of Antioxidant Properties of Cocos nucifera Linn. Water. *Nahrung.* 2003;47(2):126–31.

[25] Preetha PP, Devi VG, Rajamohan T. Hypoglycemic and Antioxidant Potential of Coconut Water in Experimental Diabetes. *Food Funct.* 2012;3(7):753–57.

[26] Alleyne T, Roache S, Thomas C, Shirley A. The Control of Hypertension by Use of Coconut Water and Mauby: Two Tropical Food Drinks. *West Indian Med J.* 2005;54(1):3–8.

[27] Sandhya VG, Rajamohan T. Comparative Evaluation of the Hypolipidemic Effects of Coconut Water and Lovastatin in Rats Fed Fat-Cholesterol Enriched Diet. *Food Chem Toxicol.* 2008;46(12):3586–92.

[28] Feng L, Chong MS, Lim WS, et al. Tea Consumption Reduces the Incidence of Neurocognitive Disorders: Findings from the Singapore Longitudinal Aging Study. *J Nutr Health Aging.* 2016;20(10):1002–9.

[29] Mancini E, Beglinger C, Drewe J, Zanchi D, Lang UE, Borgwardt S. Green Tea Effects on Cognition, Mood and Human Brain Function: A Systematic Review. *Phytomedicine.* 2017;34:26–37.

[30] Gilbert N. The Science of Tea's Mood-Altering Magic. *Nature.* 2019;566(7742):S8–S9.

[31] Kim J, Kim J. Green Tea, Coffee, and Caffeine Consumption Are Inversely Associated with Self-Report Lifetime Depression in the Korean Population. *Nutrients.* 2018;10(9).

[32] Ohishi T, Goto S, Monira P, Isemura M, Nakamura Y. Anti-inflammatory Action of Green Tea. *Antiinflamm Antiallergy Agents Med Chem.* 2016;15(2):74–90.

33 Scholey A, Downey LA, Ciorciari J, et al. Acute Neurocognitive Effects of Epigallocatechin Gallate (EGCG). *Appetite.* 2012;58(2):767–70.

34 Chacko SM, Thambi PT, Kuttan R, Nishigaki I. Beneficial Effects of Green Tea: A Literature Review. *Chin Med.* 2010;5:13.

35 Gilbert N. The Science of Tea's Mood-Altering Magic. *Nature.* 2019;566(7742):S8–S9.

36 Oaklander M. Should You Drink Green Juice? *Time.* https://time.com/3818098/green-juice-kale-healthy/. 2015.

37 O'Callaghan F, Muurlink O, Reid N. Effects of Caffeine on Sleep Quality and Daytime Functioning. *Risk Manag Healthc Policy.* 2018;11:263–71.

38 Mojska H, Gielecińska I. Studies of Acrylamide Level in Coffee and Coffee Substitutes: Influence of Raw Material and Manufacturing Conditions. *Rocz Panstw Zakl Hig.* 2013;64(3):173–81.

Kapitel 7

1 Saad L. Eight in 10 Americans Afflicted by Stress. Gallup. https://news.gallup.com/poll/224336/eight-americans-afflicted-stress.aspx. 2017.

2 The American Institute of Stress. 42 Worrying Workplace Stress Statistics. https://www.stress.org/42-worrying-workplace-stress-statistics. 2019.

3 Xie L, Kang H, Xu Q, et al. Sleep Drives Metabolite Clearance from the Adult Brain. *Science.* 2013;342(6156):373–77.

4 Studte S, Bridger E, Mecklinger A. Nap Sleep Preserves Associative but Not Item Memory Performance. *Neurobiol Learn Mem.* 2015;120:84–93.

5 Okano K, Kaczmarzyk JR, Dave N, Gabrieli JDE, Grossman JC. Sleep Quality, Duration, and Consistency Are Associated with Better Academic Performance in College Students. *NPJ Sci Learn.* 2019;4:16.

6 National Sleep Foundation. How Lack of Sleep Impacts Cognitive Performance and Focus. https://www.sleepfoundation.org/articles/how-lack-sleep-impacts-cognitive-performance-and-focus.

7 Ben Simon E, Rossi A, Harvey AG, Walker MP. Overanxious and Underslept. *Nat Hum Behav.* 2020;4(1):100–110.

8 National Sleep Foundation. The Complex Relationship Between Sleep, Depression & Anxiety. https://www.sleepfoundation.org/excessive-sleepiness/health-impact/complex-relationship-between-sleep-depression-anxiety.

9 American Psychological Association. More Sleep Would Make Us Happier, Healthier and Safer. https://www.apa.org/action/resources/research-in-action/sleep-deprivation. 2014.

10 Shi G, Xing L, Wu D, et al. A Rare Mutation of beta 1-Adrenergic Receptor Affects Sleep/Wake Behaviors. *Neuron.* 2019;103(6):1044–55 e1047.

11 Sheehan CM, Frochen SE, Walsemann KM, Ailshire JA. Are U.S. Adults Reporting Less Sleep?: Findings from Sleep Duration Trends in the National Health Interview Survey, 2004–2017. *Sleep.* 2019;42(2).

12 Lauderdale DS, Knutson KL, Yan LL, Liu K, Rathouz PJ. Self-Reported and Measured Sleep Duration: How Similar Are They? *Epidemiology.* 2008;19(6):838–45.

13 Peri C. 10 Things to Hate About Sleep Loss. WebMD. https://www.webmd.com/sleep-disorders/features/10-results-sleep-loss#1.

14 National Sleep Foundation. The Ideal Temperature for Sleep. https://www.sleep.org/articles/temperature-for-sleep/. 2020.

15 Koulivand PH, Khaleghi Ghadiri M, Gorji A. Lavender and the Nervous System. *Evid Based Complement Alternat Med.* 2013;2013:681304.

16 Hunter MR, Gillespie BW, Chen SY. Urban Nature Experiences Reduce Stress in the Context of Daily Life Based on Salivary Biomarkers. *Front Psychol.* 2019;10:722.

17 Hölzel BK, Carmody J, Vangel M, et al. Mindfulness Practice Leads to Increases in Regional Brain Gray Matter Density. *Psychiatry Res.* 2011;191(1):36–43.

18 Hölzel BK, Carmody J, Vangel M, et al. Mindfulness Practice Leads to Increases in Regional Brain Gray Matter Density. *Psychiatry Res.* 2011;191(1):36–43.

19 Brewer JA, Worhunsky PD, Gray JR, Tang YY, Weber J, Kober H. Meditation Experience Is Associated with Differences in Default Mode Network Activity and Connectivity. *Proc Natl Acad Sci U.S.A.* 2011;108(50): 20254–59.

20 Miller JJ, Fletcher K, Kabat-Zinn J. Three-Year Follow-Up and Clinical Implications of a Mindfulness Meditation-Based Stress Reduction Intervention in the Treatment of Anxiety Disorders. *Gen Hosp Psychiatry.* 1995;17(3):192–200.

21 Froeliger B, Garland EL, McClernon FJ. Yoga Meditation Practitioners Exhibit Greater Gray Matter Volume and Fewer Reported Cognitive Failures: Results of a Preliminary Voxel-Based Morphometric Analysis. *Evid Based Complement Alternat Med.* 2012;2012:821307.

22 Gotink RA, Vernooij MW, Ikram MA, et al. Meditation and Yoga Practice Are Associated with Smaller Right Amygdala Volume: The Rotterdam Study. *Brain Imaging Behav.* 2018;12(6):1631–39.

23 Streeter CC, Jensen JE, Perlmutter RM, et al. Yoga Asana Sessions Increase Brain GABA Levels: A Pilot Study. *J Altern Complement Med.* 2007;13(4):419–26.

24 Krishnakumar D, Hamblin MR, Lakshmanan S. Meditation and Yoga Can Modulate Brain Mechanisms That Affect Behavior and Anxiety – A Modern Scientific Perspective. *Anc Sci.* 2015;2(1):13–19.

25 Gothe NP, Hayes JM, Temali C, Damoiseaux JS. Differences in Brain Structure and Function Among Yoga Practitioners and Controls. *Front Integr Neurosci.* 2018;12:26.

26 Ma X, Yue ZQ, Gong ZQ, et al. The Effect of Diaphragmatic Breathing on Attention, Negative Affect and Stress in Healthy Adults. *Front Psychol.* 2017;8:874.

27 Steffen PR, Austin T, DeBarros A, Brown T. The Impact of Resonance Frequency Breathing on Measures of Heart Rate Variability, Blood Pressure, and Mood. *Front Public Health.* 2017;5:222.

28 Ma X, Yue ZQ, Gong ZQ, et al. The Effect of Diaphragmatic Breathing on Attention, Negative Affect and Stress in Healthy Adults. *Front Psychol.* 2017;8:874.

29 Lindgren L, Rundgren S, Winsö O, et al. Physiological Responses to Touch Massage in Healthy Volunteers. *Auton Neurosci.* 2010;158(1–2):105–10.

Kapitel 8

1 Lee LO, James P, Zevon ES, et al. Optimism Is Associated with Exceptional Longevity in 2 Epidemiologic Cohorts of Men and Women. *Proc Natl Acad Sci U.S.A.* 2019;116(37):18357–62.

2 Comaford C. Got Inner Peace? 5 Ways to Get it Now. *Forbes.* https://www.forbes.com/sites/christinecomaford/2012/04/04/got-inner-peace-5-ways-to-get-it-now/#8232ec667275. 2012.

3 Millett M. Challenge Your Negative Thoughts. Michigan State University. https://www.canr.msu.edu/news/challenge_your_negative_thoughts. 2017.

4 Segerstrom S. The Structure and Consequences of Repetitive Thought. American Psychological Association. https://www.apa.org/science/about/psa/2011/03/repetitive-thought. 2011.

5 Watkins ER. Constructive and Unconstructive Repetitive Thought. *Psychol Bull.* 2008;134(2):163–206.

6 Sin NL, Graham-Engeland JE, Almeida DM. Daily Positive Events and Inflammation: Findings from the National Study of Daily Experiences. *Brain Behav Immun.* 2015;43:130–38.

7 Watkins ER. Constructive and Unconstructive Repetitive Thought. *Psychol Bull.* 2008;134(2):163–206.

8 Reynolds S. Happy Brain, Happy Life. *Psychology Today*. https://www.psychologytoday.com/us/blog/prime-your-gray-cells/201108/happy-brain-happy-life. 2011.
Mariën P, Manto M, eds. *The Linguistic Cerebellum.* New York: Academic Press, 2015.

9 Sapolsky RM. Stress and Plasticity in the Limbic System. *Neurochem Res.* 2003;28(11):1735–42.

10 Marchant NL, Howard RJ. Cognitive Debt and Alzheimer's Disease. *J Alzheimers Dis.* 2015;44(3):755–70.

11 Blackburn E, Epel E. *The Telomere Effect: A Revolutionary Approach to Living Younger, Healthier, Longer.* New York: Grand Central Publishing, 2017.

12 Neuvonen E, Rusanen M, Solomon A, et al. Late-Life Cynical Distrust, Risk of Incident Dementia, and Mortality in a Population-Based Cohort. *Neurology.* 2014;82(24):2205–12.

13 Goodin BR, Bulls HW. Optimism and the Experience of Pain: Benefits of Seeing the Glass as Half Full. *Current Pain and Headache Reports.* 2013;17(5):329.

14 Segerstrom SC, Taylor SE, Kemeny ME, Fahey JL. Optimism Is Associated with Mood, Coping, and Immune Change in Response to Stress. *J Pers Soc Psychol.* 1998;74(6):1646–55.

15 Chen L, Bae SR, Battista C, et al. Positive Attitude Toward Math Supports Early Academic Success: Behavioral Evidence and Neurocognitive Mechanisms. *Psychol Sci.* 2018;29(3):390–402.

16 Yanek LR, Kral BG, Moy TF, et al. Effect of Positive Well-Being on Incidence of Symptomatic Coronary Artery Disease. *Am J Cardiol.* 2013;112(8):1120–25.

17 Raghunathan R. How Negative Is Your "Mental Chatter"? *Psychology Today.* https://www.psychologytoday.com/us/blog/sapient-nature/201310/how-negative-is-your-mental-chatter. 2013.

18 Dispenza J. *You Are the Placebo: Making Your Mind Matter.* Carlsbad, CA: Hay House 2015.

19 Benedetti F, Carlino E, Pollo A. How Placebos Change the Patient's Brain. *Neuropsychopharmacology.* 2011;36(1):339–54.

20 Kirsch I, Deacon BJ, Huedo-Medina TB, Scoboria A, Moore TJ, Johnson BT. Initial Severity and Antidepressant Benefits: A Meta-analysis of Data Submitted to the Food and Drug Administration. *PLoS Med.* 2008;5(2):e45.

21 Vachon-Presseau E, Berger SE, Abdullah TB, et al. Brain and Psychological Determinants of Placebo Pill Response in Chronic Pain Patients. *Nat Commun.* 2018;9(1):3397

22 Harvard Health Publishing. The Power of the Placebo Effect. https://www.health.harvard.edu/mental-health/the-power-of-the-placebo-effect. 2017.

23 Geers AL, Wellman JA, Fowler SL, Helfer SG, France CR. Dispositional Optimism Predicts Placebo Analgesia. *J Pain.* 2010;11(11):1165–71.

24 Kross E, Verduyn P, Demiralp E, et al. Facebook Use Predicts Declines in Subjective Well-Being in Young Adults. *PLoS One.* 2013;8(8):e69841.

25 Primack BA, Shensa A, Sidani JE, et al. Social Media Use and Perceived Social Isolation Among Young Adults in the U.S. *Am J Prev Med.* 2017;53(1):1–8.

26 Johnston WM, Davey GC. The Psychological Impact of Negative TV News Bulletins: The Catastrophizing of Personal Worries. *Br J Psychol.* 1997;88(Pt 1):85–91.

27 Sadeghi K, Ahmadi SM, Moghadam AP, Parvizifard A. The Study of Cognitive Change Process on Depression During Aerobic Exercises. *J Clin Diagn Res.* 2017;11(4):IC01–IC05.

28 Oppezzo M, Schwartz DL. Give Your Ideas Some Legs: The Positive Effect of Walking on Creative Thinking. *Journal of Experimental Psychology: Learning, Memory, and Cognition.* 2014;40(4):1142–52.

29 American Board of Professional Psychology. Search for Specialist. https://www.abpp.org/Directory.

Kapitel 9

1 Wolinsky FD, Vander Weg MW, Howren MB, Jones MP, Dotson MM. A Randomized Controlled Trial of Cognitive Training Using a Visual Speed of Processing Intervention in Middle Aged and Older Adults. *PLoS One.* 2013;8(5):e61624.

2 Tennstedt SL, Unverzagt FW. The ACTIVE Study: Study Overview and Major Findings. *J Aging Health.* 2013;25(8 Suppl):3S–20S.

3 Jaeggi SM, Buschkuehl M, Jonides J, Perrig WJ. Improving Fluid Intelligence with Training on Working Memory. *Proc Natl Acad Sci U.S.A.* 2008;105(19):6829–33.

4 Nguyen T. 10 Proven Ways to Grow Your Brain: Neurogenesis and Neuroplasticity. Huffington Post. https://www.huffpost.com/entry/10-proven-ways-to-grow-o_b_10374730. 2016.

5 Ballesteros S, Voelcker-Rehage C, Bherer L. Editorial: Cognitive and Brain Plasticity Induced by Physical Exercise, Cognitive Training, Video Games, and Combined Interventions. *Front Hum Neurosci.* 2018;12:169.

6 WebMD. Brain Exercises and Dementia. https://www.webmd.com/alzheimers/guide/preventing-dementia-brain-exercises#1. 2018.

7 Kidd DC, Castano E. Reading Literary Fiction Improves Theory of Mind. *Science.* 2013;342(6156):377–80.
Hurley D. Can Reading Make You Smarter? *Guardian.* https://www.theguardian.com/books/2014/jan/23/can-reading-make-you-smarter. 2014.

8 Berns GS, Blaine K, Prietula MJ, Pye BE. Short-and Long-Term Effects of a Novel on Connectivity in the Brain. *Brain Connect.* 2013;3(6):590–600.

9 Burmester A. Working Memory: How You Keep Things “In Mind” Over the Short Term. *Scientific American.* 2017.

10 Gernsbacher MA, Kaschak MP. Neuroimaging Studies of Language Production and Comprehension. *Annu Rev Psychol.* 2003;54:91–114.

11 Shah TM, Weinborn M, Verdile G, Sohrabi HR, Martins RN. Enhancing Cognitive Functioning in Healthly Older Adults: A Systematic Review of the Clinical Significance of Commercially Available Computerized Cognitive Training in Preventing Cognitive Decline. *Neuropsychol Rev.* 2017;27(1):62–80.

12 Roberts R, Kreuz R. Can Learning a Foreign Language Prevent Dementia? The MIT Press Reader. https://thereader.mitpress.mit.edu/can-learning-a-foreign-language-prevent-dementia/. 2019.

13 Alladi S, Bak TH, Duggirala V, et al. Bilingualism Delays Age at Onset of Dementia, Independent of Education and Immigration Status. *Neurology.* 2013;81(22):1938–44.
Bialystok E, Craik FI, Freedman M. Bilingualism as a Protection Against the Onset of Symptoms of Dementia. *Neuropsychologia.* 2007;45(2):459–64.

14 Bolwerk A, Mack-Andrick J, Lang FR, Dorfler A, Maihöfner C. How Art Changes Your Brain: Differential Effects of Visual Art Production and Cognitive Art Evaluation on Functional Brain Connectivity. *PLoS One.* 2014;9(7):e101035.

15 Chamberlain R, McManus IC, Brunswick N, Rankin Q, Riley H, Kanai R. Drawing on the Right Side of the Brain: A Voxel-based Morphometry Analysis of Observational Drawing. *Neuroimage.* 2014;96:167–73

16 Carlson MC, Kuo JH, Chuang YF, et al. Impact of the Baltimore Experience Corps Trial on Cortical and Hippocampal Volumes. *Alzheimers Dement.* 2015;11(11):1340–48.

[17] Carlson MC, Kuo JH, Chuang YF, et al. Impact of the Baltimore Experience Corps Trial on Cortical and Hippocampal Volumes. *Alzheimers Dement.* 2015;11(11):1340–48.

[18] Piliavin JA, Siegl E. Health Benefits of Volunteering in the Wisconsin Longitudinal Study. *J Health Soc Behav.* 2007;48(4):450–64.

[19] Sumowski JF, Rocca MA, Leavitt VM, et al. Reading, Writing, and Reserve: Literacy Activities Are Linked to Hippocampal Volume and Memory in Multiple Sclerosis. *Mult Scler.* 2016;22(12):1621–1625.

[20] James KH, Engelhardt L. The Effects of Handwriting Experience on Functional Brain Development in Pre-literate Children. *Trends Neurosci Educ.* 2012;1(1):32–42.

[21] Brooker H, Wesnes KA, Ballard C, et al. The Relationship Between the Frequency of Number-Puzzle Use and Baseline Cognitive Function in a Large Online Sample of Adults Aged 50 and Over. *Int J Geriatr Psychiatry.* 2019;34(7):932–40.

[22] Maguire EA, Gadian DG, Johnsrude IS, et al. Navigation-Related Structural Change in the Hippocampi of Taxi Drivers. *Proc Natl Acad Sci U.S.A.* 2000;97(8):4398–403.

[23] Parsons B, Magill T, Boucher A, et al. Enhancing Cognitive Function Using Perceptual-Cognitive Training. *Clin EEG Neurosci.* 2016;47(1):37–47.

Kapitel 10

[1] Centers for Disease Control and Prevention. Diabetes and Prediabetes. https://www.cdc.gov/chronicdisease/resources/publications/factsheets/diabetes-prediabetes.htm.

[2] Centers for Disease Control and Prevention. Obesity and Overweight. https://www.cdc.gov/nchs/fastats/obesity-overweight.htm.

[3] Wingo TS, Cutler DJ, Wingo AP, et al. Association of Early-Onset Alzheimer Disease with Elevated Low-Density Lipoprotein Cholesterol Levels and Rare Genetic Coding Variants of APOB. *JAMA Neurol.* 2019;76(7):809–17.

[4] Parthasarathy V, Frazier DT, Bettcher BM, et al. Triglycerides are Negatively Correlated with Cognitive Function in Nondemented Aging Adults. *Neuropsychology.* 2017;31(6):682–88.

[5] Reed B, Villeneuve S, Mack W, DeCarli C, Chui HC, Jagust W. Associations Between Serum Cholesterol Levels and Cerebral Amyloidosis. *JAMA Neurol.* 2014;71(2):195–200.

[6] WebMD. What Is a C-Reactive Protein Test? https://www.webmd.com/a-to-z-guides/c-reactive-protein-test#1.

[7] Brody JE. For Better Brain Health, Preserve Your Hearing. *New York Times.* https://www.nytimes.com/2019/12/30/well/live/brain-health-hearing-dementia-alzheimers.html. 2019.

[8] Golub JS, Brickman AM, Ciarleglio AJ, Schupf N, Luchsinger JA. Association of Subclinical Hearing Loss with Cognitive Performance. *JAMA Otolaryngol Head Neck Surg.* 2019.

[9] Deal JA, Reed NS, Kravetz AD, et al. Incident Hearing Loss and Comorbidity: A Longitudinal Administrative Claims Study. *JAMA Otolaryngol Head Neck Surg.* 2019;145(1):36–43.

[10] Wolpert S. Dieting Does Not Work, UCLA Researchers Report. UCLA Newsroom. https://newsroom.ucla.edu/releases/Dieting-Does-Not-Work-UCLA-Researchers-7832. 2007. Mann T, Tomiyama AJ, Ward A. Promoting Public Health in the Context of the "Obesity Epidemic": False Starts and Promising New Directions. *Perspect Psychol Sci.* 2015;10(6):706–10.

[11] Norcross JC, Vangarelli DJ. The Resolution Solution: Longitudinal Examination of New Year's Change Attempts. *J Subst Abuse.* 1988;1(2):127–34.

[12] Hills AP, Byrne NM, Lindstrom R, Hill JO. "Small Changes" to Diet and Physical Activity Behaviors for Weight Management. *Obes Facts.* 2013;6(3):228–38.

[13] Harkin B, Webb TL, Chang BP, et al. Does Monitoring Goal Progress Promote Goal Attainment? A Meta-analysis of the Experimental Evidence. *Psychol Bull.* 2016;142(2):198–229.

14 Gordon ML, Althoff T, Leskovec J. Goal-Setting and Achievement in Activity Tracking Apps: A Case Study of MyFitnessPal. ACM International Conference on World Wide Web. https://cs.stanford.edu/people/jure/pubs/goals-www19.pdf. 2019.

15 Papalia Z, Wilson O, Bopp M, Duffey M. Technology-Based Physical Activity Self-Monitoring Among College Students. *Int J Exerc Sci.* 2018;11(7):1096–104.

16 Casey J. Body Fat Measurement: Percentage vs Body Mass. WebMD. https://www.webmd.com/diet/features/body-fat-measurement#1.

17 Kaviani S, vanDellen M, Cooper JA. Daily Self-Weighing to Prevent Holiday-Associated Weight Gain in Adults. *Obesity (Silver Spring).* 2019;27(6):908–16.

18 Sullivan AN, Lachman ME. Behavior Change with Fitness Technology in Sedentary Adults: A Review of the Evidence for Increasing Physical Activity. *Front Public Health.* 2016;4:289.

19 Hamblin J. The Futility of the Workout-Sit Cycle. *The Atlantic.* https://www.theatlantic.com/health/archive/2016/08/the-new-exercise-mantra/495908/. 2016.

20 Phillips P. *ASTD Handbook for Measuring and Evaluating Training.* Alexandria, Va.: ASTD Press; 2010.

21 Centers for Disease Control and Prevention. 5 Surprising Facts About High Blood Pressure. https://www.cdc.gov/features/highbloodpressure/index.html. Published 2016.

Epilog

1 Marins T, Rodrigues EC, Bortolini T, Melo B, Moll J, Tovar-Moll F. Structural and Functional Connectivity Changes in Response to Short-Term Neurofeedback Training With Motor Imagery. *Neuroimage.* 2019;194:283–90.

2 Harch PG, Fogarty EF. Hyperbaric Oxygen Therapy for Alzheimer's Dementia with Positron Emission Tomography Imaging: A Case Report. *Med Gas Res.* 2019;8(4):181–84.

3 Kjellgren A, Westman J. Beneficial Effects of Treatment with Sensory Isolation in Flotation-Tank as a Preventive Health-Care Intervention – A Randomized Controlled Pilot Trial. *BMC Complement Altern Med.* 2014;14:417.

4 Turner J, Gerard W, Hyland J, Nieland P, Fine T. Effects of Wet and Dry Flotation REST on Blood Pressure and Plasma Cortisol. In: Barabasz AF, et al., eds. *Clinical and Experimental Restricted Environmental Stimulation.* New York: Springer-Verlag, 1993.

5 Kjellgren A, Buhrkall H, Norlander T. Preventing Sick-Leave for Sufferers of High Stress-Load and Burnout Syndrome: A Pilot Study Combining Psychotherapy and the Flotation Tank. *International Journal of Psychology and Psychological Therapy.* 2011;11(2):297–306.

6 Jonsson K, Kjellgren A. Promising Effects of Treatment with Flotation-REST (Restricted Environmental Stimulation Technique) as an Intervention for Generalized Anxiety Disorder (GAD): a Randomized Controlled Pilot Trial. *BMC Complement Altern Med.* 2016;16:108.

7 Borrie RA. The Use of Restricted Environmental Stimulation Therapy in Treating Addictive Behaviors. *Int J Addict.* 1990–1991;25(7A–8A):995–1015.

8 Åsenlöf K, Olsson S, Bood SA, Norlander T. Case Studies on Fibromyalgia and Burn-Out Depression Using Psychotherapy in Combination with Flotation-Rest: Personality Development and Increased Well-Being. *Imagination, Cognition and Personality.* 2007;26(3):259–71.

9 Jiang H, White MP, Greicius MD, Waelde LC, Spiegel D. Brain Activity and Functional Connectivity Associated with Hypnosis. *Cereb Cortex.* 2017;27(8):4083–93.

Dank

Meine Faszination für das Gehirn und die Neurowissenschaft begann 1998, als ich mit dem Studium an der UCLA begann. Und sie wuchs sich zu einer echten Leidenschaft aus, nachdem ich einige Zeit mit einer ganz besonderen Gruppe verbracht hatte, die meine wissenschaftliche Karriere stark beeinflusste. Ich werde diesen Menschen immer dankbar sein – für ihre Unterstützung und für viele nachdenkliche und reflexive Gespräche über Jahre hinweg.

Zu dieser Gruppe gehört mein erster Mentor Dr. Barney Schlinger, der mir Gelegenheit gab, in seinem Labor für Neuroendokrinologie mitzuarbeiten. Danke, dass Sie an mich als junge Wissenschaftlerin geglaubt haben und dass Sie mir beigebracht haben, wie man Aufsätze für wissenschaftliche Zeitschriften schreibt. Später kamen zwei weitere ganz außergewöhnliche Mentoren dazu: Dr. Felix Schweizer und Dr. Stefan Pulst, deren Wissen in Neurophysiologie und Genetik mir half, meine Fähigkeiten in vielen Bereichen der Neurowissenschaften zu erweitern. Und dann würde ich mich gern bei all den wunderbaren akademischen Lehrern, Postdocs, Doktoranden und Laborassistenten bedanken, die zu so vielen guten Diskussionen bereit waren. Sie haben meine Zeit an der UCLA und am Cedars-Sinai Medical Center zu einer wertvollen Erfahrung gemacht.

Dankbar bin ich auch meinem guten Freund und Mentor Dr. Daniel Amen, der mir Gelegenheit gab, Grundlagen der Neurowissenschaften in den klinischen Alltag umzusetzen und bildgebende Verfahren in der Psychiatrie anzuwenden. Danke, dass Sie mich gelehrt haben, Neurowissenschaften so zu kommunizieren, dass sie verständlich und verständnisvoll wird.

Dann möchte ich einer Gruppe von Kollegen danken, die ich wegen ihrer Klugheit, ihres Wissens und ihrer unglaublichen Unterstützung schätze: Dr. Jack Feldman, Dr. Keith Black, Dr. Robert Thatcher, Dr. William Mobles, Dr. Mark Gordon und Dr. Valentin Rushty.

Und ich danke den Menschen in meinem engeren Umfeld für ihren jeweiligen Beitrag (einzeln und gemeinsam) zu meinem Leben, der dieses Buch erst möglich machte. Das gilt für meine wunderbaren Verlagspartner bei HarperCollins: Kreativdirektorin Lisa Sharkey, die sofort verstand, warum ich mit solcher Leidenschaft die Botschaft von der Gesundheit des Gehirns in der Welt verbreiten will; und meine Lektorin Anna Montague, die während des gesamten Entstehungsprozesses so hilfsbereit, geduldig und freundlich war und blieb.

Auch der Rest des Teams hat einen großen Dank verdient, darunter Maddie Pillari, Maureen Cole, Kaitlin Harri und Christina Joell. Ein besonderer Dank gilt meiner Freundin und Coautorin Sarah Toland für ihren scharfen Verstand und ihren Humor. Ich danke meinen wunderbaren Agenten Babette Perry (Innovative Artists) und Ian Kleinert (Projector Media), die meine Arbeit nach außen vertreten haben. Ich bin euch sehr dankbar, dass ihr so an mich glaubt.

Und vor allem danke ich meiner Familie: Barry Isaacson, Bill und Patricia Cegles, Paul und Rose Cegles, Judith Pearson, Samantha und Tony Solimine, Bob und Suzanne Pearson – danke für eure bedingungslose Liebe während der gesamten Zeit.

Und natürlich danke ich meinem Liebsten Mark, dessen Hingabe und Ermutigung meinen Geist Flügel wachsen lässt und jeden Tag zu einem Segen macht. Danke, dass du an mich glaubst und dass du eine so unerschöpfliche Quelle der Kraft und Unterstützung bist.

Ganz zum Schluss noch ein Dank an unseren stets präsenten treuen Teddy-Roosevelt-Terrier Oscar, der Trost, Liebe und Freude in unser Leben bringt und sich in einer Weise mit uns verbunden hat, wie es nur Tiere können, die aus dem Tierheim gerettet wurden.